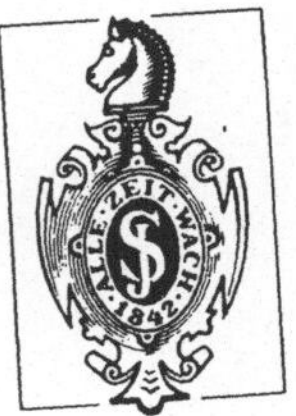

Psychosomatische Gynäkologie und Geburtshilfe 1989/90

Herausgegeben von
W. Dmoch M. Stauber L. Beck

Springer-Verlag Berlin Heidelberg New York
London Paris Tokyo Hong Kong

Priv.-Doz. Dr. Walter Dmoch
Lukaskrankenhaus
Preußenstraße 84, D-4040 Neuss

Prof. Dr. Manfred Stauber
I. Frauenklinik der Universität München
Maistraße 11, D-8000 München 2

Prof. Dr. Lutwin Beck
Universitäts-Frauenklinik
Moorenstraße 5, D-4000 Düsseldorf

18. Fortbildungstagung der Deutschen Gesellschaft
für Psychosomatische Geburtshilfe und Gynäkologie
Düsseldorf, 22.–25. Februar 1989

ISBN-13:978-3-540-52152-5   e-ISBN-13:978-3-642-75422-7
DOI: 10.1007/978-3-642-75422-7

CIP-Titelaufnahme der Deutschen Bibliothek Psychosomatische Gynäkologie und Geburtshilfe ...:
Erfahrungen und Ergebnisse/Fortbildungstagung für Psychosomat. Geburtshilfe u. Gynäkologie. –
Berlin; Heidelberg; New York; London; Paris; Tokyo; Hong Kong: Springer
   Teilw. ohne Kongreßbenennung
   Früher u.d.T.: Psychosomatische Probleme in der Gynäkologie und Geburtshilfe
NE: Fortbildungstagung für Psychosomatisch Geburtshilfe und Gynäkologie
18. 1989/90. Düsseldorf, 22.–25. Februar 1989. – 1990
   (... Fortbildungstagung der Deutschen Gesellschaft für Psychosomatische Geburtshilfe und
   Gynäkologie; 18)
   ISBN-13:978-3-540-52152-5 (Berlin ...)

NE: Deutsche Gesellschaft für Psychosomatische Geburtshilfe und Gynäkologie: ... Fortbildungstagung der ...

Gesamtherstellung: Kieser, Neusäß
2119/3140-543210

Inhaltsverzeichnis

Adressen der erstgenannten Autoren

Bitzer, Johannes, Dr. med.
Universitätsfrauenklinik, Kantonsspital Basel
Schanzenstraße 4, CH-4031 Basel

Boothe, Brigitte, Priv.-Doz. Dr. phil.
Psychologisches Institut der Universität Zürich,
Abt. Klinische Psychologie
Schmelzbergstraße 40, CH-8044 Zürich

Demyttenaere, Koen, Dr. med.
U.Z. SINT-RAFAEL
Kapuzijnenvoer 33, B-3000 Leuven

Dincer, Cigdem, Dr. med.
I. Universitäts-Frauenklinik München
Maistraße 11, D-8000 München 2

Falkenhausen, Bettina, Freifrau von, Dr. med.
Lehranalytikerin, Institut für analytische Psychotherapie im
Rheinland zu Köln
Praxis: Redtenbacher Straße 11, D-4300 Köln-Bredeney

Greve, Anneliese, Dr. med.
Gynäkologisch-geburtshilfliche Abteilung,
Hospital zum Hl. Geist
D-4152 Kempen

Hildenhagen, Stefanie, Dr. med.
Gynäkologisch-geburtshilfliche Abteilung des Krankenhauses
Neu-Maria-Hilf
Humboldtallee, D-3400 Göttingen

Jürgensen, Ortrun, Dr. med.
Städelstraße 3, D-6000 Frankfurt am Main 70

Langer, Martin, Dr. med.
Co-Leiter der psychosomatischen Ambulanz,
I. Universitätsfrauenklinik Wien
Spitalgasse 23, A-1090 Wien IX

Molinski, Hans, Prof. Dr. med.
Ehemaliger leitender Arzt der psychosomatischen Abteilung,
Universitäts-Frauenklinik
Moorenstraße 5, D-4000 Düsseldorf 1

Nijs, Piet, Prof. Dr. med.
U.Z. SINT-RAFAEL
Kapuzijnenvoer 33, B-3000 Leuven

Petersen, Peter, Prof. Dr. med.
Arbeitsbereich Psychotherapie und gynäkologische
Psychosomatik, Zentrum Frauenheilkunde und Geburtshilfe
der Medizinischen Hochschule
Pasteur-Allee 5, D-3000 Hannover 51

Poettgen, Herwig, Dr. med.
Lehrbeauftragter an der Medizinischen Fakultät
der Universität Köln
Ubierstraße 9, D-5160 Düren

Prill, Hans-Joachim, Prof. Dr. med.
Ehemaliger Chefarzt der geburtshilflich-gynäkologischen
Abteilung des Evangelischen Krankenhauses
Waldstraße 74, D-5300 Bonn-Bad Godesberg 2

Richter, Dietmar, Prof. Dr. med.
Frauenarzt, Psychotherapeut
Geburtshilflich-gynäkologische Abteilung, Kreiskrankenhaus
Meisenhartweg 14, D-7880 Bad Säckingen

Rost, Ursula, Dr. med.
Oberärtin der Frauenklinik der Städtischen Krankenanstalten
Urdenbacher Allee 28, D-4000 Düsseldorf 13

Schanzer, Kristina, Dr. med.
Frauenklinik, Klinikum rechts der Isar der Technischen
Universität München
Ismaninger Str. 22, D-8000 München 80

Scheele, Michael, Dr. med.
Oberarzt der Frauenklinik des Allgemeinen Krankenhauses
Barmbek
Rübenkamp 148, D-2000 Hamburg 63

Seidler, Eduard, Prof. Dr. med.
Direktor des Instituts für Geschichte der Medizin
Albert-Ludwigs-Universität Freiburg
Stefan-Meier-Straße 26, D-7800 Freiburg i. Br.

Stauber, Manfred, Prof. Dr. med.
Leitender Oberarzt der I. Frauenklinik der Universität
München
Maistraße 11, D-8000 München 2

Strobel, Hermann, Dr. med. dent.
Poststraße 45, CH-8953 Dietikon

Terinde, Rainer, Prof. Dr. med.
Geschäftsführender Oberarzt, Universitäts-Frauenklinik Ulm
Prittwitzstraße 43, D-7900 Ulm

Weingart-Jesse, Brigitte, Dr. med.
Universitäts-Frauenklinik und Poliklinik der Freien Universität
Berlin-Charlottenburg
Pulsstraße 4, D-1000 Berlin 19

Wimmer-Puchinger, Beate, Univ.-Doz. Dr. phil.
Ignaz-Semmelweiß-Frauenklinik
Bastiengasse 36–38, A-1180 Wien

Wolf, Alfred, Prof. Dr. med.
Chefarzt der Frauenklinik Kreiskrankenhaus
Bunsenstraße 120, D-7030 Böblingen

Zauner, Johann, Prof. Dr. med.
Med. Dir. a. D., Internist, Psychoanalytiker
Untere Mühlenstraße 7, D-3405 Rosdorf/Göttingen

Eröffnung und Einführung
Entwicklungstendenzen in der psychosomatischen Geburtshilfe und Gynäkologie

M. Stauber

Verehrte Gäste,
liebe Kolleginnen und Kollegen!
Zuerst darf ich Sie sehr herzlich zu unserer 18. Fortbildungstagung für psychosomatische Geburtshilfe und Gynäkologie begrüßen. Ich danke Ihnen, daß Sie wieder so zahlreich unserer Kongreßankündigung gefolgt sind – wir werden wahrscheinlich mehr als 600 Tagungsteilnehmer haben. Schon jetzt möchte ich den örtlichen Organisatoren – Herrn Priv.-Doz. Dr. Dmoch, Herrn Prof. Beck, Herrn Prof. Bokelmann und dem Kongreßbüro – für ihre exzellente Vorbereitungsarbeit danken.

Es ist in den letzten Jahren zur Tradition geworden, diese Eröffnungssitzung für eine kurze Bestandsaufnahme sowie für die Darstellung von Entwicklungstendenzen in der psychosomatischen Geburtshilfe und Gynäkologie zu nutzen. Der Vorstand unserer Gesellschaft konnte dabei stets von einem positiven Trend berichten, der glücklicherweise auch im letzten Jahr angehalten hat.

In Zahlen heißt dies, daß wir mehr als 100 neue Beitrittserklärungen zu unserer Gesellschaft erhalten haben, so daß wir z. Z. ca. 800 Mitglieder zählen. Die Anzahl psychosomatisch besonders engagierter Kolleginnen und Kollegen im Fach Frauenheilkunde ist folglich in den letzten 5 Jahren um mehr als das 3fache gestiegen.

Innerhalb der Deutschen Gesellschaft für Gynäkologie und Geburtshilfe ist somit die psychosomatische Richtung zur größten Arbeitsgruppe geworden – eine Entwicklung, die kein anderes primär organisches Fach so deutlich genommen hat. Diese Entwicklung ist allerdings für das Fach Frauenheilkunde besonders verständlich,

– da es hier zahlreiche psychisch bedingte oder mitbedingte Symptome gibt,
– da eine Geburtshilfe ohne Einbeziehung psychosomatischer Aspekte nicht mehr vorstellbar wäre
– und da schließlich der ärztliche Umgang in der Frauenheilkunde eine besondere Sensibilität verlangt.

Eine nachlesbare wissenschaftliche Basis für die psychosomatische Geburtshilfe und Gynäkologie wurde in den letzten Jahren durch die sich in der Thematik ergänzenden Kongreßbände geschaffen. Rechtzeitig zu dieser Tagung ist der 8. Band erschienen, der hier für Sie erhältlich ist. Der Springer-Verlag spricht von einer erfolgreichen Fortbildungsreihe, die den Gynäkologen, Allgemeinärzten sowie klinisch tätigen Psychologen und verwandten Berufsgruppen praxisnahe Hinweise für eine erfolgreiche Behandlung psychosomatischer Probleme gibt. Wir führen diese zunehmende Nachfrage auch darauf zurück, daß immer mehr Kolleginnen und Kollegen psychosoziale Einflüsse für die Gesundheit und Krankheit der Frauen ebenso wichtig einschätzen wie mikrobiologische, physikalische und chemische Faktoren. Von vielen Frauenärzten wird zunehmend ein psychosomatisch orientierter Weg zum komplexen Verstehen krankhafter Störungen eingeschlagen.

Eine weitere positive Entwicklung ist die Tatsache, daß die deutschen und internationalen Tagungen für Frauenheilkunde vermehrt psychosomatische Themen integrieren. Bei einer Durchsicht der Kongreßprogramme der letzten 10 Jahre fiel uns ein deutlich zunehmender Anteil von Vorträgen mit psychosomatischem Inhalt auf.

Da hier im Auditorium mehrere Kolleginnen und Kollegen anwesend sind, die diese Aufbauarbeit unterstützten, möchte ich Sie auch für die Zukunft ermuntern, in Ihrem Bemühen um eine patientenorientierte Frauenheilkunde mit aktiven Beiträgen fortzufahren. Wichtig für eine weitere positive Resonanz ist dabei, daß die psychosomatischen Studien wissenschaftlich aussagekräftig und möglichst praxisnah gestaltet werden. Wir brauchen in Zukunft mehr Stufenkonzepte für die Behandlung psychosomatischer Symptome, die als Leitfaden für den praktisch tätigen Gynäkologen gelten können. Weiterhin fehlt es uns an Studien, die sich mit therapeutischen Fragestellungen auseinandersetzen. Dies hängt sicher auch damit zusammen, daß noch zu wenige Arbeitsgruppen v. a. an den Universitäts-Frauenkliniken eingerichtet wurden.

Bei unserem Bemühen, der psychosomatischen Frauenheilkunde zu einer Breitenwirkung zu verhelfen, werden wir durch die veränderte Denkweise vieler Ärzte/Ärztinnen und auch der Patientinnen selbst unterstützt. Diese veränderte Denkweise steht in einem unmittelbaren Zusammenhang mit der Änderung des Zeitgeistes, die sich in den letzten Jahren abzeichnete. Es ist ein Wertewandel eingetreten, der auf Orientierungsgrößen zielt, die mehr mit dem körperlichen und seelischen Wohlbefinden in Einklang stehen. Die neuen Zielvorstellungen lauten: mehr Kreativität, mehr Sensibilität, mehr Flexibilität und münden schließlich in der neuen wichtigen Richtgröße: der „Selbstverwirklichung". Und diese Orientierungsgrößen sind auch im Umgang mit den Patientinnen zu spüren.

Besonders deutlich zeigten sich die neuen Werte der Kreativität und Selbstverwirklichung in den letzten Jahren im Umgang mit krebskranken Frauen. Im Rahmen der Nachsorgeuntersuchungen erwarten sie vom Frauenarzt eine besondere Sensibilität, die für eine Bewältigung dieses Traumas notwendig ist. So sollte der Patientin die Krankheit auch als Chance für ein tieferes Erleben und für einen Neubeginn nähergebracht werden.

Weiterhin hat der Begriff „Lebensqualität" an Bedeutung gewonnen. Dieser Begriff ist zwar schwierig faßbar, relativiert aber den bisherigen starren Beurteilungsparameter einer „Lebensverlängerung um jeden Preis".

Die krebskranken Patientinnen stellen auch ein Beispiel dafür dar, daß wir uns in der psychosomatischen Arbeit nicht alleine auf die Bearbeitung biographischer Daten beschränken dürfen, sondern ebenso die Gegenwart und Zukunft berücksichtigen müssen. Therapeutisch heißt dies, daß das Durcharbeiten der gegenwärtigen und zukünftigen Lebenssituation ebenso wichtig ist, wie eine Aufarbeitung frühkindlicher Konflikte.

Wir wissen zwar alle, daß die Erlebnisse des Säuglings und Kleinkindes oft nur schwer veränderbare Muster für das Erwachsenenleben prägen – es ist jedoch eine effektive zukunftsorientiertere psychosomatische Arbeit, z. B. in Form einer gemeinsamen Suche nach Bewältigungsstrategien, möglich.

Gefordert ist also auch unser Weitblick mit der Eröffnung individuell angepaßter Lebensperspektiven und somit auch Offenheit gegenüber neuen Richtungen, wie z. B. der Familienpsychosomatik. Diese kann durchaus hilfreich sein in Beratungssituationen, wie sie täglich in der Frauenarztpraxis vorkommen, z. B. bei Kinderwunsch, beim Schwangerschaftskonflikt, bei Kontrazeptionsempfehlungen.

In unsere Entwicklungslinien sollten wir auch die Erkenntnisse von Bruno Bettelheim einbeziehen, der nach vielen Jahren psychoanalytischer Tätigkeit zu dem Schluß kam, daß es nicht ausreiche, nur die innere Realität eines Menschen zu verändern. Er machte in den letzten Jahren immer deutlicher, daß es genauso wichtig sei, Zwänge von außen – z. B. das Milieu und die gesellschaftlichen Strukturen betreffend – zu beeinflussen. Wenn wir Bettelheims Forderung auf den psychosomatischen Alltag in Klinik und Praxis übertragen, so bedeutet dies eine vermehrte Schaffung günstiger Vorbedingungen für unsere Arbeit.

In der Geburtenhilfe ist eine Reihe solcher günstiger Vorbedingungen in Form familienorientierter Einrichtungen wie Geburtsvorbereitung, Rooming-in, Vertrauensperson bei der Geburt schon verwirklicht worden. Für eine patientenorientiertere Frauenheilkunde mangelt es aber noch an ausreichendem Personal, das besonders für die psychosoziale Arbeit motiviert ist. Wir brauchen weiterhin patientengerechtere Krankenstationen mit ausreichenden Besuchszeiten und Aufenthaltsräumen für Vertrauenspersonen.

In Zukunft sollten wir auch mehr Möglichkeiten für therapeutische Gesprächsgruppen schaffen. Das betrifft speziell Frauen mit dem Krebsproblem, Frauen mit glücklosen Schwangerschaften, Frauen mit Kinderwunsch und Frauen mit Schwangerschaftskonflikten. Wir sollten den Mut haben, äußere Zwänge in Frage zu stellen, und auch das Pflegepersonal vermehrt in unsere psychosomatischen Bemühungen einbeziehen. All das ist ein weites Feld, das es zu beackern gibt.

Ich hoffe, daß Sie viele Anregungen aus den Vorträgen und Gruppensitzungen später in Ihrer praktischen Arbeit verwerten können. In diesem Sinne wünsche ich Ihnen allen zufriedenstellende Kongreßtage.

Bilder der Weiblichkeit

Historische Aspekte des Frauenbildes bei Frauenärzten

E. Seidler

In ihrer vor kurzem erschienenen Gießener Dissertation über die Einschätzung der Gynäkologen durch ihre Patientinnen hat Hildegard Felder eine Antwort auf die Frage versucht, ob dem Gynäkologen bestimmte Persönlichkeits- und Handlungsmerkmale zuzuschreiben sind.[1] 88,6 % der niedergelassenen Frauenärzte sind Männer; Frau Felder kommt nach Befragung von 48 Patientinnen zu dem Ergebnis, daß diese ihren männlichen Gynäkologen in Relation zum eigenen Selbstbild unterschiedlich erleben: die Skala reicht von „dominant und verschlossen", über „locker und umgänglich", aber „sozial inkompetent" bis „einfühlsam". Über die Patientinnen aus der Sicht der Ärzte wird in dieser Arbeit nur angedeutet, daß offenbar „traditionelle Geschlechtsrollenmerkmale" für Frauen z.T. identisch seien mit Merkmalen, die zur Patientenrollle gehören: Abhängigkeit, Unterordnung, Hilflosigkeit, Ängstlichkeit und Depressivität.[2] Hierüber genauere Untersuchungen anzustellen, so daß die Herausgeber Klapp und Scheer in ihrem Vorwort zu Frau Felders Arbeit, dürfte wesentlich schwieriger sein, als Frauen über ihren Arzt zu befragen.
Ich bin beauftragt worden, historische Aspekte zu diesem Thema herauszuarbeiten; dies bedeutet, weniger nach Entwicklungen, sondern nach Modellen zu fragen, die möglicherweise grundsätzlicher Natur sind. Wenn man dies tut, so muß man zunächst überlegen, ob es methodisch überhaupt möglich ist, das Frauenbild eines Frauenarztes – bzw. eine sich abstrakt definierende Frauenheilkunde – als Befund zu erheben. Ist das Frauenbild eines Frauenarztes ein persönliches oder ein fachspezifisches, ist es ein undefinierbares Konglomerat von beidem, oder ist es nichts anderes als eine Spielart der je zeitgebundenen Art und Weise, wie Frau und Mann voneinander sprechen und denken bzw. wie ein Mann von einer Frau spricht? Oder handelt es sich um eine Variante der ethischen Herausforderung in der Medizin, die dann entsteht, wenn sich ein Mensch in Not, Schmerz und Unwissenheit einem anderen ausliefert, der Rat und Hilfe verspricht – nur daß hier dieser Patient eine Frau und der Arzt ein Mann ist? Solche Art Fragen ergeben sich zwangsläufig bereits bei der Annäherung an das Problem; sie veranlassen den Historiker, seine Befunde als

---

[1] Hildegard Felder (1988) Das Bild der Frau vom Frauenarzt. Untersuchungen zur Arzt-Patientin-Beziehung in der Gynäkologie. Ferber, Gießen.
[2] Loc. cit. S. 48.

Modelle eines offenbar prinzipiellen Konflikts zu verstehen und in die aktuelle Diskussion einzubringen.

Sekundäre Analysen zum historischen Aspekt dieses Themas liegen, soviel ich sehe, außer der Studie von Barbara Duden über den Eisenacher Arzt Johann Storch und seine Patientinnen um 1730 nicht vor;[1] ich beschränke mich wegen der Kürze der vorgegebenen Zeit auf die Frauenheilkunde im deutschsprachigen Raum der letzten zweihundert Jahre, also auf unser eigenes Vorfeld. Dabei sind für einen ersten Einstieg die Lehr- und Handbücher am ergiebigsten, weil dort das Gedankengebäude des Autors verknüpft ist mit dem Wunsch, dieses auch als Doktrin weiterzugeben. Hierbei läßt sich aus etwa vorhandenen Kapiteln über die Physiologie und Psychologie der Frau sowie bei Angaben zur Technik der Anamneseerhebung wenigstens annähernd das Verhältnis des Autors zur Frau extrapolieren. Ausklammern muß ich – ebenfalls aus Zeitgründen – den alten Streit, warum die Frauenheilkunde im 17./18. Jahrhundert zum männlichen Beruf geworden ist und warum daher bereits die von mir benutzte Literaturgattung eine männliche ist.

I

Ein erstes Modell soll da aufgesucht werden, wo „wissenschaftliche und rationelle Ärzte" beginnen, umschriebene Publikationen über Frauenkrankheiten vorzulegen, mit der Begründung, daß „der größte Teil der Ärzte bis jetzt das Weib in physiologischer Hinsicht viel zu wenig gekannt hat". Dieses Bekenntnis steht in Johann Christian Gottfried Jörgs *Handbuch der Krankheiten des menschlichen Weibes,* erschienen in Leipzig im Jahre 1809.[2] „Frauenkrankheiten", so definiert der seinerzeit vielgelesene Autor, „nenne ich alle diejenigen Krankheiten, welche das menschliche Weib, als Weib befallen, und welche in dem eigenen Geschlechtscharacter, vermöge welchem das Weib dem Manne entgegengesetzt ist und welcher durch alle Functionen des weiblichen Organismus hindurch deutlich ausgedrückt ist, gegründet sind. Dem zu Folge sind es daher Krankheiten, von welchen der Mann nicht befallen werden kann." Hier ist das anatomisch-physiologische Betrachtungsmuster der weiteren Gynäkologiegeschichte vorgegeben; die Inhaltsverzeichnisse der entsprechenden Lehr- und Handbücher konzentrieren sich auf das, was der Mann nicht hat und was die Frau zu ihrer spezifischen biologischen Funktion benötigt: Vulva, Vagina, Uterus, Adnexe und Brüste. – „Der Gynäkologe", wird 1874 Alfred Hegar sagen, „beschäftigt sich mit einer beschränkten Zahl von Organen."[3]

Es fällt auf, daß in der ersten Phase gynäkologischer Lehrbuchproduktionen, etwa zwischen 1780 und 1840, dennoch das Bemühen sichtbar wird, die „Natur" der Frau, das „Leben des Weibes an und für sich" in die männlich

---

[1] Barbara Duden (1987) Geschichte unter der Haut. Ein Eisenacher Arzt und seine Patientinnen um 1730. Klett-Cotta, Stuttgart.

[2] Johann Christian Gottfried Jörg (1809) Handbuch der Krankheiten des menschlichen Weibes, nebst einer Einleitung in die Physiologie und Psychologie des weiblichen Organismus. Cnobloch, Leipzig.

[3] Alfred Hegar, Rudolph Kaltenbach (1874) Operative Gynäkologie, mit Einschluß der Gynäkologischen Untersuchungslehre. Enke, Erlangen, S. 4.

ärztliche Beobachtung mit einzubeziehen. Dies liegt im Zeitgeist der Aufklärung, die in allen Erscheinungen Natur und Vernunft zu erkennen sucht, dies
liegt zumindest andeutungsweise in den postrevolutionären Gleichheitsbestrebungen und schließlich auch in der spezifisch deutschen Empfindsamkeit der
romantischen Naturphilosophie.

Auch im Lehrbuch des genannten Jörg von 1809 finden sich 14 Seiten zur
„Psychologie des menschlichen Weibes", nicht – wie er präzisiert – um sich mit
dem weiblichen Denk- und Willensvermögen auseinanderzusetzen, welches
grundsätzlich an die selben Regeln des Denkens und Schließens wie der männliche Geist gebunden ist. „Nur insofern sich das Weib in psychischer Hinsicht
vom Manne unterscheidet, soll hier die Rede davon seyn, und dies zwar
deswegen, weil die psychische Curmethode beym Weibe noch nöthiger, als
beim Manne ist, und der Arzt mit der Psyche des Weibes ebenso bekannt seyn
muß, als mit dem Körper desselben." Das psychische Muster ist einfach und
von der Natur vorgegeben: „Schon in der Kindheit deutet die Natur in den
beyden Hälften des Menschen auf das hin, was künftig jede für sich zu leisten
hat."

Die beiden Hälften des Menschen: erst zusammen ergeben sie den „idealen,
wahren ganzen Menschen", wobei es – so 1838 der Arzt und Naturphilosoph
Carl Gustav Carus, Autor unter vielem anderen sowohl eines wichtigen Werkes über die „Psyche" als auch eines Lehrbuchs der Gynäkologie – „ein vergebliches Bemühen ist, Gründe aufzufinden, wodurch das eine Geschlecht entschieden über das andere gestellt würde". Dennoch, so weiter Carus noch in
der alten aristotelischen Tradition: „obwohl der Gattungscharakter in Thätigkeit und Gestalt beiden gemeinsam ist", überwiegt beim Weibe das „rein
empfangene, das Körperliche gestaltende", während beim Manne das
„befruchtende, begeistigende" Prinzip vorherrscht. Beide haben auf allen sonstigen Gebieten, so fügt er harmonisierend hinzu, „ein Mehr oder Weniger in
jeder Beziehung".[1]

Nochmals also: der Frauenarzt muß sich physiologisch und psychologisch bei
der Frau um das kümmern, was sie vom Manne unterscheidet, den Weg hierzu
weist die Natur bereits in der frühesten Kindheit.

„Gegen alle", so nochmals Jörg,[2] „zeigt sich das künftige Weib nachgiebiger,
gefälliger und einnehmender als der Knabe. Seine Mienen, seine Gebärden
und seine Schmeicheleien und Liebkosungen um Vater und Mutter lassen
schon das Geschöpf ahnden, das in Zukunft durch Liebe herrschen und einnehmen wird." Alle Phasen seiner Entwicklung liegen „tief in der Organisation des
Weibes gegründet", in seinen „physischen Anlagen" – die „feineren Nerven
des Mädchens", das „dunkle Sehnen der Jungfrau nach dem Jüngling", die
Bemühung um „Schönheit und Anmuth", die Suche nach den „traulichen
Umarmungen des Mannes" bei der Gattin, selbst die „mühsame Plage" der
Mutterfreuden und noch ihre Rolle als „Gesellschafterin und Beschützerin des

---

[1] Carl Gustav Carus (1838) Lehrbuch der Gynäkologie, oder systematische Darstellung der
Lehren von Erkenntniß und Behandlung eigenthümlicher gesunder und krankhafter
Zustände... 3. Aufl. Fleischer Gerold, Leipzig, Wien, § 57.
[2] Jörg (1809), § 46–63.

Mannes", wenn sich die Geschlechtslust verloren hat: all dies zeigt auf, wie umsichtig die Natur zu Werke gegangen ist bei der Ausstattung der weiblichen der beiden Hälften des Menschen. Dies drückt sich schließlich besonders im Psychischen aus, jenem „wahren Spiegel des Körperlichen", jener „idealen Seite des Organismus", wie Carus sagt: „Das eigentliche Feld der Wissenschaft und Speculation, die Schärfe des Urtheils, die Tiefe der männlichen Vernunft, sind der weiblichen Seele unzugänglich; dahingegen ist der Geist des Weibes feiner, schneller in der Auffassung, zur richtigen Erkenntnis der einzelnen und näheren Verhältnisse des menschlichen Lebens mehr geeignet, und ein gewisser Scharfsinn, Neigung zur List, sowie Fertigkeiten im Uebergehen aus einer Vorstellungsreihe in die andere, ist ihm natürlich."[1]

Die Beispiele aus dieser ersten Gynäkologengeneration ließen sich beliebig vermehren; sie haben in ihrer letzten Konsequenz zu Bemühungen geführt, ärztlicherseits die „Bedeutung und Totalität" des Weibes zu fixieren: „alle Lebensäußerungen des Weibes" – so Ignaz Schwörer, ein relativ unbekannter Freiburger Autor, der 1831 eine leider unvollendete Frauenkunde „im ganzen Umfange" plante, – „stehen in genauester Beziehung zur Erhaltung, Erziehung und Vollendung des menschlichen Geschlechtes; Beugsamkeit und Plastizität der weiblichen Formen entsprechen vollkommen dem Zwecke der Zeugung; Zartheit und Schönheit aber der Perfectibilität des Erzeugten". Verstand im völligen Gleichgewicht mit der Phantasie, beide vom Gefühl beherrscht, das „richtige Auffassen und Erkennen des reell und ideell Guten", all dies untermauert „endlich des Weibes besondere Befähigung zur Wiedererzeugung, Erhaltung, Erziehung und Vollendung der Gattung".[2]

Ich habe dieses Genrebild bewußt so breit dargestellt, weil hier von seiten der Ärzte und für die Ärzte, aus der physischen und psychischen Natur der Frau ihre „natürliche Bestimmung" abgeleitet wird. Dieser Topos ist nicht neu, verdichtet sich aber im gleichen Moment, wo dies zur Begründung der Tätigkeit des neuen Berufsbildes Frauenarzt wird und seines Umgangs mit den Frauen, die sich ihm anvertrauen.

Bei Carus, im Paragraphen „Von der Persönlichkeit des Frauenarztes und Geburtshelfers" seiner Gynäkologie von 1838, leiten sich aus dem beschriebenen Frauenbild besondere äußere und innere Verpflichtungen für den männlichen Frauenarzt ab.[3] Er verfüge – außer den genügenden Kenntnissen und Fertigkeiten – über „eine gesunde kräftige Individualität, innere Sicherheit, Schärfe sinnlicher Wahrnehmungen, Rechtlichkeit und Milde in seinem Handeln". Darüber hinaus vonnöten sind, insbesondere für die Geburtshilfe, eine „dauerhafte Gesundheit, kräftige obwohl nicht allzuvöllige Bildung des Körpers, insbesondere aber kräftige, schlank- und wohlgebildete Arme und Hände sowie feinfühlende Finger". Vermeiden sollte er Ausschweifungen und Unmäßigkeiten, jede „gesuchte, geckenhafte Kleidung", aber auch ein „allzuver-

---

[1] Carus (1838), § 62.

[2] Ignaz Schwörer (1831) Grundzüge der Geburtskunde im ganzen Umfange. I. Vorläufige Lieferung (Bogen 1–16). Groos, Freiburg im Breisgau. Psychologische Seite des Weibes § 46–52.

[3] Carus (1838), § 84–88.

nachlässigtes Äußeres"; „unschickliche, leidenschaftliche Äußerungen" verraten einen Mangel an Autorität und Selbstvertrauen. Das Betragen des Arztes
muß vielmehr gegenüber den Frauen – die „einen sehr feinen Sinn für männlichen Werth zu besitzen" pflegen – einerseits „zart und würdig", andererseits
von Scharfblick, „sicherer Ordnung" bei der Untersuchung und „vielfacher
Umsicht" gegenüber einem „zur List geneigten Geschlecht" bestimmt sein;
„mit einem Worte: der Mittelweg zwischen einer zu regen Theilnahme und
abstoßender Kälte wird jeder ärztlichen Ausmittelung bei weiblichen Individuen den sichersten Erfolg gewähren".

II

Es wäre sicher nicht richtig, diese Äußerungen unserer gynäkologischen Vorväter als historische Anekdoten beiseitezuschieben. Hier zeigen sich vielmehr
Positionen in der Auffassung von der Frau, die – ich wiederhole dies bewußt –
in der Sozialgeschichte der Menschheit seit langem festgeschrieben waren, jetzt
aber – unter dem vertieften Anspruch männlich-ärztlicher Kompetenz – eine
neue und fortwirkende Bedeutung erhalten.

Dies wird bereits in der nächsten Generation der Gynäkologen deutlich, die
sich auf ein neues wissenschaftliches Weltbild stützt. Inzwischen hatte sich die
Adaptation der Medizin an die Methode der Naturwissenschaften konsolidiert;
entscheidend auch für die Beurteilung der Frauenkrankheiten war der pathologisch-anatomische Organbefund. Nicht mehr von „krankhaften Zuständen" der
Frauen ist die Rede, sondern von der „speciellen Pathologie" der „weiblichen
Zeugungs- und Geburtsorgane". Kiwisch von Rotterau in Prag (1845) und sein
Schüler Scanzoni in Würzburg (1855) verfügen inzwischen über eigene geburtshilflich-gynäkologische Abteilungen, haben aber gleichzeitig in ihrer „pathologisch-anatomischen Anstalt die günstigste Gelegenheit, die organischen Veränderungen des weiblichen Sexualapparates in einer großen Zahl von Leichen mit
Genauigkeit zu untersuchen und mit den Erscheinungen im Leben in Verbindung zu setzen".[1] So begrüßt es Scanzoni, daß ihm nach seiner Berufung nach
Würzburg „die klinische Benutzung der an Anomalien der Sexualorgane leidenden weiblichen Kranken des königlichen Juliushospitals zugestanden
wurde".[2]

Dies ist der neue Ton des objektivierenden, befundorientierten Forschers;
auch die Frau wird – so Alfred Hegar, der Begründer der operativen Gynäkologie 1874, – zum „Object der ärztlichen Kunst". Der Zweck der Krankenuntersuchung durch den Gynäkologen besteht in der Feststellung der „Diagnose
einer Sexualerkrankung". Nichts wäre jedoch verkehrter, so weiter Hegar, als
„zu vergessen, daß man es nicht blos mit einem erkrankten Körpertheil, sondern mit dem ganzen Menschen zu thun hat"; damit ist freilich nicht die Frau
selbst gemeint, sondern die Suche nach „Krankheiten in anderen Körpertheilen", die etwa ein „Uterinleiden" vortäuschen könnten. Hinzu kommt, als

---

[1] Franz A. Kiwisch Ritter von Rotterau (1845) Klinische Vorträge über specielle Pathologie
und Therapie der Krankheiten des weiblichen Geschlechts. Calve, Prag, S. VI.
[2] Friedrich Wilhelm Scanzoni (1857) Lehrbuch der Krankheiten der weiblichen Sexualorgane. Braumüller, Wien, S. VIII.

„Eigenthümlichkeit des ganzen weiblichen Organismus, die an sich und durch Krankheitszustände insbesondere erhöhte Reizbarkeit"; diese sowie „nervöse Störungen bis zur Grenze der Geisteskrankheit" seien ja ohnedies bei Sexualerkrankungen nicht selten: „kommt hierzu noch der Choc eines mechanisches Eingriffes, so kann die ganze Maschine in Unordnung geraten. Wir haben recht unangenehme Vorkommnisse dieser Art erlebt und waren froh, wenn wir durch Morphium, Chloral und lauwarme Bäder der Uebersiedlung in das Irrenhaus zuvorkommen konnten."[1]

Ich muß mir an dieser Stelle leider versagen, an Alfred Hegar, diesem wissenschaftlich unbestrittenen großen Mann der Gynäkologiegeschichte, die menschen- und frauenverachtende Kehrseite seines Gedankengebäudes aufzuzeigen. Dieses war, wie bei vielen seiner Zeitgenossen, den sozialdarwinistischen Ideen des ausgehenden 19. Jahrhunderts verpflichtet; Hegar gehört zu den ersten, die nachhaltig aus der Vererbungslehre eine Rassenhygiene ableiten, einer „Regulierung der Fortpflanzung" das Wort reden und gegebenenfalls auch staatliche Maßnahmen erwägen, „gegen die Erzeugung minderwertiger und der Gemeinschaft schädlicher Personen" vorzugehen.[2] „Wenn wir dahin streben" – so schreibt er in einer gegen August Bebels Schrift von 1883 über *Die Frau und der Socialismus* gerichteten Studie über den Geschlechtstrieb (1894) – „die nächsten Generationen zu verbessern, eine kräftige und edle Rasse zu schaffen, so ist eine methodische Zuchtwahl jedenfalls das beste und sicherste Mittel, mit welchem in verhältnismäßig kurzer Zeit schon recht viel zu erreichen wäre".[3] Der berufene Rassenhygieniker ist der Gynäkologe.

Zwei Hegar-Schüler werden immer dann genannt, wenn auf besondere Bemühungen der Frauenärzte hingewiesen wird, der Frau als Patientin und Gegenüber gerecht zu werden: Hugo Sellheim und August Mayer. Sellheim, dem die Wissenschaft entscheidende Erkenntnisse zur Entschlüsselung des Geburtsvorganges verdankt, hat zu allgemeinen Frauenfragen in zahlreichen Schriften Stellung genommen, die unzweifelhaft auch die Öffentlichkeit nachhaltig geprägt haben. „Was tut die Frau fürs Vaterland?", so fragt er im Kriege 1915 und propagiert eine „Mobilmachung der Mütterlichkeit" als „schöne Frucht des Krieges"; kein „Amazonenkorps" an der Seite des kämpfenden Mannes sei gefragt, sondern „die Betätigung der Frau in der Richtung ihrer natürlichen Veranlagung: weiblichen Kampf ums Dasein, in dessen sachgemäßer und pflichtgetreuer Erledigung die Frau einer von der Natur getroffenen Arbeitsteilung sich unterwirft und sich auslebt".[4] Er spricht von „Fortpflanzungspflege" als zentraler Aufgabe des Frauenarztes und stellt in seiner Leipziger Antrittsvorlesung 1926 eine „Frauenkunde" als „neuentstandenen Zweig unserer Wissenschaft" vor; sie setzte den Arzt instand, „zu allen Frauenfragen von einer

---

[1] Hegar u. Kaltenbach (1874), S. 4.
[2] Alfred Hegar (1911) Zur chinesischen, deutschen und amerikanischen Kriminalistik. Der Kampf gegen Minderwertigkeit und Verbrecher. Wiesbaden: J. F. Bergmann 1904, S. 30. Vgl. auch ders.: Die Wiederkehr des Gleichen und die Vervollkommnung des Menschengeschlechts. Archiv für Rassenhygiene 4, 72.
[3] Alfred Hegar (1894) Der Geschlechtstrieb. Eine social-medicinische Studie. Enke, Stuttgart, S. 136.
[4] Hugo Sellheim (1915) Was tut die Frau fürs Vaterland? Enke, Stuttgart, S. 7.

gesicherten Plattform aus Stellung zu nehmen", wobei die dazugehörige Frauenklinik als „soziale Fürsorgeanstalt größten Stiles" vorgestellt wird.[1] Sellheims vielgelesene Monographien, z. B. *Das Geheimnis des Ewig-Weiblichen, ein Versuch zur Naturgeschichte der Frau*[2] bzw. *Die Reize der Frau und ihre Bedeutung für den Kulturfortschritt,*[3] sollten den Weg bereiten für eben jene „Frauenkunde", die August Mayer noch 1961 als die wichtigste Aufgabe der Gynäkologie bezeichnet, um „den drohenden Verfall von Familie, Volk und Kultur aufzuhalten und dem Arzttum einen neuen Antrieb zur Höhe zu geben".[4]

Mayer, der bis in die 60er Jahre gewirkt hat und der nach eigenem Bekunden die „herkömmliche Organgynäkologie" zu einer „Persönlichkeitsgynäkologie" sowie die „Frauenheilkunde" zu einer „Frauenkunde" werden lassen wollte,[5] führt uns in die zeittypische Variante des überkommenen Frauenbildes von der konstitutionellen „Fortpflanzungsbereitschaft und Fortpflanzungsbetätigung": „Die Ehe ist für die Frau Beruf und Schicksal, für den Mann Erlebnis." Für die Psyche der Frau ist die erste Menstruation der erste „Ausdruck voller Weiblichkeit"; von hier aus führt der Weg vom Kind zur Frau. „Zufolge unserer Gesellschaftsordnung und Kulturverhältnisse" ergibt sich dann eine Zeit des „Wartens auf Mann, Ehe, Kind und Leben", eine Zeit des Unausgefülltseins, in der viele Frauen „der Not gehorchend, nicht dem eigenen Triebe", einen Beruf ergreifen. Etwas „typisch Weibliches" liegt daher für August Mayer darin, daß Frauen, die schon im eigenen Berufsleben stehen, „ihre Karriere leichten Herzens aufgeben, um heiraten zu können" – der Mann, so meint er, würde allenfalls das Gegenteil tun: heiraten, um Karriere zu machen.

Daß die eigentliche Fortpflanzungszeit „mit mehrfach wiederholten Schwangerschaftsperioden" gleichermaßen Ziel und Höhepunkt eines Frauenlebens darstellt, bedarf keiner besonderen Erwähnung. Daß sich die Frau andererseits „in einem Alter, in dem der Mann erst seinen eigentlichen Aufstieg oder mindestens noch einen langen Höhenweg vor sich hat", bereits „auf dem Weg zum Altern" befindet, ist ein Ausdruck ihrer „biologischen Tragödie". „Dieser Weg" – damit schließt sich der Bogen dieses eindrucksvollen Frauenbildes – „ist lang, jeder Schritt vorwärts bedeutet Abstieg und sagt: vorbei. Wenn das Muttersein und Weibsein zum schönsten Inhalt des Frauenlebens gehört, so beginnt jetzt die harte Zeit der Vertreibung aus dem Paradies der Mutterschaft, dieser natürlichen Heimat einer Vollfrau." Nur am Rande sei bemerkt,

---

[1] Hugo Sellheim (1928) Frauenkunde, eine Würdigung und ein Programm. Sexualwissenschaft (1926) 13/7: Zit. nach Sellheim (1928) Vier neuzeitliche Frauenfragen: Gymnastik und Frauenkunde; Eheberatung, Beratung überhaupt; Wirtschaft und Fortpflanzung; Die Frau als Kamerad. Karger, Berlin.

[2] Hugo Sellheim (1911) Das Geheimnis des Ewig-Weiblichen. Ein Versuch zur Naturgeschichte der Frau. Enke, Stuttgart.

[3] Hugo Sellheim (1909) Die Reize der Frau und ihre Bedeutung für den Kulturfortschritt. Enke, Stuttgart.

[4] August Mayer (1961) 50 Jahre selbst erlebte Gynäkologie. Lehmann, München.

[5] Vgl. hierzu und zum folgenden: August Mayer: Die Konstitution in der Geburtshilfe und der Gynäkologie in Ausschnitten. Enke, Stuttgart, 1938; s. auch ders.: Alfred Hegar und der Gestaltwandel der Gynäkologie seit Hegar. Hans Ferdinand Schulz, Freiburg, 1961; Reifungsprobleme im Leben der Frau. Kinder, München, 1958.

daß sich auch August Mayer während des Dritten Reiches nicht scheut, einer „arischen Vollfrau" die „minderwertige" Ostarbeiterin gegenüberzustellen und jeweils zu typisieren.[1]

III

Man könnte mir vorhalten, ich würde auf der Suche nach dem Frauenbild von Frauenärzten an historischen Ausnahmen und in überspitzter Weise ein bewußt verzerrendes Bild entwerfen. Wo aber ließe sich dann einordnen, daß – um nur einige wichtige andere Gynäkologen zu nennen – Robert Schröder in seiner *Gynäkologie* (1947) das Persönlichkeitsurteil über seine Patientin an ihrer Kleidung, dem Auftreten, der Rasse, der Körpergröße, den Funktionsleistungen der Organe und am konstitutionellen Idealtypus der „vollweiblichen" Frau abliest;[2] daß Heinrich Martius (1964) als normal konstituiert „diejenigen Frauen bezeichnet, die körperlich und seelisch lebenstüchtig und fortpflanzungstüchtig sind und mit ihren Adaptationsvorrichtungen nicht versagen";[3] daß Walter Stoeckels *Lehrbuch der Gynäkologie* (1967) den Begriff Psychoanalyse für die gute Anamnese des „erfahrenen und feingebildeten Arztes" reklamiert, das klassische so benannte Verfahren aber unter den üblichen Umständen als „pervers-erotische, unanständige Handlung" bezeichnet?[4] Woher kommt die Achtlosigkeit der Herausgeber, die bei der Revision zur 2. Auflage des Handbuches der *Biologie und Pathologie des Weibes* von Seitz/Amreich 1953 (!) folgende Textpassage stehen lassen: „Durch die Schaffung der staatlichen Gesundheitsämter und durch die umfassenden Parteiorganisationen, die NS-Volkswohlfahrt mit ihrer Unterabteilung ‚Muter und Kind', durch den Jungmädelbund (JM) und den Bund Deutscher Mädel (BDM) ist das Mädchen von seiner Geburt an über Schwangerschaft und Wochenbett hinaus in sachgemäße, ärztlich geleitete Obhut und Fürsorge genommen worden?"[5] Gehört es schließlich wirklich der Geschichte an, wenn im gleichen Handbuch 1954 aus der Feder des Psychologen Erwin Stransky über die Stellung der Frau in der Medizin steht, sie zeige zwar Fleiß und Ehrgeiz wie die Männer, „was ihnen, von einer Minderheit abgesehen, freilich in der Hauptsache fehlt, ist das ruhige abstrahierende Denken, die restlos klare Beobachtung, die tiefere Intuition und der Wagemut; anstelle kühler Abstraktion findet sich nicht selten Neigung zu phantasievoller präempirischer Spekulation, anstelle zielführender Beobachtungsgabe liebevolle, subjektivische Versenkung und kleinmalerische Verbreitung in Nebendingen"? Weswegen in der breiten Praxis immer wieder zu

---

[1] Vgl. August Mayer (1938) Deutsche Mutter und deutscher Aufstieg. pf046, München, S. 13, 38.

[2] Robert Schröder (1947) Gynäkologie. Springer, Berlin, S. 6.

[3] Heinrich Martius (1964) Lehrbuch der Gynäkologie, 8. Aufl. Thieme, Stuttgart, S. 4.

[4] Herbert Lax (Bearb.) (1967) Stoeckels Lehrbuch der Gynäkologie, 15. Aufl. Hirzel, Leipzig, S. 76.

[5] Karl Baisch (1953) Ernährung und Hygiene der Frau, Verhütung von Frühschäden innerhalb und außerhalb der Schwangerschaft. In: Seitz/Amreich (Hrsg.) Biologie und Pathologie des Weibes, 2. Aufl., Bd. 1. Urban & Schwarzenberg, Berlin Innsbruck München Wien, S. 212.

beobachten ist, daß die „weiblichen Patienten, im Falle der Wahlmöglichkeit, von gewissen Schizoiden abgesehen, den männlichen Arzt zu bevorzugen scheinen".[1]

IV

Ich breche hier, ein Vierteljahrhundert vor unseren Tagen, die Darstellung von historischen Befunden ab. Gewiß, ich mußte zwangsläufig viele Lücken lassen und habe durch die scharfe Konturierung einer – freilich unübersehbaren – Generallinie vielen ernsthaften Bemühungen um das Frauenbild der Frauenärzte Unrecht getan. Wir alle wissen, daß gerade dieses Fach in den letzten Jahrzehnten die vielleicht dramatischste Wandlung unter allen Disziplinen durchgemacht hat; nicht nur die Technik, nicht nur die als solche erkannte psychosomatische und ethische Herausforderung, sondern auch ein ebenso umfassender Wandel im Fortpflanzungsverhalten der Menschen haben die Situation grundlegend verändert. Ist es aber von ungefähr, wenn Studentinnen im Unterricht immer noch um „respektvollere Behandlung der gynäkologischen Patientinnen" bitten und um „das Ablegen eines frauendiskriminierenden Sprachgebrauches, wie er von vielen Professoren und Dozenten (sei er bewußt oder unbewußt) praktiziert wird"?[2] Können wir zufrieden sein, wenn in den neuesten Lehrbüchern zwar durchaus umfangreiche Kapitel über die Rolle der Frau in der heutigen Gesellschaft und über psychosomatische Zusammenhänge stehen, dort aber nach wie vor von der „vollwertigen" Frau die Rede ist?[3] Ist das Frauenbild des Frauenarztes zeitadäquat vorgegeben, wenn im allerneuesten Handbuch der Gynäkologie dieses Kapitel bewußt einer Frau als Autorin übertragen wurde?[4] Wieviel Unerledigtes und Verdrängtes verbirgt sich hinter dieser Arbeitsteilung, wenn man sich dazu bekennt, daß Psychosomatik kein additives Fach, sondern eine quer durchlaufende Verpflichtung ist? Die Befunde, die ich Ihnen vorgetragen habe, waren vorläufig und bedürfen jeder für sich der vertiefenden, präzisierenden und relativierenden Analyse; dies wird auch geschehen und in aktuelle empirische Untersuchungen Eingang finden müssen. Gleichwohl scheinen die Befunde zumindest anzudeuten, daß das Frauenbild der Frauenärzte nur bedingt vom jeweiligen Weltbild der Medizin abhängig war und ist, sondern daß wir es vielleicht entweder mit einer besonderen Variante des archaischen Geschlechterkampfes zu tun haben oder ganz einfach mit der Angst des Mannes vor der Frau

---

[1] Erwin Stransky (1954) Medizinische Psychologie, Grenzzustände und Neurosen beim Weibe. In: Seitz/Amreich (Hrsg.) Biologie und Pathologie des Weibes, 2. Aufl., Bd. 6. Urban & Schwarzenberg, Berlin Innsbruck München Wien, S. 295.

[2] Studentischer Arbeitskreis „Frauen in der Medizin", Fak. Sitzung Med. Fakultät Freiburg i. Br., 12.01.1989.

[3] H. Schmidt-Matthiesen (1982) Gynäkologie und Geburtshilfe. Schattauer, Stuttgart New York, S. 601.

[4] Marianne Mall-Haefeli (1987/88) Die Stellung der Frau in der Gesellschaft. In: O. Käser et al.: Gynäkologie und Geburtshilfe. 3 Bde., Bd. 1 (Hrsg. J. Zander), S. 1–29. Thieme, Stuttgart New York.

Alleinlebende Frauen – Schicksal oder Wunsch?*

O. Jürgensen

> Niemand kann am Leben bleiben, wenn nicht jemand auf ihn wartet. Jeder, der von einer langen und schwierigen Reise nach Hause kommt, freut sich, wenn er am Flughafen oder Bahnhof erwartet wird. Ein jeder möchte gern seine Geschichte erzählen und die schmerzhaften und heiteren Erlebnisse mit jemandem teilen, der zu Hause geblieben ist und darauf wartet, daß er zurückkam (Henri Nouwen, zit. nach Trobisch 1986, S. 57).

Dieses Zitat stammt aus einem bemerkenswerten Buch von I. Trobisch (1986): *Allein leben lernen.* Sie veröffentlicht darin tagebuchartige Aufzeichnungen ihres unsäglichen Kampfes, den unerwarteten Herztod ihres Mannes nach einer langen glücklichen Partnerschaft zu bewältigen und zu überleben.

Warum leben Frauen allein? Die Antwort auf die Frage im Titel dieses Beitrags läßt sich vorwegnehmen: *Wunsch* ist das Alleinleben sehr selten, *Schicksal,* oder was dazu wird, fast immer.

Innerhalb dieses Mamutthemas möchte ich gleich Eingrenzungen durch das *Alter* machen: So möchte ich unterstellen, daß Alleinleben bis in die 40er Jahre, selbst wenn es unfreiwillig ist, eher eine Durchgangsphase darstellen kann und nicht Teil eines Lebensentwurfes sein muß. Jenseits des 50. Lebensjahres dagegen dürfte sich Alleinsein, egal aus welchen Motiven es dazu kam, kaum noch ändern.

Dem folgenden Zahlenmaterial aus der *Frankfurter Rundschau* vom 11. 2. 1989 (Seite M 12) läßt sich entnehmen, daß 1987 34,6 % der erwachsenen Bevölkerung in der BRD allein lebten:

Einpersonenhaushalte in der BRD

1970	5,527 Mio.
1980	7,493 Mio.
1987	9,354 Mio.
bis 25 Jahre	1,04 Mio.
25–45 Jahre	2,45 Mio.
45–65 Jahre	2,04 Mio.
über 65 Jahre	3,81 Mio.

---

* Dieser Beitrag wurde ausschließlich als Vortragsmanuskript konzipiert. Die während des Vortrags projizierten Gemälde von Edward Hopper, Edvard Munch und Paula Modersohn-Becker, deren Frauenbildnisse vielfach Einsamkeit und Depressivität ausstrahlen, sollten an einigen Stellen die Gedanken des Texts „untermalen". Für diejenigen, die dabei waren, sind im Text die Titel der projizierten Gemälde zur Erinnerung eingefügt.

Die folgende Übersicht zeigt die auch in soziologischen Studien immer wieder
erfaßten Gründe für Alleinleben. Dabei sind die Kategorien freiwillig oder
unfreiwillig die entscheidenden:

Freiwillig allein durch:
Karriere
Keine Zeit für Männer
Angehörige

Frauen, die vorher Partner hattei
Verlust des Partners durch:
Trennung,
Scheidung,
Tod.

Unfreiwillig allein durch:
„Nicht der Richtige"
Keine Zeit
Selbstwertproblematik
Hemmungen

Den folgenden Zahlen von 1978 und 1987 läßt sich entnehmen, daß in der
BRD über 70 % der älteren Frauen unfreiwillig alleine leben. Meine Ausführungen gelten deshalb weitgehend älteren alleinlebenden Frauen.

BRD 1978[1]
Frauen über 60
8 Mio., *76 % allein!!!*

Männer über 60
4 Mio., *24 % allein*

BRD 1987 (nach Wille 1987)
Alleinlebende Frauen über 65
4,2 Mio

Alleinlebende Männer über 65
0,7 Mio. (meist in Partnerschaften!)

Aus Kanada und USA werden übrigens fast identische Zahlen berichtet. Als
Frau in den Industrienationen hat man also eine biologische Chance von
60–70 %, im Alter allein zu bleiben. Entsprechend sind 80 % der Altersheim-
insassinnen Frauen.
Beim Quellenstudium zum Thema fiel auf, daß es dazu wenig deutschspra-
chige wissenschaftliche Literatur gibt. Etwa 5 deutschen Titeln stehen fast
200 englischsprachige gegenüber. Dagegen gibt es wenige hervorragende
deutsche Monografien im Buchhandel, von denen ich einige markante vorstellen möchte. An dieser Stelle möchte ich einfügen, daß ich mich nicht
kompetent fühle, die Geschichte der Frauenbewegung darzustellen, ohne die
ein Leben als Frau allein, aus welchen Motiven auch immer, undenkbar
wäre.

---

[1] Nach Radio Bremen, Archivnummer Sb 1202.

Deutschsprachige Publikationen

In dem Buch von Edith Hagener (1986): *Es lief sich so sicher an Deinem Arm*
veröffentlicht eine mutige Tochter die Briefe der Mutter aus und nach dem
1. Weltkrieg:
Eine höhere Tochter, Jahrgang 1891, verlobt sich mit einem vielversprechen-
den jungen Geschäftsmann.
[Projektion der Abbildung „Verlobung 1911" aus Hagener 1986, S. 22.]
Er zieht wenige Monate nach der Heirat als Freiwilliger 1914 in den Krieg.
Romantische Feldpostliebesschwüre werden immer mehr von der Kriegsreali-
tät verdrängt, in der die junge Frau von einem Tag auf den anderen das
Geschäft des Mannes führen, die alternde Mutter und später noch ihre beiden
kleinen Mädchen versorgen muß. Vier Epochen, nämlich Kaiserzeit, 1. Weltkrieg, Weimarer Republik und das Nazideutschland werden in der Entwicklung dieser Frau gespiegelt.
Der Mann stirbt 1915 in russischer Kriegsgefangenschaft und läßt sie mit
2 kleinen Kindern zurück, ohne daß sie je eine richtige Ehe führen konnten.
[Projektion der Abbildung „Edith, Hannchen und Ursel" aus Hagener 1986,
S. 67.]
Die Frau übernimmt das Geschäft, verkauft es später und geht für Niedrigst-
lohn in Stellung, verliert ihr Vermögen durch die Inflation, findet Kraft durch
die Freundschaft mit einer gleichaltrigen jüdischen Frau und baut sich wieder
ein kleines eigenes Geschäft auf. Aber sie gibt es in ihren 40er Jahren für die
Ehe mit einem Nazibeamten auf. Im Image dieser Zeit war die Berufstätigkeit
von 2 Eheleuten noch unmöglich, und ihre gesellschaftliche Sicherheit als
Ehefrau zählte mehr als ihre materielle Unabhängigkeit als Geschäftsfrau.
Die geschichtliche Fortsetzung dieser Entwicklung wird von Meyer u. Schulze
in dem Buch geschildert: *Wie wir das alles geschafft haben* (1988).
Es handelt sich um eine hervorragende Darstellung der deutschen Nachkriegs-
zeit im Bild von 10 Interviews mit 1906–1934 geborenen Frauen, die ohne
Männer als *Trümmerfrauen* in Berlin die Wiederaufbauarbeit geleistet haben.
Vielleicht kann man gar nicht genug daran erinnern, daß es vorwiegend Frauen
waren, die nach dem Krieg Deutschland wiederaufgebaut haben. Denn die
Männer waren gefallen oder nach ihrer Rückkehr aus der Kriegsgefangenschaft
teilweise so entwurzelt, daß sie wie Kleinkinder versorgt werden mußten und
die Frauen sich deshalb oft von ihnen trennten. Auch den Kindern, die sie
meist nicht kannten, waren sie keine Väter. Zitat: „Er war ja quasi für uns
Heranwachsende eine Behinderung. Denn jetzt fing die väterliche Erziehung
an, die völlig sinnlos war ..."
Die damals als Notgemeinschaft entstandenen Frauengemeinschaften sicherten
das Überleben. Oft entstanden sie zwischen Müttern und Töchtern, Schwestern oder Freundinnen und waren so eng, daß sie nicht mehr aufgelöst wurden. Männer paßten später nicht mehr hinein. Diese Frauenhaushalte haben
verhindert, daß das Alleinsein zum Einsamsein wurde.
Erst als die Männer wieder aus dem Krieg zurückkehrten, wurden die Frauen
in Alleinstehende und Verheiratete eingeteilt. Erst da erlangte nach Meyer u.
Schulze der Begriff alleinstehend seine heutige negative Bedeutung. Die als

Witwen oder Unverheiratete übriggeblieben waren, wurden zunehmend in der Öffentlichkeit diskriminiert.

In den 50er Jahren, zur Zeit des Wirtschaftswunders also, galt Verheiratetsein wieder als normal, während vorher Alleinsein ein kollektives Schicksal und daher nicht unnormal gewesen war. Alleinstehende Frauen oder gar Frauenpaare wurden in der Öffentlichkeit auf alle erdenkliche Weise diskriminiert oder sogar schikaniert.

Mindestens ebenso schlimm war, daß Frauen ihre Jobs in sog. männlichen Berufen wie Busfahrer/in oder Betriebsleiter/in verloren oder in subalterne, minderbezahlte Jobs abgedrängt wurden, als wieder genügend Männer zur Verfügung standen. Das Wirtschaftswunder fand für die auch nach dem Krieg alleingebliebenen Frauen entweder nie oder erst 10 oder 20 Jahre später statt.

Da sich Verheiratetsein wieder als Normalität durchgesetzt hatte, war die soziale Akzeptanz alleinstehender Frauen weit geringer als im Krieg – ein Zustand, der sich bis heute auf der ganzen Welt nicht wesentlich geändert hat, wie zahlreiche Untersuchungen aus den USA und aus Kanada zeigen. Man wird nicht mehr offen diskriminiert. Aber man muß sich sozial rechtfertigen, warum man als Frau allein ist...

Zitat einer Frau, die durch den Krieg allein blieb bzw. später in allen ihren Männerbeziehungen scheiterte, weil sie sich ausgenutzt fühlte: „Also, man braucht als alleinstehende Frau immer ein doppeltes Rückgrat – und das muß man selber stellen..." (Meyer u. Schulze 1988, S. 134).

Zu den deutschen soziologischen Studien gehört noch ein weiteres hervorragendes Buch von Ilka Lenz: *Wenn Frauen alt werden* aus dem Jahr 1988.

Lenz beschreibt darin bei 2 ihr nahestehenden Frauen eine aktive vitale und eine passive hoffnungslose Form, mit dem Alleinsein im Alter umzugehen. Um diesen Kernpunkt herum stellt sie soziologische und gerontologische Altersforschungsmodelle dar, in deren Zentrum die negative Stigmatisierung besonders alter *Frauen* steht. Weiter erfährt man, daß bis vor kurzem die Altersforschung überhaupt keine Frauen einbezogen hatte.

1984 hat Marlene Lohner Interviews mit Frauen veröffentlicht, die in jüngeren oder mittleren Jahren wie sie selbst Witwe wurden. Jedes dieser Schicksale spiegelt die qualvolle Jahre oder Jahrzehnte dauernde Auseinandersetzung mit dem plötzlichen Übrigbleiben und Alleinsein sowie den Kampf gegen das Aufgeben wider.

Aus diesem Buch zitiere ich Christina Maderna, die Witwe des bekannten Dirigenten und Komponisten Bruno Maderna, die ihren Mann an Krebs verlor, als sie selbst 39 Jahre alt war (Lohner 1984, S. 210f.).

> Ich dachte nicht an Selbstmord, das kam wegen der Kinder gar nicht in Frage. Aber ein großer Teil von mir ist in dem Augenblick irgendwie mitgestorben. Und das dauert eigentlich bis heute an. Ich tue zwar viel und lebe sogar ein ziemlich abenteuerliches Leben. Aber ich bin nicht mehr im eigentlichen Sinne lebendig...

Eine andere Frau, die mit 52 Jahren nach 30jähriger Ehe Witwe wurde:

> Aber, daß es mir je wieder gutgehen könnte, nein, das kann ich mir nicht denken. Wissen Sie, wenn man eine gute Ehe geführt hat, dann fehlt einem so furchtbar jemand, der einem mal ein gutes Wort sagt, der einen einmal in den Arm nimmt. Dabei denk ich gar

nicht an Sexuelles. Aber mein Leben ist eben völlig aus den Bahnen, es hat sich vollkommen verändert. Es ist alles zerstört. Mein Innenleben ist vollkommen durcheinander... (Lohner 1984, S. 110f.).

Entsprechend erreichen nach Breckenridge et al. (1986) Depressivität, Dysphorie und körperliche Erkrankungen kurz nach dem Verlust eines Partners ein Maximum. In den USA liegt nach Smith et al. 1988 die Suizidrate bei jungen Witwen am höchsten. Kurz nach dem Verlust des Partners war die Mortalität durch Herzinfarkt und Suizid bei 95000 Verwitweten in den USA am höchsten (Kaprio et al. 1987).
Eine Vielzahl amerikanischer Autoren (Irwin et al. 1987; Kiecolt-Glaser et al. 1984; Schleiffer et al. 1983) beschreibt den Zusammenbruch der Immunabwehr, gemessen an der Reduktion der „natural killer cells", nach Objektverlust und Depression. Dabei scheint die Depressivität eine noch entscheidendere Rolle zu spielen als der Objektverlust an sich (Kiecolt-Glaser et al. 1984).
Ich möchte jetzt einen Sprung machen und einige hervorragende sozialpsychologische Untersuchungen aus den USA und aus Kanada vorstellen.

Studien aus den USA und Kanada

Die aus einer Arbeit von Keith (1986) entnommene Abb. 1 zeigt komprimiert und nüchtern die gesamte Problematik des Alleinseins einschließlich der sozialen Stigmatisierung sowie die Kategorien dauerhaftes oder vorübergehendes und freiwilliges oder unfreiwilliges Alleinleben.
Die ebenfalls aus Keith (1986) entnommene Tabelle 1 bestätigt für die USA, was vermutlich für alle Industrienationen gilt: Während die Anzahl nie verheirateter Frauen über alle Lebensalter erstaunlich konstant bleibt, gibt es bereits ab der Altersgruppe über 55 einen deutlichen Überschuß alleinstehender Frauen, der jenseits des 75. Lebensjahres auf 76% steigt.
Generell ist der Übergang von Verheiratet- zu Alleinsein bei Männern und Frauen immer noch mit einem Statusverlust verbunden, bei Frauen zusätzlich meist mit erheblichen finanziellen Einbußen.
Untersucher wie Keith 1986, Freud-Loewenstein et al. 1981, Christenson et al. 1973, Hoeffer 1987, Austrom u. Hanel 1985 u.a. sind sich einig, daß das Ausmaß der Zufriedenheit Alleinlebender nicht etwa von der Möglichkeit sexueller Erfüllung, sondern von der Verfügbarkeit wichtiger sozialer Kontakte abhängt. Solche Kontakte werden oft mit Bekannten, Geschwistern oder Eltern, teilweise in Wohngemeinschaften hergestellt.

Die Studie von Freud-Loewenstein

Eine hervorragende psychologische Studie über die Zufriedenheit und Lebensqualität Alleinlebender in den USA stammt von Sofie Freud-Loewenstein et al. (1981): Sie untersuchte mit ihrer Arbeitsgruppe 60 Frauen im Alter von 35–60 Jahren mit aufwendigen Interviewverfahren. Schwerpunkte der Untersuchung

A. Soziales Umfeld   B. Entstehungsbedingungen   C. Folgen für die Einzelnen
                               des Alleinlebens

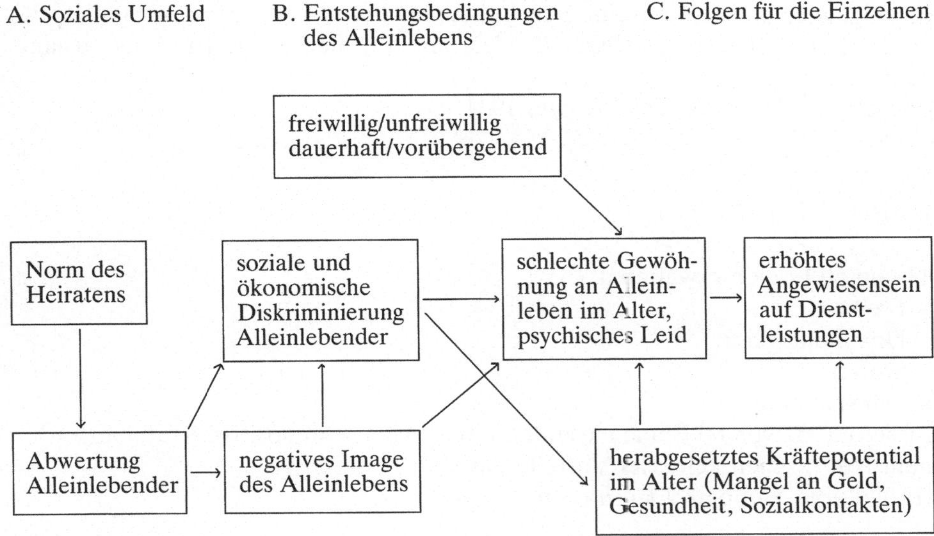

Abb. 1. Begleiterscheinungen und Alleinsein im Alter. (Nach Keith 1986)

Tabelle 1. Prozentualer Altersanteil unverheirateter Frauen und Männer in den USA 1982. (Nach Keith 1986, S. 83)

Alter	Verwitwet Männer [%]	Frauen [%]	Geschieden Männer [%]	Frauen [%]	Nie verheiratet Männer [%]	Frauen [%]	Gesamt Männer [%]	Frauen [%]
35–44	0,5	2,2	8,9	11,6	8,5	5,4	17,9	19,2
45–54	1,4	6,8	7,3	9,9	5,1	4,7	13,8	21,4
55–64	4,1	18,4	6,1	7,1	5,1	4,2	15,3	29,7
65–74	8,2	40,1	3,9	4,4	4,9	5,4	17,0	49,9
≥ 75	22,1	68,2	2,5	2,3	3,5	6,2	28,1	76,7

waren: *Beziehungen, Sexualität, Arbeit, Gesundheit, Wohnsituation und das Verlangen nach Therapie.*
[Projektion: Edward Hoppers *Hotel Window*, 1956.]
In der Gruppe der 60 Frauen waren   38 nie verheiratet,
                                       14 geschieden,
                                        8 Witwen

Ein Zitat mag das Ergebnis der Studie verdeutlichen: „Whenever one is unhappy everyone answers it is because you are alone. It just isn't so."
Obwohl sich das Klischee von schwulen Junggesellen und verbitterten alten Jungfern – das englische „spinsters" trifft es besser – gewaltig verändert hat, gibt es kaum Untersuchungen über das Selbstbild von Alleinlebenden, zumal die Betroffenen immer noch sozial suspekt, wenn auch nicht mehr geächtet, aber dadurch auch höchst verletzbar sind.

Im folgenden werden einzelne Ergebnisse aus Freud-Loewensteins Studie präsentiert; sie stehen beispielhaft für viele andere, die hier aufzuführen zu lang wird.
[Projektion: Hoppers *Hotel Room, 1931.*]

Vorteile des Alleinseins

43 von 60 Frauen erwähnten:
- Freiheit,
- Unabhängigkeit,
- Stolz,
- Selbstachtung.
Insgesamt 52 von 60 Frauen konnten ihrem Alleinsein positive Seiten abgewinnen. Nur 8 sahen keinerlei Vorteile darin.
[Projektion: Hoppers *Eleven a. m., 1926.*]

Nachteile des Alleinseins

Dazu werden erwähnt:
- kein Partner,
- keine Kinder,
- keine gesellschaftlichen oder sexuellen Kontakte,
- alleinige Sorge für ältere Familienmitglieder,
- Notwendigkeit, Entscheidungen allein zu treffen,
- Ächtung der Gesellschaft.
Dies alles zusammen kulminiert in dem Gefühl der Einsamkeit bzw. des Alleingelassenseins. (Für viele steht der Satz einer Betroffenen: „Ich könnte morgen tot umfallen und niemand würde es merken.“)
[Projektion: Hoppers *Morning in a City, 1944.*]

Gründe für das Unverheiratetsein bei 38 von 60 Frauen

- 9 von 38 Frauen waren entschieden freiwillig unverheiratet.
- 21 Frauen verdankten ihr Ledigsein Umständen, die sie nicht wollten („nicht den Richtigen gefunden“, „wollte nicht den Zweitbesten“, „fand mich dick und unattraktiv“ etc.).
- 3 Frauen hielten Ehe und Karriere für miteinander unvereinbar.
An dieser Stelle darf ich auf das höchst merkwürdige Phänomen hinweisen, daß bis heute das Klischee von einer Karrierefrau beinhaltet, sie könne nur unverheiratet oder doch mindestens früher oder später geschieden sein, weil kein Mann ihre Aktivität aushält. Vergleichsweise ist sicher, daß ein Junggeselle oder geschiedener Mann kaum Chancen hat, überhaupt erst Karriere zu machen.

Wunsch nach Heirat

Sowohl nie verheiratete als auch geschiedene Frauen sagen gleichermaßen, wie schwer es ist, einen passenden Mann zu finden. Die Hälfte aller untersuchten Frauen, d. h. der nie verheirateten und schon einmal Verheirateten, hatte den Wunsch nach einem Gefährten, gleich welchen Geschlechts, auch dann, wenn sonst die Lebensqualität als hoch eingeschätzt wurde.
Obwohl zahlreiche Arbeiten über die Geschichte des Feminismus (Caplan 1985 u. a.) belegen, daß Verheiratetsein für Frauen nicht mit Glücklichsein identisch ist, betrachten sich alleinstehende Frauen selbst als weniger glücklich als Verheiratete.

Beziehungen alleinstehender Frauen

Die Frauen wurden gefragt, welcher Verlust in ihrem Leben den größten Schmerz verursachen würde. Viele erwähnten mehr als eine Person, 19 erwähnten Freundinnen, 16 Familienmitglieder, 14 Kinder, 13 Mütter. Weniger häufig kamen vor: Brüder, Hausbewohner, der Exmann, der Verlobte und einmal der Hund.
Insgesamt bestand eine positive Korrelation zwischen Zufriedenheit und dem Vorhandensein möglichst vieler unverbindlicher Freundschaften im Leben dieser 60 untersuchten Frauen.

Muß man Mutter sein?

In dem untersuchten Klientel bestand keine notwendige positive Korrelation zwischen Elternschaft und Befriedigung im Leben.
Von 40 kinderlosen Frauen litten 13 unter der Kinderlosigkeit. Viele kompensierten sie mit Kontakten zu bekannten oder verwandten Kindern.

Einsamkeit

[Projektion: Edvard Munchs *Melancholie* (Laura), 1899.]
Einsamkeit war als einziger Parameter eindeutig mit Unzufriedenheit und Unglücklichsein korreliert und stellt die größte psychische Bedrohung für alleinstehende Frauen dar. (In dieser Studie waren 13 von 60 Frauen betroffen.)
Die positive Korrelation von Einsamkeit und Depression, Alkoholismus, Suizid und Suizidversuchen mit jeweils Maxima bei unverheirateten, geschiedenen, verwitweten und alleinlebenden Frauen belegen zahlreiche amerikanische Untersuchungen. Die Größe der untersuchten Gruppen schwankte zwischen 35 und 917 Personen.
[Projektion: Paula Modersohn-Beckers *Mädchen vorm Fenster,* 1902/03.]

Aus meinen eigenen Erfahrungen mit sehr vielen Patientinnen möchte ich hier einfügen, daß Einsamkeit in jungen und mittleren Jahren ganz selten von außen erzwungen, sondern aus einer inneren psychischen Verfassung erzeugt wird. Es handelt sich fast immer um depressive, narzistische, schizoide und durchweg übersensible introvertierte Persönlichkeiten. Alleinsein führt nicht zwingend zur Depression. Aber Depressivität führt zwingend zu Alleinsein und Einsamkeit.

Sexualität alleinlebender Frauen

[Projektion: Munchs *Der Tag danach*, 1894/95.]
Von 60 Frauen gaben 26 sexuelle Sehnsüchte und Bedürfnisse zu; 31 verneinten solche Bedürfnisse.
Die sexuellen Wünsche wurden in stabilen (9) oder gelegentlichen (5) Liebesbeziehungen, durch Masturbation (5) und in einem Fall durch eine lesbische Beziehung befriedigt. Sieben Frauen suchten ihre Liebesbedürfnisse in Poesie, Musik, Sport, Fürsorge für andere und anregende Konservation zu sublimieren.
Von 13 Geschiedenen bezeichneten sich 7 als sexuell bedürfnislos, ebenso 18 von 38 nie Verheirateten. Insgesamt hatten 22 der 38 unverheirateten Frauen nie genitale Sexualität kennengelernt.
Wichtig ist, daß in dem untersuchten Klientel keine statistische Korrelation zwischen gelebter Sexualität und „life satisfaction" bestand.

Bedeutung von Arbeit für alleinstehende Frauen

Neben Freunden ist die Befriedigung, die aus Arbeit gezogen werden kann, in diesen und auch anderen großen Studien die wichtigste Quelle sozialer Zufriedenheit überhaupt bei alleinstehenden Frauen. Entsprechend sahen 52 von 60 Frauen ihre Arbeit als lebenswichtig an.

Resümee der Studie

Zusammenfassend kann als Ergebnis dieser sowie noch größerer Studien von Hoeffer (1987) aus den USA und Austrom u. Hanel (1985) aus Kanada festgestellt werden:·
Der wichtigste Faktor, der zur Zufriedenheit alleinstehender Frauen, übrigens auch Männer, beiträgt, ist ein tragfähiges soziales Netz mit den Schwerpunkten Freunde, gemeinsame Hobbies, Interessen und Arbeit. Frauen scheinen in ihrer Fähigkeit, Freundschaften zu schließen und zu erhalten, begabter zu sein als Männer (Austrom u. Hanel 1985).
Das Fehlen von Sexualpartnern wird zwar oft schmerzlich registriert, korreliert aber nicht entscheidend mit der „low life satisfaction", also der Unzufriedenheit. *Einsamkeit wirkt sich dagegen durchgängig katastrophal aus.*
[Projektion: Munchs *Sommernacht* (Inger am Strand), 1889.]

Schluß

Ich möchte abschließend noch etwas konkreter werden und mit Vignetten aus dem Leben einer einsamen, weil psychisch kranken Frau und dann mit einem Gedicht von Annette v. Droste-Hülshoff schließen.

Meine Patientin ist in mittleren Jahren, von ungewöhnlichem mädchenhaften Charme, mit einer seltenen Begabung, sich positiv-auffällig elegant zu kleiden. Ihre hohe kreative Begabung setzt sie in einer Spitzenposition in einem renommierten deutschen Wirtschaftsunternehmen ein, dem sie wahrscheinlich Millionenumsätze bringt bei einem eigenen recht bescheidenen Gehalt und der ständigen Angst, man würde sie wegen ihrer Unfähigkeit feuern. Zeitlebens empfand sie sich als unattraktiv, häßlich und unfähig.
Schon als junges Mädchen fand sie das Leben qualvoll. Sie hat trotz einiger Männerbeziehungen immer allein gelebt. In ihrer Jugend wurde sie von ihren Lehrern und Professoren verführt, die sie fallenließen, sobald sie spürten, daß sie, die nie gelernt hatte zu spielen, sich an sie klammerte und nicht loslassen konnte.
Seit über 20 Jahren ist sie mit einem 20 Jahre älteren verheirateten Mann liiert. Er lebt weit von ihrem Wohnort entfernt und ruft sie zu Geschäftszeiten bis zu 10mal täglich an. Zurückrufen kann sie ihn niemals. An Abenden und Wochenenden ist sie allein und zieht keine Grenze zwischen Beruf und zu Hause.
[Projektion: Munchs *Mondschein,* 1893.]
Der Partner wird jetzt zum alten Mann und klammert sich an sie in Umkehr der früheren Verhältnisse. Das erschreckt sie. Ihre Depressionen hat er nie verstanden. Für ihr Unternehmen erringt sie weiter einen Erfolg nach dem anderen, ist aber überzeugt, demnächst als unbrauchbar gekündigt zu werden – wie sie auch erwartet, ich würde sie wegschicken, weil sie nicht interessant genug für mich sei.
Die vielen Signale, die ich setze, daß ich sie nicht nur sehr mag, sondern daß mir ihr Schicksal auch sehr wichtig ist, kann sie in ihrem Gefühl totaler Wertlosigkeit nicht wahrnehmen.
Das Ausmaß, wie sie sich selbst in Krisen zurücknimmt und nicht um Hilfe rufen kann, ist erschütternd. Bei Menschen mit einem derart negativen Selbstbild, das dann noch total mit dem Fremdbild kontrastiert, scheinen mir Einsamkeit und Alleinsein geradezu vorprogrammiert zu sein.
Ihre Mitarbeiter halten sie für kühl, selbstsicher, distanziert – etwas Typisches für diese Menschen, die ihre Bedürftigkeit nicht zugeben und für die meisten anderen, die sie nicht wahrnehmen können.

[Projektion: Gottfried v. Thüngens *Annette v. Droste-Hülshoff,* 1845, gemalt nach einer Daguerrotypie, Ölgemälde auf Schloß Meersburg, Bodensee.]
Lassen Sie mich endgültig mit einem Gedicht von Annette von Droste-Hülshoff schließen, die, von einer späten unerfüllten Liebe geprägt, ihre letzten Jahre in Meersburg am Bodensee verbrachte, wo sie 1848 mit 51 Jahren starb. Sie hat immer allein gelebt.
Das Bild dieser Frau hat entscheidende Jahre meiner eigenen Jugend begleitet, vermittelt durch meine damals sehr geliebte Deutschlehrerin, die übrigens auch allein lebte und an Brustkrebs starb, als ich noch eine ganz junge Studentin war.
Das Gedicht heißt: *Lebt wohl.*

> Lebt wohl, es kann nicht anders sein!
> Spannt flatternd eure Segel aus,
> Laßt mich in meinem Schloß allein,
> Im öden geisterhaften Haus.

Lebt wohl und nehmt mein Herz mit euch
Und meinen letzten Sonnenstrahl,
Er scheide, scheide nur sogleich,
Denn scheiden muß er doch einmal.
Laßt mich an meines Sees Bord
Mich schaukelnd mit der Wellen Strich,
Allein mit meinem Zauberwort
Dem Alpengeist und meinem Ich.
Verlassen, aber einsam nicht,
Erschüttert, aber nicht zerdrückt,
Solange noch das heil'ge Licht
Auf mich mit Liebesaugen blickt,
Solange mir der frische Wald
Aus jedem Blatt Gesänge rauscht,
Aus jeder Klippe, jedem Spalt
Befreundet mir der Elfe lauscht,
Solange noch der Arm sich frei
Und waltend mir zum Äther streckt,
Und jedes wilden Geiers Schrei
In mir die wilde Muse weckt.

Literatur

Austrom D, Hanel K (1985) Psychological issues of single life in Canada. An exploratory study. Special issue: Feminist psychology, single life and married life and women's sexuality. Int J Woman's Stud 8:12–23

Breckenridge JV, Gallagher D, Thompson LW et al. (1986) Characteristic depressive symptoms of berieved elders. J Gerontol 41/2:163–168

Caplan PJ (1985) Single life and married life. Int J Women's Stud 8:6–11

Christenson CV, Johnson AB (1973) Sexual patterns in a group of never married women. J Geriatr Psychiatry 6:80–98

Elsner C (1984) Allein lebt sich's glücklicher. Heyne, München

Freud-Loewenstein S, Ebin Bloch N, Compion J et al. (1981) A study of satisfactions and stresses of single women in midlife. Sex Roles 7:1127–1141

Hagener E (1986) Es lief sich so sicher an deinem Arm. Beltz, Weinheim Basel

Hoeffer B (1987) Predictors of life outlook of older single women. Res Nurs Health 10:111–117

Irwin M, Daniels M, Smith TC et al. (1987) Impaired natural killer cell activity during bereavement. Brain Behav Immun 1:98–104

Kaprio J, KasKenuno M, Rita H (1987) Mortality after berievement, a prospective study of 94 047 widowed persons. Am J Public Health 77:283–287

Keith PM (1986) The social context and resources of the unmarried in old age. Int J Aging Hum Dev 23:81–96

Kiecolt-Glaser JK, Ricker D, George J et al. (1984) Urinary cortiso levels, cellular immuncompetency, and loneliness in psychiatric inpatients. Psychosom Med 46/1:15–23

Lenz I (1988) Wenn Frauen alt werden. Brandes & Apsel, Frankfurt am Main

Lohner M (1984) Plötzlich allein. Frauen nach dem Tod des Partners. Fischer, Frankfurt am Main

Meyer S, Schulze E (1988) Wie wir das alles geschafft haben. dtv, München

Schleiffer SJ, Keller SE, Camerino M (1983) Suppression of lymphocyte stimulation following bereavement. JAMA 250/3:374–377
Smith JC, Mercy JA, Conn JM (1988) Mental status and the risk of suicide. Am J Public Health 78/1:78–80
Trobisch I (1986) Allein leben lernen. Brockhaus, Wuppertal
Wille R (im Druck) Old age sexuality. 2nd European Congress of psychosomatic Obstetrics and Gynecology, 1987, Bad Säckingen

Frauen im fortgeschrittenen Lebensalter in der Sprechstunde der Psychoanalytikerin

B. v. Falkenhausen

Im folgenden beschäftige ich mich mit Patientinnen zwischen 50 und 65 Jahren, die sich also im fortgeschrittenen mittleren Lebensalter und im beginnenden höheren Lebensalter befinden. Frauen dieser Altersgruppe sind „nicht mehr" jung und „noch nicht" alt. Aus der Perspektive der jüngeren Erwachsenen sind sie alt, sieht man die zunehmend älter werdende Gesellschaft, so sind es die jungen „neuen Alten" (Gesellschaft für Gerontologie 1988), die noch 1/3 ihres Lebens vor sich haben.

Der Lebensanspruch älterer Frauen hat in vielerlei Hinsicht zugenommen, z. B. wollen sie auch nach der Menopause noch attraktiv bleiben, ein befriedigendes Sexualleben führen, nach der aktiven Berufs- und Familienphase neue Aufgaben finden, die ihnen ein sinnerfülltes Leben möglich machen (Lehr 1989).

Sowohl psychosomatisch orientierte Frauenärzte/ärztinnen als auch Psychoanalytiker/innen können ihren älteren Patientinnen dabei wegweisend helfen.

Mit meinem Beitrag aus der psychoanalytischen Praxis möchte ich das Gespräch und den Erfahrungsaustausch anregen.

In der Sprechstunde der Psychoanalytiker/innen stellen ältere Patienten eine Minderheit dar.

Die Statistik des Berliner AOK-Instituts von 1970 zeigt, daß die über 50jährigen Patienten nur 7 % aller Fälle ausmachten und daß davon 2/3 Frauen waren.

Aus der im Jahre 1988 von der DGPPT in Auftrag gegebenen Praxisstudie „Psychoanalytische Tätigkeit in der BRD" geht hervor, daß ebenfalls nur 10 % der psychoanalytisch behandelten Patienten über 50 Jahre alt waren. Von diesen 10 % machen die über 60jährigen weniger als 1 % aus. Über die Geschlechtsverteilung wird in der „Praxisstudie" nichts ausgesagt.

Auch die Frage, ob ältere Patienten häufiger von älteren Therapeuten/innen behandelt wurden, ließ sich nicht signifikant klären.

Zahlen aus meiner Praxis bestätigen die Erfahrung, daß bei älteren Patienten die Frauen etwa im Verhältnis von 2 : 1 überwiegen. Auf 20 Jahre zurückblickend stelle ich außerdem fest, daß sich in den ersten Jahren meiner freiberuflichen Tätigkeit nur einzelne ältere Patientinnen an mich wandten und daß ihre Zahl in den letzten Jahren ständig zunimmt.

Für das Zustandekommen längerfristiger analytischer Psychotherapien ist sicherlich wichtig, daß der/die Therapeut/in Interesse für Patienten im „höheren Lebensalter" mitbringt, d. h. auch für die besonderen Fragen des Alters aufgeschlossen ist. Der Bedarf an Psychotherapie für ältere Patienten ist – wie erneut aus kürzlich veröffentlichten Zahlen hervorgeht – bei weitem größer als das Angebot (Bochnik 1989). Die Tatsache, daß das psychotherapeutische Angebot für ältere Patienten zwischen 50 und 60 Jahren so gering und für eine noch ältere Patientengruppe praktisch nicht mehr vorhanden ist, sehen Radebold et al. (1981) in einer unbewußten Abwehr der Therapeuten begründet:

> In der Lehranalyse bearbeitete der Therapeut die Konflikte, die mit der Abgrenzung und Trennung von der Kindheitsfamilie zusammenhängen.
> *Jetzt* soll er mit den in Wirklichkeit alt gewordenen Eltern
> 1. eine Beziehung aufnehmen und *ihre* Konflikte bearbeiten,
> 2. sich dadurch auch mit dem eigenen Älterwerden und
> 3. mit Tod und Sterben konfrontieren.

In ihrem Lebenszyklus sind Frauen im fortgeschrittenen Lebensalter mit eingreifenden Veränderungen konfrontiert: Sie erleben körperlich das Klimakterium und die Menopause, in der Familie das Flüggewerden der Kinder, im Berufsleben drängen jüngere Kräfte nach, die Zeit der Pensionierung naht oder ist schon eingetreten.

Diese Lebensphase ist nach Erikson (1959) mit ganz bestimmten Aufgaben, Konflikten und Bewältigungsformen verbunden. Für das „reife Erwachsenenalter" stellt Erikson die psychosoziale Krise „Integrität gegen Lebensekel" (Verzweiflung) in den Vordergrund.

Brocher (1977) sagt über die 50- bis 65jährigen unter der Überschrift „Jenseits der Illusionen": „Im gesetzten Alter beginnen sie, sich auf sich selbst zu besinnen, sich zu konfrontieren mit der eigenen Begrenztheit, verlorenen Möglichkeiten und Enttäuschungen."

Lehr (1989) formuliert den positiven Aspekt. Unter dem Motto: „Sinnerfülltes Leben nach Beendigung der aktiven Berufs- und Familienphase" setzt sie neue Akzente. Auch Radebold (1981) sieht die Menschen im Alter unter dynamischen und prospektiven Aspekten.

In die Sprechstunde kommen diejenigen Frauen, die die Identitätskrise nicht alleine bewältigen konnten, die an neurotischen, psychoreaktiven oder psychosomatischen Symptomen erkrankt sind. Das Konfliktpotential der Lebensphase ist oft in der auslösenden Situation wirksam. Zum Beispiel bei einer 62jährigen hysterischen Patientin, die die unerwartete Pensionierung in größte innere Aufruhr versetzte; oder bei einer 55jährigen, neurotisch-depressiven Frau, die, als ihre Tochter ins Studium zog, den Boden unter den Füßen verlor.

Ältere Patienten, die zu mir kommen, haben sich diesen Schritt meist lange und gründlich überlegt. Sie haben mit ihrem Hausarzt, Internisten, Frauenarzt oder Klinikarzt, einer Freundin oder Bekannten darüber gesprochen.

Sie kommen häufig unter einem Vorwand, z.B. indem sie Probleme eines anderen Mitglieds ihrer Familie vorschieben und für dieses um Rat und Hilfe bitten. Für sich selbst psychotherapeutische Hilfe nötig zu haben, wird immer noch oft als Makel oder Versagen erlebt. Sie fühlen sich dem Vorwurf ausgesetzt, nicht mit dem Leben fertig geworden zu sein. Von ihrem eigenen Leid können diese Patientinnen deshalb erst dann sprechen, wenn sie sich in der Beziehung sicherfühlen.

Wenn der/die Therapeut/in ungeduldig wirkt und rasch zur Sache kommen möchte, reagieren sie sehr empfindlich. Sie ziehen sich dann auf Klagen über somatische Beschwerden oder auf vordergründige Probleme zurück. Neben der Bereitschaft, sich auf die ältere Patientin einzustellen, muß der/die Therapeut/in außerdem einen breiteren Entfaltungsspielraum zur Verfügung stellen als vergleichsweise bei jüngeren Patientinnen.

Diagnostisches Material aus den verschiedenen Bereichen, dem Erstinterview, der biographischen Anamnese, den körperlichen Untersuchungsbefunden und aus Gegebenheiten der Familien- und Sozialstruktur werden bei älteren Patientinnen für die Indikation zur Psychotherapie anders gewichtet als bei jüngeren Menschen.

Die alte psychoanalytische Lehrmeinung, daß Patienten jenseits von 50 Jahren nicht mehr analysefähig seien, geht auf eine Äußerung Freuds aus dem Jahre 1904 zurück.

Er gab damals zu bedenken, daß die Menge des Materials von älteren Patienten nicht zu bewältigen und die für eine Behandlung benötigte Zeit zu lang sei.

Daß sich Freud selbst an diese „Regel" nicht gebunden fühlte, ist z. B. darin zu sehen, daß er eine seiner erfolgreichsten Schülerinnen, Frau Lou Andrea Salomé, die später selbst Lehranalytikerin wurde, noch in die Analyse nahm, obwohl sie zu Analysebeginn bereits das 50. Lebensjahr überschritten hatte (E. Freud et al. 1985).

Heigl (1972) äußert sich zurückhaltend zur Indikation und gibt folgende prognostische Hinweise:

> Mit zunehmendem Alter verschlechtern sich die Erfolgschancen aus folgenden Gründen:
> 1. Die meisten Menschen werden im Alter starrer, unelastischer und unplastischer.
> Es fehlt die für die Analyse notwendige Bereitschaft und Fähigkeit zur Wandlung.
> 2. Die Zumutbarkeit der Wahrheit im Sinne der Desillusionierung (s. Ibsens „Wildente") ist geringer.
> Der ältere Mensch hält zäher an seiner Form der Lebensbewältigung und ggf. an seiner „Lebenslüge" fest.
> 3. Die prospektiven Möglichkeiten werden immer begrenzter.

Auch Heigl weist ausdrücklich auf Ausnahmen hin, die bewiesen haben, daß Psychoanalyse auch im höheren Alter möglich ist.

Vonessen u. Radebold (1985) stellen zur Indikation folgendes fest:

1. Die Indikation zur Psychoanalyse ist im fortgeschrittenen mittleren Lebensalter gegeben, wenn die Neurose bis in die Kindheit zurückreicht und sich in entsprechenden Symptomen, neurotischen Verhaltens- und Beziehungsmustern manifestiert.

2. Die Indikation zur analytischen Psychotherapie ist gegeben, wenn im mittleren bis hohen Lebensalter reaktiv neurotische Störungen als Ausdruck der Nichtbewältigung der Alterssituation auftreten.

Praktisch sieht die Situation heute so aus:

Die Indikation zur Psychoanalyse ist begrenzt, die Indikation zur analytischen Psychotherapie hat sich in den vergangenen Jahren zunehmend erweitert.

Analytisch orientierte Gruppenpsychotherapie und Gruppenverfahren unter psychoanalytisch orientierter Supervision haben sich an manchen Orten erfolgreich durchgesetzt.

Erfahrungen, die durch Psychoanalysen und analytische Psychotherapien mit älteren Patienten/innen gemacht wurden, haben uns gelehrt, daß unbewußte, neurotische Konflikte bis ins hohe Lebensalter lebendig bleiben und zu erheblichem Leid Anlaß geben können. Köntgen (Vortragsmanuskript) hat kürzlich nachgewiesen, daß Störungen aus allen Bereichen, die in den kindlichen Entwicklungsphasen durchlaufen werden, bis ins hohe Lebensalter wirksam bleiben können.

Vonessen (Vonessen u. Radebold 1985) stellt fest: „Die unbewußten Konflikte sind aufgrund ihrer relativen Zeitlosigkeit an der Übertragung/Gegenübertragung und mit Hilfe des Wiederholungszwanges eindeutig zu erkennen und zu erarbeiten."

Ein Beispiel hierfür erlebte ich vor einigen Wochen:

Ich traf eine 82jährige alte Dame, deren Mutter vor einigen Monaten im Alter von 104 Jahren verstorben war. Gemeinsam mit ihrer jüngeren Schwester hatte sie die Mutter bis zuletzt betreut und gepflegt. Nachdem die Mutter in zunehmender Altersschwäche einige Tage lang nicht mehr gesprochen und kaum noch etwas gegessen hatte, riefen die beiden Schwestern ihren jüngeren Bruder zum Abschiednehmen. Der Bruder begab sich zur Mutter. Nach 2 Stunden kam er aus ihrem Zimmer heraus und fragte, was die Schwestern denn eigentlich veranlaßt habe zu denken, die Mutter wolle sterben. Er habe sich gerade – wie in alten Zeiten – angeregt mit ihr unterhalten und fände sie in bester Stimmung.
Meine Gesprächspartnerin war jetzt, nach Monaten, noch voller Empörung gegenüber der Mutter, die ihr und der Schwester etwas vorgespielt und den Bruder bis zuletzt sichtbar vorgezogen habe. Sie war auch auf den Bruder ärgerlich, weil er sie so ins Unrecht gesetzt hat. Sie war eifersüchtig darauf, daß ihm, allein durch seine Gegenwart, gelungen war, die Mutter zu aktivieren und mit ihr in Beziehung zu treten, worum sie und die Schwester sich tagelang vergeblich bemüht hatten.
Die Affekte aus der interpersonalen frühen Beziehung zu Mutter und Bruder waren bei der 82jährigen Frau, durch eine Wiederholungssituation abgerufen, voll erhalten.
Sie konnte sich davon distanzieren und beruhigen, als sie durch unser Gespräch etwas von der Psychogenese verstanden hatte. Mich beeindruckte dabei ihre Flexibilität und Einsichtsbereitschaft.
Das Verhalten der 104 Jahre alten Mutter ihrem einzigen Sohn gegenüber läßt die Annahme zu, daß auch darin eine frühe, zwischen Mutter und Sohn von Olivier (1987) als „typisch" beschriebene, belebende und Affekte erzeugende Beziehungskonstellation wiedererlebt worden ist.

Die Behandlung beginnt im Moment der ersten Begegnung zwischen Patientin und Therapeut/in.
Dabei sieht sich oft ein/e jüngere/r Arzt/Ärztin einer älteren Patientin gegenüber. Daraus ergibt sich, je größer die Altersdifferenz ist, desto eindeutiger eine Mutter–Sohn– bzw. Mutter–Tochter–Konstellation. Diese Gegebenheiten müssen vom Analytiker wahrgenommen und als erstes Übertragungsangebot registriert werden.
Psychoanalytiker sind gewöhnlich in der Elternposition gegenüber Analysanden. Auch in der Übertragung spielt meist die Auseinandersetzung mit Eltern (oder Autoritäten) oder Geschwistern (Rivalen) eine wichtige Rolle.
Ist aber eine Patientin wesentlich älter (10, 20, 25 Jahre) als der/die Therapeut/in, so gerät diese/r in eine für ihn/sie ungewohnte Kindposition. Die unter diesen Umständen entstehende Verwirrung muß überwunden werden, damit er/sie die Patientin annehmend verstehen kann.

Vonessen zeigt in ihrem spannend zu lesenden Behandlungsbericht einer 52jährigen Patientin, wie sie sich diesen besonderen Anforderungen stellte. Sie mußte sich auf die untypische Übertragungskonstellation einstellen und durch diese ausgelöste eigene Gegenübertragungsanteile neu bearbeiten (Vonessen u. Radebold 1985).

In diesem Sinne ist die Behandlung älterer Patientinnen eine Herausforderung an den/die jüngere/n Psychoanalytiker/in und sein/ihr Selbstverständnis.

Ein Beispiel dafür ist mir lebhaft in Erinnerung geblieben:

Eine 50jährige Frau, die seit 6 Jahren zunehmend an einer Trigeminusneuralgie litt, wurde 1957 in die chirurgische Klinik zur Operation eingewiesen, nachdem medikamentöse und andere konservative Behandlungen keine Besserung bewirkt hatten.

Die Patientin war durch ihr Leiden gezeichnet, ihre Gesichtszüge wirkten gequält, in angstvoller Erwartung des nächsten Schmerzanfalls, dabei aggressiv gespannt. Seit langem hatte sie keine Nacht mehr durchgeschlafen. Sie fühlte sich am Ende ihrer Kräfte.

Als Medizinalassistentin hatte ich damals die Aufgabe, die Anamnese zu erheben. Dabei stellte sich heraus, daß die Patientin ganz erhebliche Probleme mit ihrer einzigen Tochter hatte. Der Mann war im Krieg gefallen, sie hatte das Kind alleine durchgebracht und viel dafür geopfert. Die Tochter war inzwischen herangewachsen und hatte sich von der Mutter getrennt. Bewußt machte die Patientin ihrer Tochter Vorwürfe wegen ihrer eigenwilligen Lebensführung, weil sie sich zu wenig um sie kümmerte und sich undankbar zeigte.

Unbewußt beneidete sie die Tochter um ihre Jugend, die vielen Lebenschancen und besonders die Möglichkeiten der Beziehungsaufnahme zu Männern.

Ich gehörte der Generation der Tochter der Patientin an und spürte deutlich die negative Übertragung, die sich in vorwürfigem, fast feindlichem und abgrenzendem Verhalten äußerte. Da ich der 25 Jahre älteren Frau gegenüber an Lebenserfahrung unterlegen war und zudem noch über wenig psychotherapeutische Erfahrung verfügte, war es für mich nicht leicht, die therapeutische Beziehung zu ihr aufrechtzuerhalten. Ich hielt mich an den gelernten psychoanalytischen Theoriekonzepten und psychosomatischen Therapieansätzen fest, orientierte mich am Beispiel meiner klinischen Lehrer, unter denen Prof. Jores damals in Hamburg eine hervorragende Rolle spielte, und ich sprach mit erfahreneren Kollegen. So konnte ich meine in der Gegenübertragung spürbaren eigenen Abgrenzungs- und Bestrafungstendenzen bearbeiten und mich der Patientin weiterhin mit Interesse zuwenden.

Ausgehend von der biographischen Anamnese stellte ich der Patientin behutsam Fragen zu intimen Situationen und Beziehungen und drang in Bereiche vor, die im allgemeinen zwischen Mutter und Tochter so nicht angesprochen werden.

Damit änderte sich die Übertragungsbeziehung, die negative Tochterübertragung verschwand. Die Patientin konnte mich als Therapeutin akzeptieren. Sie ließ sich auf Fragen zur Psychogenese ihrer Erkrankung ein. Sie erinnerte sich, emotional beteiligt, an frühe, sehr traumatische Erlebnisse aus ihrer Kindheit und an tiefe Enttäuschungen späterer Jahre. In den Nächten träumte sie lebhaft. Dadurch wurden ihre Schuld- und Neidgefühle der ungeliebten Tochter gegenüber schmerzlich bewußt. Sie spürte jedoch auch etwas von in ihr selbst lebendig gebliebenen, eigenen vitalen Bedürfnissen und vermochte daran anzuknüpfen, Gedanken und Pläne zu entwickeln. Sie konnte die konflikthafte Beziehung zu ihrer Tochter bearbeiten und sich innerlich von ihr lösen. Die Trigeminusschmerzen wurden zur gleichen Zeit geringer, große „Schmerzanfälle" traten nicht mehr auf, sie schlief wieder „richtig" und bekam einen entspannten Gesichtsausdruck, aus dem das Qualvolle und Anklagende wich. Von der Operation konnte Abstand genommen werden.

Die analytischen Psychotherapien, die ich mit älteren Patientinnen durchgeführt habe, sind von unterschiedlicher Dauer: Kurzpsychotherapien bis 30 Stunden, analytische Psychotherapien von 50–90 Stunden und niederfrequente analytische Langzeitpsychotherapien, die sich besonders bei psychosomatischen Erkrankungen bewährt haben, von 120–150 Stunden. Das Setting umfaßt in der Regel 1 Stunde/Woche. Ich möchte die Erfahrungen, die ich in diesen Therapien gemacht habe, zusammenfassen:

1) Die Behandlung älterer Patienten erfordert von seiten des/der Therapeuten/in ein hohes Maß an Flexibilität und Bereitschaft, sich auf das einzustellen, was von der Patientin angeboten wird. Starre „analytische Regeln" sind weniger angebracht als die Bereitstellung einer analytischen Haltung, die durch Offenheit, Vorurteilslosigkeit und Akzeptanz des anderen Menschen und seiner – wie auch immer gearteten – Nöte geprägt ist.
2) Nur auf dem Boden einer vertrauensvollen Beziehung läßt sich mit älteren Patientinnen ein „Arbeitsbündnis" herstellen (Greenson 1973).
3) Das therapeutische Gespräch knüpft an unterschiedlichen Ansatzpunkten an:
Zum Beispiel an der aktuellen Beziehung zwischen Patientin und Therapeut/in, wobei Ängste, Zweifel oder Bedenken, Hoffnungen und Erwartungen geäußert werden. Dabei kann sich bereits zu Beginn eine negative Übertragungs – Gegenübertragungs – Konstellation entwickeln (wie z. B. in dem vorher beschriebenen Fall).
Ein anderer Anknüpfungspunkt bietet sich an, wenn die aktuelle Konfliktsituation im Vordergrund steht. Oft läßt sich die auslösende Situation für das Auftreten der Symptome von da aus erkennen und bearbeiten. Verborgene, latent wirksame Ambitendenzen werden spürbar, das Psychogeneseverständnis kann geweckt werden.
Die Beschäftigung mit der Lebensgeschichte der Patientin eröffnete den Weg zum Verständnis dynamischer Aspekte. Die Familientradition als Wiederholungsmodell gedeutet, konnte oft tiefe Einsichten vermitteln.
Die analytische Deutungsarbeit anhand von Träumen, Phantasien, Gedichten, Malereien hat sich gerade bei älteren Patientinnen als besonders fruchtbar erwiesen.
Bei den Träumen fiel mir auf, daß triebhafte Wünsche und Konflikte relativ unverstellt dargestellt werden, als wäre die „Zensur" milder geworden (S. Freud 1900).

Ungelebte Aspekte des Frauseins werden im Sinne der Wunscherfüllung gestaltet. Solche Träume werden oft von den Patientinnen als etwas Fremdes erlebt, sie wundern sich darüber, von etwas geträumt zu haben, woran sie doch schon lange gar nicht denken. Es kommt auch vor, daß homo- oder heterosexuelle Wünsche, die sich auf die Therapeutin/den Therapeuten beziehen, spürbar werden. Eine schwärmerische Übertragungsliebe zurückzuweisen, bedarf großer Sorgfalt, damit die damit verbundenen Kränkungen von der Patientin verkraftet werden können.
Bis ins hohe Alter begegnen wir den neurotischen Störungen des sexuellen Erlebens und Verhaltens. Es ist wichtig, daß die ja meist jüngeren Therapeuten/innen genügend über Sexualität im Alter wissen. Den Zärtlichkeits- und Liebesbedürfnissen älterer Frauen, nicht nur Männern, sondern auch Frauen gegenüber, wird oft wenig Beachtung geschenkt. Diese Bedürfnisse können Ausdruck einer reifen, altersentsprechenden Sexualität sein, die die Lebens-

qualität im erotischen Sinne bereichert, wenn sie nicht schuldgefühlhaft abgewehrt werden müssen.

In Träumen älterer Patientinnen treten häufig archetypische Symbole auf, die in Bildern von tiefer Eindruckskraft gestaltet und unmittelbar verständlich werden.

Zum Beispiel: „Mir wird eine Brücke gezeigt, sie ist baufällig und liegt an einem Berghang. Ich sehe dort eine Burgruine, beim näheren Hinschauen ist der ganze Berghang von Ruinen überzogen, eine sehr große Burganlage also."

Solche Träume sind Anlaß zu Gedankengängen über die eigene Lebensbilanz, die begrenzte noch zur Verfügung stehende Lebenszeit, die Angst vor dem zunehmenden Kräfteverlust, Krankheit, Siechtum und Sterben. Versagen, Schuld, Trauer, aber auch Gelingen, Freuden und Glück werden erinnert und emotional neu gewichtet. Dadurch können die Patientinnen vieles besser hinter sich lassen und sich den ihrer jetzigen Lebensphase entsprechenden und zukünftigen Aufgaben zuwenden und diese mit mehr Gelassenheit annehmen, zufriedener meistern.

Manche Patientinnen haben durch bildnerische Gestaltungen einen Zugang zu sich selbst gefunden.

Eine Patientin z. B. war wegen einer Kleptomanie zu mir gekommen. Sie war eine viel Raum einnehmende, stattliche Frau, die Gattin eines höheren Beamten mit gutem Einkommen und bürgerlichen Ansprüchen. Sie langweilte sich an der Seite dieses Mannes, der neben seinem Beruf viele Stunden lesend oder mit seinen Sammlungen beschäftigt zubrachte. Solange die Tochter noch zu Hause war, konnte sie mit dieser öfter etwas unternehmen, sich unterhalten, Konzerte oder Museen besuchen. Seitdem die Tochter in einer anderen Stadt lebte, passierte es der Patientin immer häufiger, daß sie bei ihren täglichen Einkäufen mal dieses, mal jenes brauchbare Stück einfach in die Einkaufstasche steckte: eine kleine Büchse Pastete, Nähzeug, ein buntes Tuch. Sie fühlte sich nicht in der Lage, das rechtzeitig zu unterbinden, nachträglich schämte sie sich sehr und hatte auch Angst, es könnte herauskommen und dann würde ihr Mann davon erfahren oder gar sein Ruf Schaden leiden.
Die Patientin erzählte, daß sie schon während der Schulzeit gerne gezeichnet und gemalt habe, aber das läge weit zurück, sie sei völlig aus der Übung. Ich ermutigte sie, es noch einmal zu versuchen, dabei nicht selbstkritisch zu sein, nur auf ihre Stimmung zu achten. Die Patientin begann zögernd, jedoch mit zunehmender Befriedigung, zu zeichnen. Wir sprachen anhand der Bilder, die sie in die Behandlung mitbrachte, über ihre innere Befindlichkeit.
Anfangs waren es dürftige Bleistiftzeichnungen von Bäumen, die vor ihrem Fenster standen, blattlose Gerippe. Die Zeichnungen stellten das Medium dar, über das die Patientin mit mir in Beziehung trat. Meine hinweisenden Deutungen erreichten sie dadurch nicht ungeschützt, sie konnte zustimmen oder ablehnen oder, was immer häufiger geschah, viel genauer wahrnehmen und äußern, was sie erlebte. Sie erinnerte sich dabei an ähnliche Gefühle, Affekte, Gedanken, die sie früher gehabt hatte. Sie fand einen neuen Zugang zum Verständnis ihres Werdeganges und zu sich selbst.
Im Verlauf der Behandlung wurden die Zeichnungen üppiger, bewegter, differenzierter, sie zeigten Zartheit und Kraft.
Die Patientin gewann an Selbstvertrauen.
Es gelang ihr, auch beim Ehemann Interesse für sich und ihr neues/altes Hobby zu wecken, ihre Wünsche und Forderungen anzumelden und in eine unabhängigere Beziehung zu ihm zu treten. Sie brauchte sich nicht mehr nur heimlich etwas zu gönnen.
Die Bilder waren Ausdruck eines schöpferischen Gestaltungsprozesses, der eine Ich-stärkende Funktion hatte. Die Bilder und Einfälle eröffneten einen Weg zum Unbewußten, der Selbstbesinnung und Selbsterkenntnis ermöglichte. Die neurotischen Fixierungen konnten fokussiert angesprochen werden. Es gelang der Patientin, die neurotischen Verhaltensweisen zu ändern. Die Kleptomanie war überwunden.

In den analytischen Behandlungen mit älteren Patientinnen knüpfe ich an unterschiedlichen Themen an. Ich richte mich dabei nach dem Material, das von der Patientin her angeboten oder eingebracht wird. Das führt jedoch therapeutisch nicht zu einer Methodenvielfalt, sondern dient in jedem Fall zur Bearbeitung der unbewußten, konflikthaften Dynamik, die die neurotische Symptomatik unterhält.

Das beschriebene Verfahren kann bis ins höchste Alter hin angewendet werden, da Einsicht und Wandlungsfähigkeit bis zum Lebensende hin möglich sind. Dabei müssen sich analytische Psychotherapeuten/innen in ihren Erfolgserwartungen darauf einstellen, was dem Menschen im fortgeschrittenen Alter angemessen ist.

Ich fasse zusammen:

Zahlenmäßig sind Psychoanalytiker/innen an der direkten psychotherapeutischen Versorgung älterer Patientinnen nur gering beteiligt, sie leisten jedoch einen wichtigen Beitrag in Lehre, Supervision und Forschung.

Die psychoanalytische Theorie hat zum Verständnis der Prozesse beigetragen, die im interaktionellen therapeutischen Geschehen wirksam sind.

Mit Hilfe psychoanalytischer Konzepte können Schwierigkeiten in der Übertragung/Gegenübertragung verstanden und bewältigt und es können alterstypische Widerstände und Abwehrmechanismen erkannt und gehandhabt werden.

Literatur

Bochnik HJ (1989) Nervenärztliche Praxen in der BRD. MMW 4:45–49

Brocher T (1977) Stufen des Lebens. Kreuz, Stuttgart

Dührssen A (1972) Analytische Psychotherapie in Theorie, Praxis und Ergebnissen. Verlag für medizinische Psychologie, Göttingen

Erikson EH (1959) Identität und Lebenszyklus. Suhrkamp, Frankfurt am Main

Freud E, Freud L, Grubrich-Simitis I (Hrsg) (1985) Sigmund Freud, sein Leben in Bildern und Texten. Suhrkamp, Frankfurt am Main

Freud S (1900) Die Traumdeutung. (Gesammelte Werke, Bd 2/3; Fischer, Fankfurt am Main 1966 ff)

Freud S (1904) Über Psychotherapie. GW Bd 5

Gesellschaft für Gerontologie, Kongreßbericht 1988. Z Geriatr 1:275

Greenson RR (1973, [1]1967) Technik und Praxis der Psychoanalyse. Klett, Stuttgart

Heigl F (1972) Indikation und Prognose in Psychoanalyse und Psychotherapie. Verlag für medizinische Psychologie, Göttingen

Lehr U (1989) Altern und Alterskrankheiten. MMW 131/1–2:18–20

Olivier C (1987) Yokastes Kinder. Claassen, Düsseldorf

Radebold H, Bechtler H, Pina I (1981) Therapeutische Arbeit mit älteren Menschen. Lambertus, Freiburg

Vonessen I, Radebold H (1985) Analytische Therapie im mittleren Lebensalter. In: Hau TF, Wyatt F (Hrsg) Therapeutische Anwendung der Psychoanalyse. Verlag für medizinische Psychologie, Göttingen, S 103–110

Zum Frauenbild Sigmund Freuds

B. Boothe

> Zu keiner Zeit der analytischen Arbeit leidet man mehr unter dem bedrückenden Gefühl
> erfolglos wiederholter Anstrengung, unter dem Verdacht, daß man „Fischpredigten"
> abhält, als wenn man die Frauen bewegen will, ihren Peniswunsch als undurchsetzbar
> aufzugeben, und wenn man die Männer überzeugen möchte, daß eine passive Einstellung
> zum Mann nicht immer die Bedeutung einer Kastration hat und in vielen Lebensbezie-
> hungen unerläßlich ist,

schreibt Freud (1937, S. 98) im Ton der Resignation und schließt seine Ausführungen in *Die endliche und die unendliche Analyse* mit der skeptischen Beschei-
dung:

> Wir trösten uns mit der Sicherheit, daß wir dem Analysierten jede mögliche Anregung
> geboten haben, seine Einstellung [zur Ablehnung der Weiblichkeit] ... zu überprüfen
> und zu ändern (S. 99).

Die „Ablehnung der Weiblichkeit" aber, bei beiden Geschlechtern einem fun-
damentalen psychischen Faktum gleich, sei Ausdruck der verdrängten und in
der Verdrängung wirksamen Wahrnehmung erniedrigenden Verlustes körperlicher Vollständigkeit, des Verlustes körperlichen Befriedigungspotentials und
eines beschämenden und beengenden Angewiesenseins auf Befriedigung und
Bestätigung von außen. Erniedrigt und beschnitten sowie der Abhängigkeit
preisgegeben, das wäre der Entwurf weiblichen Schicksals. Dieses Schicksal
erscheint weder weiblichen noch männlichen Analysepatienten als annehmbar,
wie Freud unter Verweis auf seine Erfahrung vermerkt.
Daß diese Sichtweise nicht nur bei Analysanden, die Freuds Zeitgenossen
waren, sondern ebenso bei heutigen Patientinnen und Patienten sowie darüber
hinaus in Fachkreisen und in der Öffentlichkeit als wenig annehmbar gilt, ist
keine Neuigkeit. Das bedeutet indessen nicht, daß man sich in der Behand-
lungspraxis oder in der Publikationstätigkeit dieser Auffassungen und der dazu
gehörenden Begriffe entledigt hätte; man bedient sich dieser Weiblichkeitskon-
zeption häufig gewissermaßen unter der Hand und, wie Feministinnen gelegentlich beklagen, gewiß nicht zuletzt, weil eine theoretisch voll entwickelte
und darüber hinaus empirisch bewährte Alternative noch aussteht. Freuds
Ideen zur Weiblichkeit führen gewissermaßen das Leben eines mißratenen
Kindes, von dessen offener Ungebärdigkeit man nur Schaden und Verdruß
erwartet, das aber aus gutem Hause stammt und sich daher aufdringlicher
bemerkbar machen kann als ein wenig gut gestelltes. Und wie es mit mißratenen Kindern geht: Sie werden unverschämt und immer dreister, weil sie zu viel
Beachtung finden.

Was mag dazu beigetragen haben, daß Freuds Ideen zur Weiblichkeit, die doch
auf heftigen Widerstand stießen, inzwischen nicht vergessen und begraben und
längst durch weit tragfähigere Konzepte mit guter praktischer Bewährung
ersetzt wurden? Man verweist in diesem Zusammenhang charakteristischer-
weise auf das patriarchalische Unterdrückungsinteresse, in dessen Diensten
jene misogyne Betrachtungsweise stehe (s. aber dazu die scharfsinnige Analyse
von Mitchell 1976; auch Sayers 1986). Eine so begründete Argumentation
befriedigt jedoch aus folgenden Erwägungen heraus nicht: Sie verführt zu einer
pauschalen Entwertung. Sie läßt übersehen, daß Freud als wichtiges therapeutisches Ziel die Überwindung der „Ablehnung der Weiblichkeit" vertritt. Sie
trägt zu einer eher stereotypen Auffassung der Überlegungen Freuds bei, so als
habe Freud seiner Beobachtung, daß Patienten, Angehörige beiderlei
Geschlechts, dazu neigen, die „Weiblichkeit" abzulehnen und an dieser Ablehnung festzuhalten, eine Begründung unterlegt, die einer Rechtfertigung der
Ablehnung gleichkommt. Rechtfertigt Freud also die Ablehnung der Weiblichkeit, so legt diese Auffassung leichthin nahe, unter „Weiblichkeit" die
Gesamtheit der biologisch weiblichen Menschen zu verstehen, was bedeutet,
daß das Ganze auf eine Rechtfertigung der Ablehnung von Mädchen und
Frauen hinausläuft, die als Mängelwesen erscheinen. Das therapeutische Ziel,
zu akzeptieren, daß der Peniswunsch unerfüllbar ist, liefe in dieser Sicht auf die
Anerkenntnis dessen hinaus, daß Frauen tatsächlich Mängelwesen sind. Eine
solche Perspektive ist natürlich albern, wie der Therapeutenwitz vom Menschen, der um professionellen Beistand bittet, weil er sich minderwertig fühlt,
und die Auskunft erhält, daß er tatsächlich minderwertig sei. Gewiß sollte man
sich vor der Fatalität hüten, sämtlichen Gedanken des großen Meisters höchste
Bedeutung, Wichtigkeit und Respektabilität abzunötigen, aber es dürfte der
Mühe wert sein, das Frauenbild Freuds von einer Seite anzugehen, die gewiß
nicht neu ist, aber m. E. breitere Aufmerksamkeit verdient. Daher muß
zunächst gefragt werden, was im oben skizzierten Zusammenhang überhaupt
unter „Weiblichkeit" verstanden sein soll. Freud meint nicht die biologische
Geschlechtszugehörigkeit und auch nicht die sozialen Rollen der Frau. Er
meint nicht spezifische Geschlechtseigenschaften und nicht die Erscheinungs-
weise des Weiblichen in der Kultur. Er meint eine von Triebwünschen und
Angstvorstellungen modellierte Auffassung der weiblichen Leibeserscheinung,
die von beiden Geschlechtern *während der kindlichen Entwicklung* geteilt wird
und *bei beiden Geschlechtern äußerstes Mißfallen* erregt. Es handelt sich um
folgende Auffassung:

> Die vollständige körperliche Ausstattung sieht den Penis vor, ein Lust-
> zentrum, das phallische Befriedigung spendet und aktive Vereinigung mit
> dem mütterlichen Liebesobjekt erlaubt. Der Penis ist daher ein Besitz, der
> mit Stolz vorgezeigt werden kann. Davon sind beide Geschlechter, Mäd-
> chen wie Jungen, überzeugt, aber beide sehen, daß der Penis nicht immer
> vorhanden ist. Die Konsequenzen dieser Entdeckung finden sich als Bild
> vom weiblichen Körper. Dieser wird folgerichtig nunmehr als in beschämen-
> der Weise mangelhaft ausgestattet bzw. als Straffolge verstümmelt wahrge-
> nommen. Dieser Leib verfügt nicht über Potenz, sondern offenbart

beschämende Schwäche. Er drückt nicht Sicherheit aus, verweist nicht auf aktives Vordringen, mit dem das mütterliche Liebesobjekt zu erobern sei, sondern vermittelt erniedrigendes Zurückgeworfensein in hilflose Abhängigkeit. Der weibliche Leib ist daher das Bild einer Mißgestaltung, das peinlich verhüllt werden muß.

Diese Lesart eines menschlichen Leibes, dem der Penis fehlt, ist eine Zeiterscheinung des Kleinkindalters, und zwar im psychosexuellen Entwicklungsstadium der Phallizität. Die Leiblichkeit ist hier Beziehungsfeld. Was unter „Beziehungsfeld" verstanden sein soll, ist eine ubiquitäre Umgangsweise mit dem Körperlichen, die schwer zu erläutern, aber vielleicht durch ein Beispiel zu vergegenwärtigen ist. Es handelt sich um eine Auffassung der leiblichen Physiognomie, wie sie zwischen Rotkäppchen und der wölfischen Großmutter herrscht. Diese hat so große Ohren, damit sie Rotkäppchen besser hören, so große Augen, damit sie Rotkäppchen besser sehen, und schließlich einen so großen Mund, damit sie das appetitliche Rotkäppchen besser fressen kann.
Das Erscheinungsbild des Körperlichen bringt eine *bestimmte Bezogenheit* sinnfällig zum Ausdruck:
Wie die wölfische Großmutter für Rotkäppchen die körperliche Gestalt mit allen Sinnen verschlingender Gier bietet, so bedeutet der mit dem Penis ausgestattete Körper für die Kinder der phallischen Entwicklungsphase ein attraktiv-agiles Zentrum von Lust und Befriedigung, das bei selbstbewußter Eigenaktivität und geschickter Manipulation stets neuen sexuellen Genuß, sieghafte Selbstbehauptung über Störenfriede wie auch Gewinn des Liebesobjekts ermöglicht. Diese Gestalt bildet sich, wenn wir beim Märchenpersonal der Brüder Grimm bleiben, ganz deutlich in der Figur des „tapferen Schneiderleins". Im Bezugssystem der Phallizität ist der penislose Leib der Ausdruck des Mangels. Als Gegenbild zum tapferen Schneiderlein wäre somit Aschenbrödel vorstellbar, ein Wesen, das derart dürftig und bedürftig ist, daß es ganz in den Bereich niedriger Küchendienste verbannt ist, die ihm sein kärgliches Leben sichern, und außerhalb derselben keinerlei Beachtung findet und nichts bewirkt.
Eben dies – diese (aus dem Blickwinkel kindlicher Phallizität) Situation des Mangels, der Bedürftigkeit, der Wirkungslosigkeit, des Verbanntseins in eine erniedrigt-abhängige Lage – kennzeichnet Freud als die *weibliche.* Vom Standpunkt kindlicher Phallizität aus gilt, daß für die Angehörigen beiderlei Geschlechts die *Gefahr* besteht, in die weibliche Position zu kommen: der phallische Junge, indem er seiner Sehnsucht nach passiver Hingabe an den mächtigen Vater nachgibt (männlicher negativer Ödipuskomplex), das Mädchen, indem es resignativ auf eigene phallische Bestrebungen verzichtet und in eine körperlich-seelische Existenz als Mangelwesen einwilligt.
Es soll nun folgendes festgehalten werden: Die „weibliche Position" im so herausgearbeiteten psychoanalytischen Verständnis kennzeichnet unter den Aspekten der Triebbefriedigung, der narzißtischen Bestätigung und der Objektbeziehungen eine spezifische Entwicklungssituation für beide Geschlechter. Es handelt sich nicht um die Formulierung eines Istzustands oder die Deklaration einer Sollforderung im Hinblick auf das Erleben und Verhal-

ten von Frauen. Die „weibliche Position" darf nicht als das psychosoziale Schicksal der Frauen mißverstanden werden. Sie ist für das Mädchen nicht „natürlicher" als für den Jungen, weil dieser über einen Penis verfügt. Es ist ja allein das Gegensatzpaar der kindlichen Phallizität, die Opposition „phallisch – kastriert", welche die „weibliche Position" hervorbringt. Zwar glaubt der Junge, ihr ausweichen zu können, weil er sich nicht als kastriert erleben muß, aber er sieht sich durch Kastration bedroht, kann sich seiner Phallizität nie ganz sicher sein. Das Mädchen fühlt sich in die „weibliche Position" gedrängt. Diese Aussicht stellt für sie ein Äußerstes an Zumutung dar, nur als bösartige Verweigerung einer stiefmütterlichen Figur vorstellbar (siehe Aschenbrödel), ein Äußerstes an Zumutung gemessen an den Wünschen der phallischen Phase, die das Mädchen nach Freuds Verständnis – er verweist in diesem Zusammenhang auch auf Beobachtungen von Lampl-de Groot (Freud 1933, S. 140) – voll teilt: sich stolz zeigen, Eroberungsmacht zu präsentieren, der Mutter sexuelle Befriedigung aus eigener Kraft anzubieten, sich als Individuum zu verstehen, das aufgrund seiner Kraft, Attraktivität und Leistung Beachtung verdient. Soll nun das kleine Mädchen angesichts seiner Lage „phallische Aktivität" aus dem Weg räumen (Freud 1933, S. 137), um sich dem aus dem weiblichen Kastrationskomplex geborenen Modellentwurf der „weiblichen Position" anzupassen, sich mit diesem zu identifizieren?
Hören wir dazu zunächst Freuds Stellungnahme:

> Die Passivität hat nun die Oberhand, die Wendung zum Vater wird vorwiegend mit Hilfe passiver Triebregungen vollzogen. Sie erkennen, daß ein solcher Entwicklungsschub, der die phallische Aktivität aus dem Weg räumt, der Weiblichkeit den Boden ebnet (Freud 1933, S. 137).

Das Mädchen soll also auf phallische Bestrebungen verzichten? Im Textzusammenhang ist damit der Verzicht auf die Klitorisonanie gemeint, die das Mädchen häufig selbst aufgebe, aus Kränkung und aus Enttäuschung, Kränkung über das im Verhältnis zum Knaben unscheinbare Betätigungsfeld, Enttäuschung über die eigenen Einschränkungen in bezug auf das Liebesobjekt, Enttäuschung nämlich über die Unmöglichkeit der Vereinigung mit der Mutter, deren Bild die onanistische Phantasie vermutungsweise ausgefüllt hatte. Also steht der Verzicht auf masturbatorische Aktivität hier im Dienste der Erhaltung des Selbst- und Selbstwertgefühls und der Trennung vom Liebesobjekt. Er bedeutet noch nicht den Abschied von „Phallizität"; im Gegenteil leitet dieser Verzicht sich gerade aus der Wichtigkeit phallischer Wünsche her und der Hoffnung, Phallizität grundsätzlich nicht aufgeben zu müssen. Das wird auch aus Freuds (1931, S. 522) Vorstellungen über 3 „gewöhnlich zu erwartende Entwicklungsrichtungen" zur Weiblichkeit deutlich:

> Die erste führt zur allgemeinen Abwendung von der Sexualität. Das kleine Weib, durch den Vergleich mit dem Knaben geschreckt, wird mit seiner Klitoris unzufrieden, verzichtet auf seine phallische Betätigung und damit auf die Sexualität überhaupt wie auf ein gutes Stück seiner Männlichkeit auf anderen Gebieten. Die zweite Richtung hält in trotziger Selbstbehauptung an der bedrohten Männlichkeit fest; die Hoffnung, noch einmal einen Penis zu bekommen, bleibt bis in unglaublich späte Zeiten aufrecht, wird zum Lebenszweck erhoben, und die Phantasie, trotz alledem Mann zu sein, bleibt oft gestaltend für lange Lebensperioden. Auch dieser „Männlichkeitskomplex" des Weibes kann in manifest homosexuelle Objektwahl ausgehen. Erst eine dritte, recht umwegige

> Entwicklung mündet in die normal weibliche Endgestaltung aus, die den Vater als Objekt
> nimmt und so die weibliche Form des Ödipuskomplexes findet. Der Ödipuskomplex ist
> also beim Weib das Endergebnis einer längeren Entwicklung, er wird durch den Einfluß
> der Kastration nicht gestört, sondern durch ihn geschaffen, er entgeht den starken feindli-
> chen Einflüssen, die beim Mann zerstörend auf ihn einwirken, ja er wird allzu häufig vom
> Weib überhaupt nicht überwunden (Freud 1931, S. 522–523).

Die erste Entwicklungsrichtung, die einer weitreichenden – sexuellen, emotionalen und produktiven – Einschränkung und Selbstaufgabe, wird als pathologisch gewürdigt (Freud 1933, S. 135). Die zweite, in der das Mädchen und die
spätere Frau sich bemüht, phallische Kräftepotentiale zu entwickeln und
gerade in deren Entfaltung die eigene Identität zu finden, muß in Freuds Sicht
auch dann nicht pathologisch sein, wenn sie in manifeste lesbische Liebe mündet. Denn gälte die homosexuelle „Variante der genitalen Sexualorganisation"
als anstößig, so vor allem, weil es sich hier um einen „von der Gesellschaft
geächteten Weg" der Bindung der Liebenden handle (Freud 1919, S. 276),
nicht aber notwendig um den Ausdruck neurotischer Konflikthaftigkeit, da die
grundsätzlich bisexuelle Orientierung beider Geschlechter keine „Einschränkung der Objektwahl" (Freud 1919, S. 276) vorsehe, sondern sexuelles Begehren und sexuelle Liebe auf männliche wie auf weibliche Partner zu richten
bereit sei.
Die Erörterung gleichgeschlechtlicher Liebe zwischen Frauen ist nicht Thema
dieser Überlegungen. Ihre Beurteilung durch Freud interessiert an dieser Stelle
nur insoweit, als sie interessante Voraussetzungen in die Debatte wirft, vor
allem die, daß in der Entwicklung zur Weiblichkeit phallische Bestrebungen
festgehalten und entwickelt werden können und daß die volle Identifizierung
mit dem werbenden, erobernden, Liebe spendenden Partner in der Beziehung,
welcher konventionellerweise als der männliche erschien, vollen Platz im weiblichen Liebesleben beanspruchen kann.
Was die 3. Entwicklungsperspektive angeht, so hat sie die weibliche Form des
positiven Ödipuskomplexes zum Inhalt:

> Nun aber gleitet die Libido des Mädchens – man kann nur sagen: längs der vorgezeichne-
> ten symbolischen Gleichung Penis = Kind – in eine neue Position. Es gibt den Wunsch
> nach dem Penis auf, um den Wunsch nach einem Kinde an die Stelle zu setzen, und
> nimmt in dieser Absicht den Vater zum Liebesobjekt. Die Mutter wird zum Objekt der
> Eifersucht, aus dem Mädchen ist ein kleines Weib geworden (Freud 1925, S. 27–28).

Der Verzicht auf phallische Bestrebungen wird somit nur für die als pathologisch gekennzeichnete 1. Entwicklungsperspektive postuliert, für den Ausgang
in sexuelle, emotionale und produktive Gehemmtheit. Welche Art Pathologie
ist hier zu vermuten? Nun, eine ausgebreitete depressive oder depressiv-maso-
chistische Selbstwertpathologie, einhergehend mit Glücklosigkeit in Liebesbeziehungen, sei es, daß die Patientin unter tiefen Einsamkeits- und Verlassen-
heitsgefühlen leidet, sei es, daß sie sich dauernd von ihren Partnern im Stich
gelassen sieht, sei es, daß sie sich unlösbar an einen entwertenden, quälenden,
grausamen Partner gekettet fühlt. Tatsächlich leiden Frauen häufig unter solchen schweren Pathologien des Selbstgefühls und Selbstwerterlebens, der
Angst vor Trennung und Verlassenwerden, unter Hilflosigkeit und Hoffnungslosigkeit in Situationen des Alleinseins und der Einsamkeit, unter Angst,

aggressiver Gehemmtheit, fehlender Souveränität in der Regulierung von Nähe und Distanz – ein breites Spektrum von Störungen mit vielfältigen Ausdrucksformen und Verursachungen! Gehen wir an dieser Stelle nur einem spezifischen Komplex nach, der dem resignativen Rückzug von den Ausdrucksweisen der Phallizität entspringt. Das Mädchen, die spätere Frau, kann sich nicht mehr zeigen, entwickelt statt Gefallen an der eigenen körperlichen Beschaffenheit Beschämung und Ekel. Zeigelust verwandelt sich in gedrückte Unscheinbarkeit. Grundsätzliche Vermeidung erotischer Attraktivität resultiert aus dem Bewußtsein, sexuell nichts bieten zu können. Die Überzeugung, von einem mütterlichen Objekt nicht geliebt, sondern als minderwertig verstoßen zu werden, verwandelt sich in ein Gefühl der Verlassenheit. Die Überzeugung, von einem männlich-väterlichen Gegenüber nur Mißachtung, Spott, verächtlichen Widerwillen zu ernten, führt zum Rückzug in den „Aschenkasten" (um an unser Märchen vom Aschenbrödel anzuknüpfen). Daß dieser Rückzug nicht in ein bergendes Zuhause führt, sondern in einen trostlosen Winkel, ist Ausdruck der Selbstaufgabe auf der Ebene der Produktivität: Die Gestaltung der eigenen Umgebung als Aneignung und Entwurf der eigenen Person setzt Verfügung über ein phallisches Lebensgefühl voraus, nämlich das Bedürfnis, die eigene Persönlichkeit darzustellen und in der Umgebung wirksam werden zu lassen, sowie die Verführungsmacht, in dieser Selbst- und Weltgestaltung Objekte anzulocken. Bei Aschenbrödel ist das Gegenteil der Fall. Sie lebt wie eine Fremde, Verlorene, abgeschoben unter dem eigenen Dach. Ein jeder aber weiß, daß dieses ärmliche Wesen wie Phönix aus der Asche steigt. Ein triumphales Happy-End ist ihr beschieden! Bevor wir den Weg zum Happy-End beschreiten, noch eine Bemerkung zu unserer „Aschengestalt": Sie ist nicht nur dürftig und erbärmlich, sie ist erschreckend. Sie appelliert nicht nur ans Mitgefühl, sondern ruft auch eine Fluchttendenz hervor. Sie löst nicht nur Erbarmen aus, sondern auch haßerfüllte Erbarmungslosigkeit (vgl. die bisher unausgerotteten Praktiken der durch Freiheitsberaubung, Nahrungsentzug, Einschüchterung, körperliche Qual provozierte Entwürdigung verfolgter Mitmenschen). Der Anblick weiblicher Personen in „Aschengestalt" löst äußerstes Unbehagen aus, weil sich hier das Schrecknis vollzogener Kastration darbietet. Ein liebender Bewerber muß voll Grausen zurückweisen, denn er sieht sich nicht dem Bild ersehnter sexueller Vereinigung gegenüber, keinem Wesen, das ihm die Bereitschaft zur Identifikation mit phallischer Lust signalisierte. Das Grauen vor der vollständigen Entfernung der Phallizität beim Zurückbleiben lauernder oraler Gier und oraler Destruktivität (vgl. Freud 1922: *Das Medusenhaupt* – Urbild schreckerfüllter Erstarrung des Betrachters) macht die sexuelle Annäherung unmöglich. Der Druck der Kastrationsdrohung ist zu groß. Es ist vielleicht unter diesem Aspekt interessant, daß ein magersüchtiges Mädchen bei Fortschreiten seiner Abmagerung sich der „Aschengestalt" annähert und damit den unbewußten Vorteil erlangt, den männlichen Partner auf Distanz zu halten und die Mutter durch das Band der Schuldgefühle – wie auch verborgenen Hasses und Selbsthasses – manipulativ festzuhalten.

Das radikale Verharren auf der „weiblichen Position", in dem spezifischen Verständnis, das Freud ihr beigelegt hat, bedeutet damit keineswegs die Verwirklichung weiblicher Geschlechtlichkeit und weiblicher Geschlechtsidentität

als Entwicklung der eigenen Persönlichkeit und als Orientierung auf den
gegengeschlechtlichen Partner. Es bedeutet, genau umgekehrt, die radikale
Distanz – sowohl was die Entfaltung der eigenen sexuellen, emotionalen produktiven Möglichkeiten anbelangt, als auch, was den Zugang zum Gegenüber
betrifft (Heigl-Evers 1965). Die „weibliche Position" erweist sich als Schreck-
bild, als Verneinung dessen, was einen Menschen lebenserfüllt, beherzt, pro-
duktiv, stolz und strahlend sein läßt. Es ist nicht die „Aschengestalt", an die
der Prinz sein Herz verlor. Es ist die strahlende Tänzerin. Wie aber wird
Aschenbrödel zur strahlenden Tänzerin? Der im Märchen beschrittene Weg
darf geradezu als mustergültige Illustration psychoanalytischer Weib-
lichkeitspsychologie betrachtet werden, und zwar durchaus auf dem Boden des
Frauenbildes Sigmund Freuds. Allerdings gestatte ich mir dabei eine Betonung, die das wichtige, aber bekanntlich nur mühsam zu klärende Gegensatzpaar „Aktivität–Passivität" betrifft. Werden Aktivität und Passivität als echt
antagonistisches Paar verstanden, so handelt es sich um Modalitäten der
psychosexuell analen Organisation:

> ...die Aktivität wird durch den Bemächtigungstrieb von seiten der Körpermuskulatur
> hergestellt, als Organ mit passivem Sexualziel macht sich vor allem die erogene Darm-
> schleimhaut geltend (Freud 1905, S. 99).

Wir haben es also mit einem aktiven Triebziel zu tun, sofern es sich um die
Aktivitätslust des Bemächtigens handelt, mit einem passiven Triebziel, wenn es
um die Empfindungslust in der Darmhöhle geht. Die phallische Organisation
ruht auf dem Erbe der Analität. Nun aber wird unter dem Primat des Phallischen aus der Aktivitätslust der Bemächtigung die erotisch werbende Lust
stolzer Eroberung; das passive Triebziel der Empfindungslust in der Darmhöhle – was geschieht mit diesem? Eine höchst entscheidende Frage, die in
Freuds Werk nicht direkt beantwortet wird! Zwar registriert Freud (1931,
S. 520) sehr wohl „die Stimmen der Beobachter, die vaginale Regungen auch in
diese frühen Jahre verlegen", aber er ergreift keineswegs das naheliegende
Angebot, das passive Triebziel der Empfindungslust in der Darmhöhle nun in
ein phallisch-passives Triebziel der Empfindungslust des erigierten Penis in der
Vagina umzuwandeln. Er beschreitet diesen Weg nicht, versucht aber dennoch, an einer Bevorzugung passiver Triebziele durch Frauen festzuhalten,
jedoch, wie folgende Textpassage zeigt, auf höchst unentschiedene Weise:

> Man könnte daran denken, die Weiblichkeit psychologisch durch die Bevorzugung passi-
> ver Ziele zu charakterisieren. Das ist natürlich nicht dasselbe wie die Passivität; es mag
> ein großes Stück Aktivität notwendig sein, um ein passives Ziel durchzusetzen. Vielleicht
> geht es so zu, daß sich beim Weib von ihrem Anteil an der Sexualfunktion her eine
> Bevorzugung passiven Verhaltens und passiver Zielstrebungen ein Stück weit ins Leben
> hinein erstreckt, mehr oder weniger weit, je nachdem wie sich diese Vorbildlichkeit des
> Sexuallebens begrenzt oder ausbreitet. Dabei müssen wir aber Acht haben, den Einfluß
> der sozialen Ordnungen nicht zu unterschätzen, die das Weib gleichfalls in passive Situa-
> tionen drängen. Das ist alles noch sehr ungeklärt (Freud 1933, S. 123).

Diese Auskunft also verschafft keine Klärung. Versucht man auf eigene Faust,
das vorhandene Material zu sichten, dann erblickt man Mosaiksteine, die
folgendes Bild erraten lassen: Die Reizung der erogenen Darmschleimhaut
bleibt als Triebziel auch in der phallischen Phase erhalten, wird womöglich
intensiviert (vielleicht besonders im Zusammenhang mit homosexuellem

Begehren), bildet aber gleichzeitig einen Gegenstand heftiger Abwehr, weil die Ausdrucksformen der Analität gleichzeitig mit dem Schmutztabu belegt sind. Bilden sich daher Mädchen wie Jungen die passive Befriedigungslust auf phallischer Ebene nach dem Muster der Analität, so löst sich das Empfängerorgan für den erigierten Penis nicht vom Bild der Kloake (Freud 1913, S. 484). Die Folgen für spezifische Sexual- und Beziehungsformen sind bekannt: Die Vagina wird in der Reifezeit mit dem Darmausgang gleichgesetzt und als „schmutziges Loch" empfunden. Der Sexualverkehr entspricht einem analsadistischen Unterwerfungsritual, das Weibliche wird als unsauber, erniedrigt und unterlegen gesehen etc.

Warum aber diskutiert Freud nicht ernsthaft die Möglichkeit früher vaginaler Sensationen? Verfügte das Mädchen frühzeitig über das Bild eines lustspendenden vaginalen Innenraums, so hätte es ja während der phallischen Entwicklungszeit die Möglichkeit, diesen als phallisches Zentrum mit passivem Befriedigungsziel zu besetzen. Gerade im Zeitalter partnerschaftlichen Aufklärungswillens sind Erziehungspersonen durchaus bereit, kleinen Mädchen eben diese Auskunft über Beschaffenheit und Funktion ihrer Sexualorgane zu erteilen. Aber diese, so ist zu fürchten, hören „die Botschaft wohl, allein es fehlt der Glaube". Denn handelt es sich nicht um einen ungedeckten Wechsel auf die Zukunft? Die Triebtheorie Freuds macht eine Voraussetzung, die trivial erscheinen mag, an dieser Stelle aber Erwähnung finden muß: Die Befriedigungslust heftet sich an die Befriedigungserfahrung, und die Befriedigungsphantasien gründen sich auf die erfahrene Lust. Woher aber soll das Mädchen wissen, daß es über die rezeptive Vagina Teil an lustvoller Befriedigung haben wird? Dazu bedarf es der Erfahrung, und diese findet in der Sexualreife, nicht in der infantilen Sexualperiode Platz.

Diese Überlegungen führen zur Annahme, daß ein sog. „Passivitätsschub" in der infantilen Sexualperiode im Sinne der Etablierung einer neuen Befriedigungslust mit passivem Triebziel beim Mädchen zumindest ungewiß bleiben muß. Wahrscheinlicher ist die umwegige Ausgestaltung phallischer Aktivität. Wenden wir uns daher wieder Aschenbrödel zu!

Sie weint über ihr erniedrigtes Dasein am Grabe der lieben Mutter unter dem Haselstrauch. Das heißt, sie betrauert ihr phallisches Zurückgesetztsein, und zwar vor einer liebevoll interessierten mütterlichen Figur, die sie aus der Vergangenheit aktiv heraufbeschwört, als wollte sie sagen: Jetzt, Mutter, bist du zwar böse und verweigernd, aber einst warst du trostreich, liebevoll, beschenkend. Wie soll ich, liebe Mutter, neue Liebe finden, da du mich verlassen hast. Arm, wie ich bin, kann ich niemanden gewinnen.

Da schenkt die Mutter prächtige, strahlende Gewänder. Und Aschenbrödel legt sie an und verwandelt sich in eine blühende Lichtgestalt. Anders ausgedrückt: Das Mädchen zögert nicht, sich mit den Aspekten der guten, schönen, großen Mutter zu identifizieren. Diese Identifikation kommt nicht einer Beraubung der Mutter gleich. Es handelt sich vielmehr um das Erbe liebevoller, kraftvoll spendender Mütterlichkeit, so daß das Mädchen den Weg zum neuen Objekt zuversichtlich beschreiten kann.

So hat das ehemalige Aschenbrödel also eine neue phallische Gestalt erlangt: strahlend wie die Sonne, Bewunderung heischend, zur Liebe verlockend – von

einem Passivitätsschub ist weithin keine Rede. Sie ist es, die das Objekt ihrer künftigen Liebe aufsucht, um es durch Schönheit, Können und Liebeskunst (die Tanzpartnerin des Prinzen für die ganze Nacht) zu erobern.
Sie macht sich also aktiv auf den Weg, um den Geliebten zu verführen. Man glaube aber nicht, daß sie wartet, harrt und aushält, bis sie gerufen wird. Nein, sie kommt und geht nach eigener Bestimmung. Sie stellt Nähe und Distanz nach eigenem Ermessen her. Dieser Ausdruck phallischen Stolzes, der vermittelt, daß die Liebende sich nicht zum Geschöpf des Geliebten macht, erhöht ihren Wert, so daß der Prinz beginnen muß, um sie zu werben. Die Werbung, das heißt ja eigentlich das Schenken (das Schenken von Wertvollem und das Schenken der eigenen liebenden Person) ist der Ausdruck der Wertschätzung, der Werterhöhung der oder des Geliebten, das Schenken, welches durch das Gegengeschenk die Partner ebenbürtig macht.
Hier endet das Märchen. Und wir haben unbemerkt das Gebiet der infantilen Psychosexualität verlassen, um den Übergang zur genitalen Reife zu beschreiten.
Die nichtpathologische Entwicklung zur weiblichen Geschlechtsidentität setzt m. E. im Sinne Freuds zwar trauernde Einsicht in den Nichtbesitz des Penis voraus, aber keineswegs den Verzicht auf die phallische Ausstattung. Diese drückt sich nun in der ganzen Erscheinung, in der attraktiven Leiblichkeit aus. Wesentlich ist die Entwicklung weiblichen Stolzes und der Erwerb selbstbestimmter Nähe–Distanz–Regulierung. Die Aufgabe des mütterlichen und die Zuwendung zum väterlich-männlichen Liebesobjekt geschieht unter dem Leitstern phallischer Wünsche. Nicht mehr der Penis wird erwartet, sondern das Kind vom Vater, ein Penisäquivalent:

> Der Wunsch, mit dem sich das Mädchen an den Vater wendet, ist wohl ursprünglich der Wunsch nach dem Penis, den ihr die Mutter versagt hat und den sie nun vom Vater erwartet. Die weibliche Situation ist aber erst hergestellt, wenn sich der Wunsch nach dem Penis durch den nach dem Kind ersetzt, das Kind also nach alter symbolischer Äquivalenz an die Stelle des Penis tritt (Freud 1933, S. 137).

Wohlgemerkt, das Mädchen auf dem Weg zur genitalen Reife in der Pubertät erstrebt in der Zuwendung zum Mann noch nicht primär sexuelle Lust, Vereinigung der Genitalien, da es – nach der erwähnten triebtheoretischen Voraussetzung – für diese noch kein Vorbild hat, sondern die phallische Vervollkommnung durch das Geschenk des Mannes. Dabei ist die Eroberung des Liebespartners durchaus ein Ergebnis ihrer Tatkraft. Ihr sexueller Reiz entfacht sich durch das Strahlen phallischen Stolzes und durch das Versprechen des Geschenkes ihrer eigenen begehrenswerten Person, das sie demjenigen in Aussicht stellt, der Züge eines liebenden und verehrten Vaters aus der infantilen Vorzeit als junger Mann widerspiegelt. Es bleibt der genitalen Erfahrung im Koitus vorbehalten, den Gegensatz „phallisch–kastriert" zu überwinden und durch den Gegensatz männliche und weibliche Geschlechtlichkeit zu ersetzen.
Daß es sich bei dieser Skizze nur um einen allzu groben Holzschnitt handelt, versteht sich von selbst.
Fragen wir abschließend, was aus der „weiblichen Position", die am Anfang der Erörterung stand, geworden ist. Es hat den Anschein, als führe sie ein bedrohliches Dasein in den dunklen Verliesen der Verdrängung und Verleug-

nung und als habe sie in den Liebesbeziehungen jedes Existenzrecht verloren. Dies aber würde bei beiden Partnern eine radikale Verarmung des Liebeslebens unter einem terroristischen Primat des Phallischen bedeuten. Die „Aschengestalt" der „weiblichen Position" verwandelt sich meiner Vermutung nach *bei beiden Geschlechtern* in die Gestalt des selbstlosen Dienens, die bei Überwindung der Eigenliebe die persönlichen Kräfte ganz in die Verfügung des Geliebten stellt und, wenn eine religiöse Kraft hinzukommt, in den Dienst des Nächsten. Dieses Verwandlungsprodukt der „weiblichen Position" ist natürlich kein Geschöpf der Schwäche, sondern ein Sieg über den Narzißmus als Hingabe an den anderen, dessen Wert (oder wie ein religiöser Mensch sagen würde, dessen Teilhabe am Göttlichen) den Dienenden erfüllt. Weltliches Vorbild ist „der Zustand der Verliebtheit, der sich uns wie ein Aufgeben der eigenen Persönlichkeit gegen die Objektbesetzung darstellt" (Freud 1914, S. 141). Diese Haltung der Abkehr von Eigenliebe dürfte ein außerordentlich wichtiger Baustein in der Entwicklung der Schuldfähigkeit sein, ohne welche die Errichtung des Über-Ich mißlingen muß. Schuldfähigkeit bedeutet die Identifikation mit dem Leidenden und das schmerzvolle Eingeständnis, Verursacher dieses Leidens zu sein. Daraus entspringt das Verlangen nach Wiedergutmachung ohne Rücksicht auf eigene Interessen. Die Identifikation mit dem Leidenden ist ein Ergebnis der Identifikation mit der aktiven Mutter der präödipalen Vorzeit, ebenso die Fähigkeit, die eigene Aktivität in den Dienst eines Wesens zu stellen, das der Teilnahme bedarf. Dieser Kern der Schuldfähigkeit findet sich in beide Geschlechter gelegt. Was den Schmerz über die Verletzung des anderen durch eigene Schuld angeht, so entspringt er sicherlich dem egoistischen Motiv des Verlustes der Liebe des Objekts, einer Gefahr, die sich unter der Kastrationsdrohung zum Über-Ich depersonalisiert. Sollte diese Gefahr für das Mädchen nicht bestehen? Die Gefahr des Objektverlustes ist bei ihr sehr groß. Es hat die Mutter verloren. Die Aussicht auf ein männlichväterliches Liebesobjekt ist ungewiß. Der Verlust der Mutter bedeutet die Notwendigkeit der Trennung, die aber nur vollziehbar ist, wenn das Mädchen Selbstgefühl, selbstbewußten phallischen Stolz und damit Unabhängigkeit erwirbt. Das bedeutet: Es ist der Kastrationsgefahr ebenso ausgesetzt wie der Knabe. Damit wäre – durchaus innerhalb des Freudschen Denkansatzes – eine reife ödipale weibliche Über-Ich-Entwicklung zu entwerfen, welche die Fähigkeit, Schuld auf sich zu nehmen und dem andern in der Wiedergutmachung zu dienen, beschreibt. Diese Fähigkeit kann bei beiden Geschlechtern als Verwandlungsprodukt der scheinbar verächtlichen „weiblichen Position" der phallischen Phase erworben werden, einem Verwandlungsprodukt, ohne das weder Dauer in Liebesbeziehungen noch Vertrauen zwischen den Generationen vorstellbar wären.

Literatur

Freud S (1905) Drei Abhandlungen zur Sexualtheorie (Gesammelte Werke, Bd 5; Fischer, Frankfurt am Main, 1966 ff, S 27–145)
Freud S (1913) Die Disposition zur Zwangsneurose. GW Bd 3, S 448, 452

Freud S (1914) Zur Einführung des Narzißmus. GW Bd 10, S 137–170
Freud S (1919) Über die Psychogenese eines Falles von weiblicher Homosexualität. GW Bd 12
Freud S (1920) Über die Psychogenese eines Falls von weiblicher Homosexualität. GW BD 12, S 269–304
Freud S (1922) Das Medusenhaupt. GW Bd 17, S 45–48
Freud S (1925) Einige psychische Folgen des anatomischen Geschlechtsunterschieds. GW Bd 14, S 17–30
Freud S (1931) Über die weibliche Sexualität. GW Bd 14, S 515–538
Freud S (1933) Neue Folge der Vorlesungen zur Einführung in die Psychoanalyse. GW Bd 15
Freud S (1937) Die endliche und die unendliche Analyse. GW Bd 16, S 57–100
Heigl-Evers A (1965) Die „dienende Magd" – ein Charaktertyp. Psychosom Med 11:281–295
Mitchell J (1976) Psychoanalyse und Feminismus. Suhrkamp, Frankfurt am Main
Sayers J (1986) Sexual contradictions. Tavistock, London

Praktische Überlegungen zum Frauenbild
bei C. G. Jung*

H. Strobel

Die diesjährige Februarnummer der deutschen Frauenzeitschrift *VIVA* verbreitete eine frohe Botschaft: Männer hätten heute ein differenzierteres Frauenbild als früher, „nicht mehr den legendären Heilige-Huren-Raster". Was wäre, wenn sie ihn nun doch noch hätten, aber es vielleicht nicht mehr wagen, das zu zeigen, weil sie sonst gleich eins aufs Maul bekämen? Wenn eine Frau, so meine ich, als Hure oder Heilige ihren sozialen Beitrag leistete und wüßte, daß es so für sie stimmt, wäre dagegen eigentlich etwas einzuwenden?
Die Zeitschrift hat noch eine weitere frohe Botschaft: „Viel zu lange galt Weiblichkeit als untragbar. Jetzt sind Frauen selbstbewußt. Und feminin. Und tragen zarte Spitzen und feinen Strick, der die Figur betont." Selbstbewußt und feminin sein wird hier auf eine vielleicht ganz gesunde Weise mit Körperbeziehung in Verbindung gesetzt und – so sieht es doch wenigstens aus – damit, daß für eine Frau Lebensqualität auch durch die Betonung der Figur zu beziehen ist. Muß das einer Frau von heute erst gesagt werden?
Wie beinahe üblich, scheinen die Redakteurinnen und Redakteure auch dieser Zeitschrift nicht zu merken, daß sie genau das tun, was Frauen gern der Undifferenziertheit der Männerwelt anlasten: Rasterbildung. Sie tun so, als hätten Frauen schlechthin Weiblichkeit nicht mehr gewagt, als seien sie bisher nicht selbstbewußt und feminin gewesen und als habe Selbstbewußtsein etwas zu tun mit Tragen von zarten Spitzen und figurbetonenden Kleidern. Ein Raster wird gegen einen anderen, nicht minder läppischen, ausgetauscht! Es sind Raster, welchen Inhaltes und welcher Qualität auch immer, die den individuellen Wert einer Persönlichkeit gefährden und Idealbilder heraufbeschwören, die direkt in die Neurose zu führen pflegen. Genau in dieser Gefahr befinden aber auch wir uns, wenn wir mit „Frauenbildern" zu beschäftigen uns anschicken. Wenn Niels Bohr sagt, es sei falsch zu meinen, Aufgabe der Physik sei, zu definieren, was Natur sei, ihre Aufgabe sei lediglich, sich darum zu kümmern, was wir davon wahrnähmen, so gilt dies auch für uns, wenn wir uns im folgenden mit dem Phänomen „Frau" beschäftigen.
Darum wissend, ging C. G. Jung vorsichtig zu Werke, als er 1927, damals 50jährig, der Aufforderung nachkam, in der Berliner *Europäischen Rundschau*

---

* Ausführliche Darstellungen des Frauenbilds bei C. G. Jung finden sich bei Harding (1935, 1982) und v. Franz (1977).

einen Aufsatz über *Die Frau in Europa* zu schreiben. In der Einleitung heißt es
da:

> Kann ein Mann überhaupt über die Frau schreiben, über sein Gegenteil schlechthin? Ich
> meine etwas Richtiges, etwas jenseits von Sexualprogrammatik und Ressentiment, von
> Illusion und Theorie? Ich wüßte nicht, wer sich diese Überlegenheit zutrauen könnte,
> denn die Frau steht immer dort, wo der Mann seinen Schatten hat, weshalb er sie nur
> allzuleicht mit letzterem verwechselt, und wenn er dieses Mißverständnis wieder gutma-
> chen will, so überschätzt er die Frau und traut ihr Desiderata zu. Es geschieht deshalb mit
> größtem Bedenken, wenn ich mich anschicke, dieses Thema zu behandeln (Jung 1949,
> S. 5).

Es waren Frauen, die im frühkindlichen Alter die wichtigsten Impulse und
Prägungen für das spätere Gesamtwerk Jungs gesetzt haben. Ein kluger Kopf
hat vielleicht auch deshalb einmal formuliert, die Psychologie Jungs sei dieje-
nige des Eros. Jungs autobiographische Aufzeichnungen (Jaffé 1962) erzählen
von Frauen, durch die der kleine Junge die Weite, die dunklen und die herrli-
chen Seiten der Natur, auch die Welt des Gefühls als unabdingbaren Lebenswert erfuhr. Auch zu erfahren, welch schwieriges Unterfangen Ehen sein
können, blieb dem Kind nicht erspart. In einer akuten Ehekrise trennen sich
die Eltern vorübergehend, die Mutter verläßt die Familie, und eine Tante
übernimmt die Betreuung des Buben. Jung erzählt:

> Mir machte die lange Abwesenheit der Mutter [...] schwer zu schaffen [...]. Seit jener
> Zeit war ich immer mißtrauisch, sobald das Wort „Liebe" fiel. Das Gefühl, das sich mir
> mit dem „Weiblichen" verband, war lange Zeit: natürliche Unzuverlässigkeit. „Vater"
> bedeutete für mich Zuverlässigkeit und – Ohnmacht. Das ist das Handicap, mit dem ich
> angetreten bin. Später wurde dieser frühe Eindruck revidiert. Ich habe geglaubt, Freunde
> zu haben, und ich bin von ihnen enttäuscht worden, und ich war mißtrauisch gegenüber
> Frauen und bin nicht enttäuscht worden [...]. Während meine Mutter fort war, hat sich
> auch unser Mädchen meiner angenommen. Ich weiß noch, wie sie mich auf den Arm hob
> und ich den Kopf an ihre Schulter legte. Sie hatte schwarze Haare und einen olivenfarbe-
> nen Teint und war ganz anders als meine Mutter. Ich erinnere mich des Haaransatzes, an
> den Hals mit der stark pigmentierten Haut und das Ohr. Das kam mir so fremdartig vor
> und doch so merkwürdig bekannt. Es war, als gehörte sie nicht zu meiner Familie,
> sondern nur zu mir, und als hinge sie auf eine mir unbegreifliche Weise mit anderen
> geheimnisvollen Dingen zusammen, die ich nicht verstehen konnte. Der Typus des Mäd-
> chens wurde später zu einem Aspekt meiner Anima. Das Gefühl des Fremden und doch
> Urbekannten, das sie vermittelte, war das Charakteristicum jener Figur, die mir später
> den Inbegriff des Weiblichen darstellte (Jaffé 1962, S. 14f.).

Mit „Anima" meint Jung einen „factor" in des Wortes eigentlichem Sinne.
Man kann sie nicht machen, sondern sie ist immer das Apriori von Stimmungen, Reaktionen, Impulsen und was es sonst noch an psychischen Spontaneitä-
ten gibt. Sie ist ein Lebendes aus sich, das uns leben macht. Ein Leben hinter
dem Bewußtsein, das nicht restlos integriert werden kann (Jung 1976, S. 36).
Nach Jungs Auffassung bildet sich das Ich-Bewußtsein lediglich einen relativ
bescheidenen Teil des viel umfänglicheren Unbewußten, jenes „Nichts", aus
dem alles durch Bewußtwerdung entsteht. Die „Anima" belebt die weiblichen
Seelenaspekte des Mannes, welche ihm selbst als solche nicht oder nur teilweise bewußt sind und die deshalb in der Regel auch immer auf Frauen
projiziert sind (s. Jung 1976, S. 37).
Jung setzt diesen weiblichen Seelenanteil in Parallele zu den beim Mann zu
beobachtenden weiblichen Genen.

Alles, was die Anima berührt, wird numinos, d. h. unbedingt, gefährlich, tabuiert, magisch. Sie ist die Schlange im Paradies des harmlosen Menschen voll guter Absichten und Vorsätze [...]. Indem die Anima das Leben will, will sie Gutes und Böses (Jung 1976, S. 37).

Weil als eigene Qualität ähnlich unbewußt wie die weiblichen Gene, deshalb bestenfalls nur teilweise integrierbar und damit dem männlichen Bewußtsein keineswegs etwa zur Disposition stehend, kann es auf Grund des enormen Projektionspotentials für einen Mann recht schwierig werden, etwas Objektives über Frauen auszusagen. Die eigene unbewußte Weiblichkeit beeinflußt sein Urteil, und was er dann über eine Frau aussagt, entspricht gelegentlich mehr diesem inneren Bild als der Frau, über die er redet. Man könnte sich begnügen zu sagen, das sei eben das Pech der Männer. Bedauerlicherweise aber erwachsen aus diesem Unvermögen Rattenschwänze widerwärtiger Komplikationen, die Frauen, aber auch den Männern selbst, ein Leben und friedliches Auskommen miteinander bekanntlich nicht nur sehr schwierig, sondern gelegentlich auch ganz und gar unmöglich machen können. Nicht nur, daß Frauen auf diese Weise zu Sündenböcken für jedes männliche Unbehagen werden. Die beim Mann unbewußt herumgeisternden weiblich getönten Energien schaffen bei ihm auch Erwartungshaltungen aller Art, die Frauen in der Regel zu Rollenverhalten manipulieren:

Sie läßt sich von der Projektion männlicher Gefühle überzeugen, was zwar eine allgemein menschliche Eigentümlichkeit ist, aber bei der Frau noch die besonders gefährliche Nuance hat, daß sie in dieser Hinsicht nicht naiv ist, d. h. allzuoft ist es sogar ihre Absicht, sich überzeugen zu lassen. Es entspricht ihrer Natur, als ein selbständig wollendes und verantwortliches Ich im Hintergrund zu stehen, um den Mann nicht zu hindern, sondern ihn sogar einzuladen, seine Absichten in bezug auf sie zu verwirklichen [...]. Durch die passive Einstellung mit unsichtbarer Absicht im Hintergrund verhilft sie dem Mann zu seiner Verwirklichung und verhaftet ihn damit. Zugleich wird sie auch in ihr Schicksal verwickelt, denn: Wer andern eine Grube gräbt, fällt selbst hinein (Jung 1949, S. 9).

Ich habe mir begegnende Frauen gefragt, was sie selbst für ein „Frauenbild" haben. Eine 39jährige Verheiratete, Mutter zweier Buben, im eigenen Haus beruflich auch als selbständige Physiotherapeutin tätig, meinte:

Das ist nicht einfach, wenn man eine Frau ist. So wie *ich* bin, ist eine Frau. Ich möchte verwöhnt werden; daß der Mann mir alles von den Augen abliest, alle Wünsche. Wir Frauen sind verführerisch. Aber viele geben es nicht zu, weil man heute emanzipiert sein muß. Ich repräsentiere gern, mache gern auf mich aufmerksam, auch durch Kleidung. Frauen sind stärker als Männer.

Ein wenig anders äußerte sich eine 68jährige Allgemeinärztin, verheiratet und Mutter eines Sohnes:

Die Frau ist ein seltsames Wesen. Immer hin- und hergerissen zwischen wie man ist und wie man sein sollte. Mütterlich sein, Mutter sein, das ist so etwas Triebhaftes, möchte ich sagen. Vielleicht braucht man dazu gar keinen Mann. Aber dann möchte man doch auch behütet sein, man ist anlehnungsbedürftig und außerdem eitel.

Beiden Frauen darf zugestanden werden, daß sie ihre Gefühle relativ unzensiert und ungebrochen ausdrückten, was für sie und ihre Gesundheit spricht. Beiden scheint Erotik – im weitesten Sinne des Sichbeziehens auf die Umgebung und des Bezogenseins in und durch eine Umgebung – wichtigstes Merkmal des Frauseins zu sein. Beide operieren indirekt, triebhaft, um zu Verwirklichungen zu kommen. Die Jüngere scheint die introvertiertere und damit vielleicht auch unabhängigere Persönlichkeit zu sein. Sie macht aus der Subjektivität ihres Befindens keinen Hehl. Die Ältere erlebt Frausein vorwiegend als Mutter und als in einen ehelichen Rahmen Eingebundene. Beide scheinen sich bewußt zu sein, daß ihr Leben von kollektiven Konzepten mitbestimmt wird. Sie sprechen davon, wie man heute als Frau offenbar sein muß oder sollte, nämlich „emanzipiert", was auch immer darunter zu verstehen ist. Die Jüngere scheint noch nicht realisiert zu haben, daß sie gerade dadurch, daß sie zu ihrer Subjektivität steht, wahrscheinlich emanzipierter ist als die meisten ihrer Geschlechtsgenossinnen, die sich an kollektiven Konzepten gesellschaftlicher Verhältnisse orientieren, deren stupide Anonymitäten neuerdings Hilfe durch Quotenregelungen erwarten.

Bedauerlicherweise wird allgemein als gültig akzeptiert, was äußerlich verifizierbar ist und sich im Idealfall auch experimentell und statistisch „bestätigen" läßt. Von innen kommende und nicht ohne weiteres verifizierbare Gültigkeiten individueller Prägungen glaubt man absurderweise vernachlässigen zu können. In der Regel sind aber gerade sie es, die, wenn nicht rechtzeitig respektiert, krankhafte Entwicklungen begünstigen. Die persönliche Gleichung gibt die Antwort auf die Frage: Kann es überhaupt eine Vernunft geben, die das aktuelle, persönliche Gefühl nicht berücksichtigt? Bekanntlich ist es nicht der Verstand, sondern das Gefühl, das dem Leben Lebenswert gibt. Gestehen sich Frauen diese bei ihnen von Natur aus glücklicherweise ausgeprägte Qualität noch zu? Wagen sie noch, Gefühl zu leben? „Ungelebtes Leben ist eine vernichtende, unwiderstehliche Macht, die leise aber unerbittlich wirkt' (Jung 1949, S. 14). Stimmte im individuellen Fall das alles, was heutzutage vom neuen Selbstbewußtsein der Frau behauptet wird, müßte man sich diese Frage weniger bang stellen. Naiver als man hätte erwarten können, haben sich Frauen sozusagen freiwillig daran mitbeteiligt, daß Rituale, die dem Respekt vor ihrem Anderssein galten, von der Anonymität gesellschaftlicher Verhältnisse assimiliert wurden, die nach wie vor von männlichem Strukturdenken beherrscht werden. Welch ein Niedergang von Würde, wenn Männer „Quotenregelungen" erfinden müssen, damit Frauenart als gesellschaftliche Qualität überhaupt wahrgenommen wird. Nach wie vor ist die Frau ökonomisch abhängig von dem, was Männer vorgezeichnet haben. Ob sie will oder nicht, verheiratet oder ledig, berufstätig oder nicht, sie ist unlösbar mit dem verbunden, was männlicher Verstand als angeblich benötigtes Sozialprodukt in Wachstumsquoten vorschreibt. Was die Statistiken der herrschenden Gesellschaft als „Leben" vorgaukeln, verwechselt die Frau oft bedauerlicherweise ebenso wie die Männerwelt mit Wahrheit – nur bezahlt sie dafür noch teurer als diese mit ihrer Gesundheit. Ihre Meinungen sind dann „wie die Stimmungen und Gefühle des Mannes etwas verschleiert, gegebenenfalls sogar ganz unbewußt und werden daher in ihrem eigentümlichen Charakter nicht erkannt. Sie sind nämlich kollektiv [...] und werden, [...] von ihr unbemerkt, [...] von der unbewußten Männlichkeit beeinflußt" (Jung 1949, S. 11).

In den meisten Fällen gilt es daher, bedauerlicherweise, statistisch aufgetragenen Putz abzuklopfen, um zu dem wirklichen Wesen von Frauen zu kommen.

Das wirkliche Wesen ist immer das einzigartig individuelle, das sich mit seinen Anlagen individuiert. Wenn wir versuchen, die androgyne Natur auch der Frau etwas zu differenzieren, können wir im Rahmen ihres Sichbeziehens auf ihre menschliche und ihre sächliche Umgebung, und des Bezogenseins in dieser und durch diese Umgebung, vor allem das Element des Eros, der spontanes Leben zeugt, trägt, gebiert, wachsen läßt, erhält, verletzt, zerstört und schließlich wieder nimmt, mit einer starken Tendenz zum kreativ Verbindlichen erkennen. Das ist nicht etwa als „Mütterliches" mißzuverstehen. Es scheint, als läge der Frau das allgemein Verbindende mehr als das Unterscheidende.

Aus der Vielfalt weiblicher Anlagen lassen sich – zweifellos sehr grob gesehen und deshalb mit entsprechender Vorsicht anzuwenden – 4 Typen unterscheiden. Wenn wir von „Typen" sprechen, so meinen wir Durchschnittsbilder der Erfahrung, die im Einzelfall selbstverständlich jeweils auf die Anwendbarkeit überprüft werden müssen. Ihre Verbindlichkeit ist also relativ. Typen kommen dann auch nie „rein" vor. Der Individuationsprozeß führt zu Vermischungen einzelner, ursprünglich unvermischter Tönungen.

Toni Wolff (1959), eine der engsten Mitarbeiterinnen von Jung, unterschied zwischen den Typen „Heteira", „Amazone", „Mutter" und „Mediale". Ich versuche in Kürze eine Zusammenfassung der wesentlichsten Merkmale zu geben:

Der „Heteira" genannte Typ ist nicht etwa nur durch seine biologische Bezogenheit auf den Mann gekennzeichnet, wie wir sie etwa im Bild der Eva kennen. Dieser Typus bildet, wie es aussieht, ganz im Sinne seiner Bedeutung im Rahmen der griechischen Kultur, ideale Gefährtinnen und Freundinnen. Sie sind im eigentlichen Sinne Inspiratorinnen des Mannes und nicht nur Verführerinnen. Insofern sie ihren Lebenssinn und mit ihm ihren persönlichen Eigenwert aus der Reflexion der Bedürfnisse eines Mannes und deren Befriedigung beziehen, zeigen sie oft Züge uneigennütziger Liebe, Zugewandtheit und Aufopferung. Ihre Interessen richten sich gänzlich auf die Bedürfnisse des Partners aus, regen solche oft überhaupt erst an, auch im spirituellen Sinne, und fördern sie ohne Einschränkung. In ihrer Nähe fühlen sich Männer in jeder Hinsicht potent und im Besitze schier endlos scheinender, spontaner Kreativität. Zumal sie von solchen Frauen meist bewundert und leider auch idealisiert werden, erleben sie sie als ideale Partnerinnen. Oft merken sie allerdings nicht, daß sie Ambitionen realisieren, die eigentlich solche ihrer Frauen sind, und daß sie dabei manchmal in ehrgeizige Richtungen getrieben werden, die ihnen eigentlich nicht liegen und die ihnen auch nicht bekömmlich sein müssen. Sie fühlen sich dann unerklärlich gestreßt, und so kann es passieren, daß die Süße dieses Weiblichen als unklar zu definierende Bitterkeit erlebt wird. Eine so bedauerliche Entwicklung entspricht aber durchaus nicht den Intentionen der Heteiren, sondern ist in der Regel die Folge einerseits ihrer Neigung, männliche Kräfte zu überschätzen; andererseits dürfte sie der undifferenzierten Anfälligkeit der Männer für Bewunderung zugeschoben werden.

Viel leichter fällt da dem Mann die Abgrenzung gegenüber dem Typ Amazone. Diese sind nicht etwa nur ausgezeichnete Reiterinnen; sie kennzeichnen sich vielmehr durch einen bedingungslosen Unabhängigkeitsdrang. Sie beugen sich weder einer sonst anerkannten Autorität, noch empfinden sie Überlegenheiten anderer, welcher Art auch immer, als für sich auch nur im geringsten verbindlich, selbst wo sie sie ausnahmsweise einmal anerkennen. Grundsätzlich erleben sie ihren Eigenwert durch Unabhängigkeit, also durch Freiheit von Bindungen. Dies geben sie Männern in der Regel auch ungeschminkt zu verstehen, wodurch sie von Männern aber gelegentlich gerade als aufregende Herausforderung erlebt und verehrt werden. Denken Sie an den *Blauen Engel*: „Männer umschwirr'n mich wie Motten das Licht..." Männer sind oft nicht einmal als Instrumente der Realisation persönlicher Interessen gefragt, sie bleiben eher so etwas wie Mäuse für Katzen. In diesem Sinne haben diese Frauen auch nur Geduld mit sich selbst und erwarten sie für sich auch von anderen. Bei ihnen ist in Gemeinschaft mit einer unkonventionellen Kreativität eine starke Beziehung zum Logosprinzip zu beobachten, was sie zu oft brillanten geistigen Leistungen und bedeutenden beruflichen Karrieren befähigt. In diesen sehen sie auch ihre Lebensaufgabe. Schwache Männer verwechseln, oft auch im Sinne des Schutzes ihrer Selbstachtung, die erstaunliche Autonomie dieser Frauen mit genereller emotionaler „Unbezogenheit".

In unseren Kulturbereichen wird die Frau jedoch meistens, und durchaus nicht immer zu Unrecht, mit dem Typus „Mutter" identifiziert, was ihr heutzutage oft unberechtigte Kritik von seiten gerade ihrer auf rationalen Einbahnstraßen abgefahrenen Geschlechtsgenossinnen einträgt. Als Maria verkörpert sie Barmherzigkeit, Wärme, Geborgenheit gebendes Hegen und Pflegen, Leidensfähigkeit. Das Sexuelle findet eigentliche Erfüllung vor allem im Schwangerwerden. Die körperliche Vereinigung mit dem männlichen Partner vollzieht sich unter der Devise „Lasset die Kindlein zu mir kommen und wehret ihnen nicht". Der kreative Eigenwert wird zum Erlebnis, wo Schutzbedürftigkeit, Hilflosigkeit und Ratlosigkeit sich zeigen. Da offenbart sich die ganze Kraft des Selbstvertrauens durch mütterlich sorgende, allenfalls auch erzieherische Zuwendung. Mitleidhabenkönnen kann eine Quelle persönlichen Genusses werden, wird jedoch als Bewährung erlebt. Wehrt sich jemand gegen Bemuttertwerden, reagiert dieser Typus mit Irritation, Unverständnis, Gereiztheit, bis zur durchaus nicht mehr liebenswürdigen Verurteilung wegen „Undankbarkeit". Zumal sich die Gefühle ganz auf die Kinder und die Familie konzentrieren, öffnen sich vor solchen Frauen Abgründe, wenn die Ablösung der Kinder von der Mutter konstelliert ist. Mit subtilen, oft unbewußten und manchmal skrupellosen Mitteln versuchen solche Mütter dann, diese Ablösungen zu verhindern oder möglichst hinauszuzögern. In der Regel werden sie auch schwierige oder gar ungenießbare Schwiegermütter. Auf den Ehemann sind sie mit Wärme nur solange bezogen, als er bedingungslos ihre eigenen Gefühle und Wertgebungen teilt und seiner Rolle als Vater der Familie entsprechend nachkommt. Auch er muß sich dem ihnen eingeborenen Prinzip der Verpflichtung zur Fürsorge unterordnen, das der eigenen mütterlichen Triebhaftigkeit entspricht.

Die „Medialen" schließlich leben ganz aus und mit ihren aus der Tiefe kommenden Ahnungen. Ihre Kreativität liegt oft im Künstlerischen, im gefühlsbezogenen, nicht weiter faßbaren oder definierbaren Geistigen, Parapsychologischen, Paramedizinischen, auch Astrologischen. Übelwollende sagen ihnen Hexenhaftigkeit nach, genauer Hinschauende entdecken in ihnen Quellen der

Weisheit. „Sophia" kommt ihnen als mythologische Figur wohl auch am nächsten. Männer können sie als ungeheuer inspirierend und reizvoll empfinden. „Ihr dem männlichen oft überlegenes Ahnungsvermögen kann [...] nützliche Warnungen geben, und ihr aufs persönliche orientierte Gefühl vermag [dem Manne] Wege zu zeigen, die seinem wenig persönlich bezogenen Gefühl unauffindbar wären" (Jung 1964, S. 207). Männer mit einem schwachen Ich können durch sie allerdings recht verunsichert, im Extremfall zu Trinkern werden.

Es kann für Frauen von vitaler Bedeutung sein, ob sie sich ihrer weiblichen Typologie bewußt sind oder nicht. Über alle Konventionen hinweg will diese natürliche Anlage nämlich gelebt werden, was nur durch bewußte soziale Integrierung möglich ist. Manchmal bedeutet es ein Wagnis, solche Anlagen leben zu lassen. Denn ohne Leiden oder wenigstens Konfliktbereitschaft ist das in der Regel nicht zu haben. Nur so aber kann eine auf einem gesunden Selbstwertgefühl basierende Identität entwickelt werden. Wo sich Frauen kollektiven Wertvorstellungen, die ihren natürlichen Anlagen zuwiderlaufen, allzusehr unterwerfen, degradiert ihr Lebenseros zu minderwertiger Emotionalität, die in der Regel immer einhergeht mit geheimen oder massiv kompensierenden Machttendenzen. Ohnmachtsgefühle korrespondieren dann mit dem Bedürfnis oder Anspruch, einer Sache „mächtig" oder „Herr" zu werden. Da diese Kompensationen meist mißlingen, entwickeln sich auf ihrer Basis wiederum oft psychosomatische Symptome, z. B. Migränen.

Jung erwähnte in einem Brief aus dem Jahre 1958 eine subtile Schwierigkeit:

> Wer Frau und Mutter ist, kann nicht zugleich Heteira sein, das ist eine betrübliche Wahrheit, umgekehrt ist es das geheime Leiden der Heteira, nicht Mutter zu sein. Es gibt Frauen, die nicht dazu bestimmt sind, leibliche Kinder zu gebären; aber sie sind es, die den Mann geistig wiedergebären, womit sie eine bedeutsame Funktion erfüllen. Der Mensch ist ein sehr paradoxes Wesen und ist durch den biologisch-triebhaften Fortpflanzungsinstinkt einerseits und den Kulturinstinkt andererseits der psychischen Entwicklung bestimmt (Jung 1973).

Diese Beobachtungen Jungs bilden Hintergrund und Gefälle für die heute bei beiden Geschlechtern so häufig anzutreffenden außerehelichen Beziehungen – Beziehungen, die, wenn bewußt und gut gestaltet, für alle Beteiligten etwas durchaus Kreatives haben können. Es zeigt sich nämlich, was Jung nicht erwähnte, daß der Eros einer Mutter gewordenen Frau in der Beziehung zu ihrem Ehepartner erkalten, aber in einer außerehelichen Beziehung durchaus wieder den Charakter einer Heteira bekommen kann, was dann nicht selten gerade auch den sonst gefährdet erscheinenden Ehen zugutekommt.

Die aufgezeigten Grundstrukturen weiblichen Wesens werden nun stärker akzentuiert oder völlig verschleiert, je nach Qualität und Intensität der individuellen Elternkomplexe, insbesondere des Mutterkomplexes. Dieser kann die Identitätsfindung außerordentlich erschweren. Oft sind und bleiben Mütter mit ihren Töchtern, und umgekehrt Töchter mit ihren Müttern, stärker im Sinne einer archaischen Identität verflochten, als angenommen wird. Diese Verflechtung kann sich ausdrücken in einer bei der Tochter zu beobachtenden Hypertrophie des Mütterlichen oder im Verharren im Zustand der puella aeterna, der „Nurtochter", im Verflochtenbleiben mit der Mutter gerade durch eine forcierte Abwehr gegen sie und alles Mütterliche oder auch in einer Abwehr des Mütterlichen durch eine überstarke Entwicklung des Eros im Sinne des triebhaft Sexuellen. Es würde den Rahmen sprengen, das hier im einzelnen weiter auszuführen. Für den Gynäkologen kommen wohl hauptsächlich ins Blickfeld des Interesses die somatischen Folgen des direkt „negativen Mutterkomplexes".

Er drückt sich gern aus in Menstruationsbeschwerden aller Art, Konzeptionsschwierigkeiten, Abscheu vor Schwangerschaften allgemein, Blutungen und Komplikationen während der Schwangerschaft, Schwangerschaftserbrechen, Frühgeburten usw. Rein klinisch-medizinische Behandlungsformen z. B. der Konzeptionsunfähigkeit, ohne Aufdeckung des psychischen Hintergrundes und dessen Behandlung, können nicht nur zu endlosen Frustrationen bei Patientin und Arzt, sondern auch u. U. zu lebensgefährlichen Komplikationen während oder nach der Entbindung führen. Meistens werden diese Mütter auch keine richtigen Mütter. Wir können gerade auch heute dramatische Instinktverluste bei jungen Müttern beobachten. In der Anamnese finden wir Einstellungen wie: „Alles, nur nicht wie Mutter!" Diese Frauen wissen stets, was sie nicht wollen, aber sie wissen nicht, was sie mit ihrem Leben eigentlich anfangen wollen, und schon gar nicht, was sie damit anfangen könnten. Sie heiraten, vorwiegend um von der Mutter wegzukommen, geraten aber meistens an einen Mann, der selbst viel von der Mütterlichkeit zeigt, wie sie die eigene Mutter hatte, mit allen daraus resultierenden Komplikationen. Die Sexualität ist oft erheblich gestört. Normale Anforderungen, wie sie ein Ehe- und Familienleben mit sich bringen, bewirken Irritationen, Ungeduldsreaktionen und auch körperliche Symptome verschiedenster Art. Es findet sich ein auffallendes Desinteresse für Belange der Familie, der Gemeinschaft an sich, an nützlichen Konventionen. Die praktische Lebensgestaltung macht Mühe, im Haushalt geht immer etwas kaputt, die Kleidung ist oft liderlich oder lieblos kombiniert. Diese bedauerliche Ungeschicklichkeit wird meist kompensiert durch eine ambitionierte Verstandesaktivität, die im ungünstigsten Falle an Imponiergehabe grenzen kann. Im günstigen Falle werden im Umgang mit Männern positive kameradschaftliche Beziehungen beobachtet.

Im Vergleich steht grundsätzlich der Geist der Frau der Natur näher als der des Mannes. Auch ihr Denken ist natürlicher als das des Mannes, nicht unbedingt logisch, aber dafür vom Gefühl geleitet. Wo diese Gefühlsseite unterernährt oder gar verletzt wird, kann sie in einen erkaltenden, als destruktiv empfundenen Intellektualismus fallen, der sich in Form von Logorrhöen ergießen kann. Frauen werden dann minderwertig männlich, ehrgeizig rechthaberisch, prinzipiell. Ihre weibliche Flexibilität erstarrt dann in einem „Alles-oder-nichts-Verhalten", „Wenn-schon-denn-schon"-Forderungen, „So-oder-gar-nicht-Urteilen". Diese Prinzipien werden zu Festungen, gegen die man vergeblich anrennt, weshalb man das besser unterläßt, denn es erschöpft nur alle Beteiligten, ohne etwas zu bringen. Die Urteilsfähigkeit ist dann in Vorurteilen erstickt.

Wie die Frau auch durch männliche Gene mitbestimmt wird, so auch durch männliche Seelenanteile. Sie befähigen sie bei entsprechender Begabung zu höchsten geistigen Leistungen, vorausgesetzt, sie haben den Mut, diese Bega-

bungen auch ins Spiel zu bringen. Werden sie mangels Mut oder Bequem-
lichkeit nicht genutzt, bleibt somit dieser „Animus", wie Jung diese Qualität
nannte, unentwickelt und gestaut, wird er zum Störfaktor. Die nicht genutzten
Energien führen in Übertreibungshaltungen, es wird alles übertrieben gesehen
und gewertet, was wiederum zu den oben beschriebenen Symptomen, in Frustrationen und Hoffnungslosigkeiten mündet.
Enttäuschungen und Vereinsamungen sind die Folge. Für Frauen ist dies
wiederum besonders schwerwiegend, denn Beziehungen bilden für sie die
Essenz des Lebens. Beziehungslosigkeit verschlingt und macht verschlingend.
Im Sinne eines circulus vitiosus bekommen Annäherungen von Frauen dann
etwas klebrig Bedrohliches, was die Isolierung zu verstärken pflegt.
Kein Mensch kann gedeihen in einer seelisch unterernährten Menschheit. Insofern Frauen Lebensträger sind, gilt dies besonders für sie. „Darum sehnt sich
die Frau der Gegenwart nach höherer Bewußtheit, nach Sinn und Zielbenen-
nung, um selber ihrer blinden Naturdynamik zu entrinnen" (Jung 1949, S. 25).
Wenn Frauen heute rebellieren gegen die seelische Unterernährung, verstrickt
in gesellschaftliche Machtmanipulationen aller Art, dann nehmen sie lediglich,
wie Jung schon 1927 formulierte, eine ihnen vielleicht zukommende „gewaltige
Kulturaufgabe" wahr, die „den Anfang eines neuen Zeitalters" bedeuten
könnte (Jung 1949, S. 23). Dies ist einer der Gründe, warum wir in der Jungschen Psychologie insbesondere dem Weiblichen, seiner Berücksichtigung und
seiner Entwicklung, so sehr viel Wert und Beachtung schenken.

Literatur

Franz ML von (1977) Das Weibliche im Märchen. Bonz, Stuttgart
Harding E (1935) Der Weg der Frau, eine psychologische Deutung. Rhein, Zürich
Harding E (1982) Frauen-Mysterien, einst und jetzt. Schwarze Katze, Berlin
Jaffé A (Hrsg) (1962) Erinnerungen, Träume, Gedanken von C. G. Jung, Rascher, Zürich
Jung CG (1949) Die Frau in Europa. Rascher, Zürich Stuttgart
Jung CG (1964) Die Beziehungen zwischen dem Ich und dem Unbewußten. (Gesammelte
  Werke, Bd 7; Rascher, Zürich)
Jung CG (1973) Briefe III, 1956–1961. (Hrsg. A. Jaffé und G. Adler.) Walter, Olten
  Freiburg im Breisgau
Jung CG (1976) Über die Archetypen des kollektiven Unbewußten. (Gesammelte Werke,
  Bd 9/1; Walter, Olten Freiburg im Breisgau)
Wolff T (1959) Studien zu C. G. Jungs Psychologie. Rhein, Zürich

Bilder der Weiblichkeit und Symptombildung

H. Molinski

Ein rein an Anatomie und Physiologie orientierter Arzt reagiert vielleicht verwundert, wenn die Rede davon ist, daß Bilder der Weiblichkeit einen Einfluß auf Krankheit und Gesundheit haben sollen. Er fragt sich, was denn ausgerechnet in der Medizin mit dem Begriff eines Bildes der Weiblichkeit konkret gemeint sein soll. Noch mehr fragt er sich, was ein bloßes Bild mit der Auslösung von Krankheit und Krankheitssymptomen zu tun haben soll. Darüber hinaus stellt sich die Frage, ob man nicht mit einem derartigen Begriff schon allein deshalb sehr vorsichtig sein sollte, weil es doch völlig unklar bleiben muß, auf welche konkrete Realität sich ein so abstrakter Begriff wie Weiblichkeit beziehen soll.

Definition des Bildes der Weiblichkeit

C. G. Jung spricht von Animus und Anima. Unter Psyche versteht er die Gesamtheit aller bewußten und unbewußten psychischen Prozesse. Unter Anima oder Seele versteht er dagegen einen abgegrenzten Funktionskomplex.

Nach der Jungschen Psychologie steht das Unbewußte immer in einer komplementären und kompensatorischen Wechselbeziehung zum Bewußtsein. Daher würde das Unbewußte des Mannes komplementäre weibliche Elemente enthalten und umgekehrt. Die Jungianerin Frieda Fordham (1959) schreibt, so würde z. B. ein sehr männlicher Mann oft Züge von erstaunlicher Zärtlichkeit zeigen können, und er würde sentimental und irrational werden können; tapfere Männer würden bisweilen in harmlosen Situationen sehr erschrocken reagieren, sie würden bisweilen erstaunlich viel Intuition haben und die Gefühle anderer Leute erspüren können. Sie fährt fort: „Diese latente Feminität des Mannes ist jedoch nur ein Aspekt seiner weiblichen Seele, der Anima."

Jung selber schreibt: „Ich habe in ‚Die Beziehung zwischen dem Ich und dem Unbewußten' darauf hingewiesen, daß die Syzygie [gemeint sind Animus und Anima] aus je drei Elementen besteht, nämlich einmal aus dem Betrag an Weiblichkeit, die dem Manne, und an Männlichkeit, die der Frau eignet, sodann aus der Erfahrung, die der Mann an der Frau und vice versa macht, und schließlich aus dem archetypischen weiblichen und männlichen Bild."

Animus und Anima seien also das Gegengeschlechtliche in der eigenen Psyche, das jedoch zunächst mit dem gegengeschlechtlichen Elternteil kontaminiert, ja, zunächst fast identisch damit ist. Animus und Anima als Archetypus sind aber gerade unterschiedlich vom Archetypus des Vaters und der Mutter. Anima ist das nicht-mütterliche Weibliche im Mann, Animus das nicht-väterliche Männliche in der Frau.

Dieser gegengeschlechtliche Anteil würde den Menschen beleben – daher die Wortwahl Anima – und die Brücke zum kollektiven Unbewußten darstellen.

Beurteilend ist zunächst anzuerkennen, daß diese Vorstellungen sich für die klinische Arbeit als außerordentlich nützlich erwiesen haben. Es kann nur angedeutet werden, daß so u. a. auch Störungen in der Beziehung zwischen Mann und Frau besser verstanden und behandelt werden können. Denn die Begriffe Animus und Anima weisen ja darauf hin, wie vieles von dem, was wir als real gegeben annehmen – z. B. daß diese oder jene Frau so oder so beschaffen sei – in Wirklichkeit durch die Projektion von eigenen inneren Bildern zustande kommt, wobei diese inneren Bilder übrigens nicht nur aus der eigenen personalen Vorerfahrung stammen.

Wenngleich ich also nicht übersehe, daß die Begriffe von Animus und Anima auf wichtige psychologische Zusammenhänge abzielen, und daß sie unsere diagnostischen und therapeutischen Möglichkeiten erweitern, habe ich bei der Anwendung dieser Begriffe doch drei Bedenken:

1) Der Begriff von Animus und Anima ist außerordentlich vielschichtig. Mal wird dieser Begriff als ein Anteil von gegengeschlechtlicher Weiblichkeit und Männlichkeit aufgefaßt, mal als ein archetypisches Bild, mal als eine Erfahrung und mal als eine Funktion. Es ist eine schwierige Aufgabe, in den vielen Schriften von Jung und seiner Schule eine klare Definition zu finden. In der Wissenschaft wollen wir aber Begriffe gebrauchen, die klar definiert sind.

2) Ich persönlich wüßte nicht, was der konkrete Inhalt der abstrakten Begriffe Weiblichkeit oder Männlichkeit sein soll, was objektiv als männlich und was als weiblich zu bezeichnen sei. Wieso sind denn die von Fordham (1959) aufgezeichneten Züge als weiblich zu bezeichnen? Oder, um ein anderes Beispiel anzudeuten: Hingabefähigkeit mag von den einen als Attribut der Weiblichkeit aufgefaßt werden; für andere mag Hingabefähigkeit als ein vom Mann induzierter Unterdrückungsmechanismus der Frau gelten. Und ein dritter mag erkennen, daß Hingabefähigkeit auch die Eigenschaft eines Mannes sein kann.

3) Darüber hinaus stellen die Begriffe eines sog. weiblichen Anteils des Mannes und eines sog. männlichen Anteils der Frau einen Widerspruch in sich selbst dar. Wenn der angeblich weibliche Anteil jenes Mannes von Fordham (1959) ein Merkmal dieses Mannes ist, dann ist dieser Zug des Mannes natürlich als männlich zu bezeichnen, denn er bezeichnet doch die Eigenschaft eines Mannes. Welchen Sinn kann es haben, eine Eigenschaft und einen Teil des Mannes als weiblich zu bezeichnen und umgekehrt? Eine Begriffsbildung, die einen logischen Widerspruch in sich selbst trägt, kann von der Wissenschaft nicht akzeptiert werden und muß Mißverständnisse nach sich ziehen.

Von Jungs Einsichten ausgehend spreche ich daher in meinen eigenen
Arbeiten lieber von zwei anderen Begriffen:
a) Ich spreche vom Bild der eigenen Weiblichkeit und vom Bild der eigenen
Männlichkeit, also von derjenigen Vorstellung, die das Individuum von sich
selber unter Berücksichtigung auf sein Geschlecht hat, d. h. von seiner
Geschlechtsidentität.
b) Außerdem spreche ich von dem Bild, das das Individuum von seinem
Gegengeschlecht hat. Das Bild, das der Mann vom weiblichen Geschlecht
hat, ist aber sein eigenes männliches Bild und nicht der Besitz einer etwai-
gen Weiblichkeit.
Es dürfte deutlich geworden sein, daß in diesen Begriffen nicht von dem
Wesen einer Weiblichkeit oder von einer angeblich real existierenden Weiblichkeit die Rede ist, sondern lediglich von subjektiven Bildern, von Vorstellungen, die das jeweils betreffende Individuum hat. Mit anderen Worten:
wenngleich ich nicht definieren kann, was Weiblichkeit ist, kann ich dennoch
empirisch feststellen, daß jeder Mann und jede Frau ein Bild von Weiblichkeit und von Männlichkeit haben. Ich spreche also von empirisch faßbaren Bildern, von konkretem Erleben.

Entwicklungsstufen des Bildes der eigenen Weiblichkeit

Die Entwicklung des Bildes der eigenen Weiblichkeit beginnt im Kleinkind-
alter und zeigt bis zum Lebensende hin eine sich immer weiter entfaltende
Fortentwicklung. Hier kann nur ganz kurz angedeutet werden, was an anderer Stelle (Molinski 1972) ausführlich dargestellt worden ist.
Die Ausgangsposition ist, daß das frisch geborene Kind zunächst in einer
symbiotischen Art und Weise noch keine individuelle Abgrenzung von der
Mutter erleben kann. Allmählich aber entwickelt das kleine Mädchen in seinem Hunger und in seiner Schwäche zwei Bilder der Weiblichkeit. Es erlebt
an seiner Mutter ein Bild von spendender und allmächtiger Mütterlichkeit,
und es erlebt sich selber als ein hilfloses Wesen, welches nichts anderes als
nur Mamas Tochter ist.
In einem weiteren Entwicklungsschritt identifiziert die Nur-Tochter sich
langsam mit dem mütterlichen Aspekt der Mutter. Indem sie selber spielen-
derweise mütterliche Aspekte übernimmt, macht sie einen ersten emanzipa-
torischen Schritt über den Status der Nur-Tochter hinaus.
In einem weiteren Entwicklungsschritt identifiziert das kleine Mädchen sich
langsam auch mit den erotischen Verhaltensanteilen der Mutter. Das Bild
der Weiblichkeit wird also um den heterosexuellen Aspekt erweitert. Im
Bild der eigenen Weiblichkeit tritt in den folgenden Jahren der mütterliche
Aspekt mehr zurück, und der heterosexuelle Aspekt tritt mehr in den Vordergrund.
Schließlich kommt es zu einem Bild der eigenen Weiblichkeit, indem auch
die Mütterlichkeit mit in die Beziehung zum Partner einbezogen wird.

Diese ursprünglichen Entwicklungsschritte des Bildes der eigenen Weiblichkeit sind stark von biologisch begründeten Gegebenheiten abhängig. Darum verlaufen sie weitgehend regelhaft.

Mit weiter fortschreitendem Lebensalter aber werden die allgemeinen soziokulturellen Umweltfaktoren und die spezielle soziale Lage der betreffenden Frau immer einflußreicher. Diese überlagern und modifizieren zunehmend den eben angedeuteten biologisch determinierten Hauptstrom in der Entwicklung des Bildes der eigenen Weiblichkeit, welches dabei individuellere Züge annimmt. Diese soziokulturell determinierten Bilder der eigenen Weiblichkeit können mehr oder weniger artifiziell in drei Untergruppen aufgeteilt werden:

1) Bilder der eigenen Weiblichkeit, die in einer kondensierten und symbolhaften Form Prototypen weiblichen Schicksals sind: z. B. die Jungfrau; die Kokette, die Lüsterne; die Hure; die Hexe; die Amazone u. a. m. Derartige Bilder steigen aus dem Inneren des Erlebens herauf, großenteils in Reaktion auf die jeweilige äußere und bewußte Lebenssituation. Es ist offensichtlich, daß die Dominanz eines dieser Bilder das individuelle Schicksal der Frau stark beeinflussen kann.

2) Historisch und soziokulturell bedingte Bilder der eigenen Weiblichkeit, also Bilder und Leitbilder, die in der jeweiligen Kultur übermittelt werden und wirksam sind. Wiederum begnüge ich mich mit einigen Andeutungen: die lateinische Domina; die Hetäre; die Pariser Waschfrau und das Marktweib unter den Bedingungen der Französischen Revolution; die Hausfrau i. S. der drei K's: Kinder, Küche, Kirche; die emanzipierte Frau; die Karrierefrau. Oder es können drei Frauenbilder genannt werden, wie sie in den russischen Romanen des vorigen Jahrhunderts dem Leser immer wieder vor Augen gehalten werden: der Typ der Französin; das Bild des Dienstmädchens; das Bild der häßlichen und spitznäsigen Deutschen.

Hier wäre, wenn man die Fachkenntnisse hätte, ein ständig fortschreitender Wechsel und Wandel der Bilder zu beschreiben. Es wäre darzustellen, wie diese im historischen Prozeß sich wandelnden Bilder der Weiblichkeit ständig korrespondieren zu der sich ständig wandelnden, historisch bedingten Bewußtseinslage, und nicht zuletzt, wie diese sich ständig wandelnden Bilder der Weiblichkeit dazu korrespondieren, wie sich infolge des historischen Prozesses ständig auch das Bild der Männlichkeit wandelt. Als Beispiel dafür sei lediglich auf die Western-Filme hingewiesen, in denen neben dem hart kämpfenden Neusiedler oder neben dem Cowboy so kontrastreich immer das ätherische Frauenbild mit Spitzenrock und feinem Benehmen auftaucht.

3) Davon unterschieden – wenn auch nicht immer ganz scharf abzugrenzen – ist der Einfluß auf das Bild der eigenen Weiblichkeit, der von der Zugehörigkeit zu einer soziologischen Gruppe gehört: die Frau in der Partnersuche; die Hausfrau; die junge Mutter; die Berufstätige mit all den Unterschieden zwischen etwa Fabrikarbeiterin, Bäuerin, Sekretärin, Lehrerin, leitende Beamtin, Chefin; die Vertriebene, die Gastarbeiterin; die Rentnerin; die Witwe bzw. die alleinstehende ältere Frau u. v. a. m.

Hier wirkt natürlich einerseits die äußere Situation selber auf das Lebensschicksal der Frau ein. Aber die Zugehörigkeit zu einer solchen sozialen

Gruppe führt auch zur Bildung eines korrespondierenden inneren Bildes, welches dann ein eigenständiger Wirkfaktor neben der äußeren Situation selber wird.

Das Bild der Weiblichkeit kann über Gesundheit und Krankheit entscheiden

Nun komme ich zu der hier entscheidenden Frage zurück, ob nämlich all diese vielen Bilder der Weiblichkeit einen Einfluß auf Gesundheit und Krankheit haben.

Bei der Beantwortung dieser Frage ist zu bedenken, daß kaum irgendeine Vorstellung so viel Dynamik entwickelt wie das Bild vom eigenen Geschlecht und das Bild vom Gegengeschlecht. Eine der mächtigen Wirkkräfte des Menschen ist sein Bedürfnis, mit der eigenen Geschlechtsidentität in Übereinstimmung zu sein. Der Mann möchte ein richtiger Mann sein, die Frau möchte eine richtige Frau sein. Aber auch der Partner soll in Übereinstimmung mit dem Bild sein, das man vom Gegengeschlecht hat. Kaum irgendetwas im Leben ist dem Menschen wichtiger als diese Dinge.

Die Frau hat nun – auf den oben beschriebenen Wegen – ein Bild der Weiblichkeit erworben. Sie identifiziert sich damit, so daß man von ihrem Bild der eigenen Weiblichkeit sprechen kann, oder sie identifiziert sich damit gerade nicht, wobei als Extremfall nur an die Transsexualität erinnert sei. Wenn man sich nun mit einem Bild der Männlichkeit oder einem Bild der Weiblichkeit identifiziert hat, kann man dieses Bild wiederum entweder bejahen oder auch umgekehrt ablehnen; man kann sich selbst ablehnen oder gar gegen sich selbst rebellieren. Ferner kann man die Vorstellung haben, daß man seinem Bild der eigenen Weiblichkeit oder Männlichkeit real weitgehend entspricht oder auch umgekehrt gerade nicht entsprechen würde, was wiederum zu vielen emotionalen Weiterungen führen kann. Entsprechend vielfältig können die Einstellungen und Reaktionen in bezug auf das eigene Bild vom Gegengeschlecht ausfallen, das das betreffende Individuum hat.

Das Bild vom eigenen Geschlecht, das Bild vom Gegengeschlecht und die versöhnlichen Einstellungen und Bewertungen, die das Individuum zu diesen eigenen Bildern hat, lösen natürlich so mannigfaltige psychische Weiterungen aus, wie es detailliert kaum ausgeführt werden kann: Emotionen und Affekte, u. U. auch Ängste und Befürchtungen, Motivationen, Impulse, Antriebe und natürlich auch Verhaltensweisen.

Vom Bild der Weiblichkeit kann also das gesamte Spektrum derjenigen psychischen Vorgänge ausgehen, die die Ausbildung psychoneurotischer und psychosomatischer Symptome bedingen können.

Insbesondere sei daran erinnert, daß Antriebe und Affekte ja selber physiologische Vorgänge sind, die die autochthone Organphysiologie überlagern und modifizieren können. In verschiedenen Arbeiten habe ich z. B. beschrieben, wie bestimmte Affekte die Physiologie von Lust und Liebe (also die Sexualphysiologie), die Physiologie der Miktion und auch die Gebärphysiologie überlagern können, so daß es zu einer Vielzahl von bestimmten gynäkologischen psychosomatischen Symptomen kommen kann (Molinski 1979, 1983, 1989). Die hier aufgezeichneten Bilder beeinflussen darüber hinaus das gesamte Netz der interpersonalen Verflechtungen, einschließlich der Partnerbeziehung. Ob man in Frieden mit sich selber und mit dem Partner leben kann, hängt weitgehend davon ab, ob diese Bilder erfüllt sind oder nicht. Das hat ja C.G. Jung in seinen klinischen Ausführungen zum Thema Animus und Anima dargestellt. Alle diese Dinge lassen sich aber mit den Begriffen des Bildes vom eigenen Geschlecht, des Bildes vom Gegengeschlecht und der Reaktion auf diese Bilder besser und genauer beschreiben.

Aber nicht nur die Partnerbeziehung, sondern die gesamte Lebenslinie ist weitgehend davon abhängig, welches Bild man vom eigenen Geschlecht und welches Bild man vom Gegengeschlecht hat. Die Frau kann sich mit ihrem eigenen Bild der Weiblichkeit identifizieren, und sie kann dagegen protestieren. Entweichen kann sie ihrem eigenen Bild nicht. Jedesmal aber wird ihr ganzer Lebenslauf davon beeinflußt.

Auch Oscar Wilde führt in einer etwas scherzhaften Formulierung in *The importance of being earnest* (1895) das Schicksal von Mann und Frau auf ein Bild der Weiblichkeit zurück: „All Women become like their mothers. That is their tragedy. No man does. That's his."

Bis zu diesem Punkt der Darstellung lag der Akzent hauptsächlich darauf, wie das Bild, das die Frau von ihrer eigenen Weiblichkeit hat, pathogen wirken kann. Aber auch das Bild, das der Mann von der Weiblichkeit hat, kann pathogen wirken. Ich nenne als Beispiel das Bild von der Hexe.

Die Hexenprozesse richteten sich vom Ursprung her gesehen zunächst nicht gegen die Frau, sondern gegen die Ketzer. Denn die Ketzer vertraten die Lehre, daß alles Fleischliche, einschließlich aller menschlichen Fortpflanzung, aufhören müsse, weil es sonst keine Befreiung von der Macht des Teufels gebe. Offensichtlich wurden diese Vorstellungen von der Hexe und die Hexenprozesse dann im 16. und 17. Jahrhundert – also in der frühen Neuzeit, nicht im sog. finsteren Mittelalter – in den Dienst des Hasses zwischen den Geschlechtern gestellt. Mangels exakter historischer Forschung könnte man über die Motive dazu nur spekulieren. Ich selber spekuliere, daß es gerade die erstarkende rationale Haltung der gelehrten Männer der beginnenden Neuzeit war, die dann kompensatorisch alles weniger Rationale und Dämonische haßerfüllt an das weibliche Geschlecht abdelegieren mußte. Eines aber ist unstrittig: es war das Bild der Weiblichkeit des Mannes, das so tödlich gewirkt hat. Heute sind es manche Frauen und ein Teil der Frauenliteratur, die mit dem züngelnden Bild der Hexe kokettieren.

Abschließend sei ein Wort zur Therapie gesagt. Die psychotherapeutische Behandlung geht natürlich von der konkreten und realen äußeren Lebenssituation aus. Genauso wichtig aber ist es, die inneren Bilder des Patienten zu erkennen und aufzugreifen, dabei nicht zuletzt das Bild vom eigenen Geschlecht und vom Gegengeschlecht. Denn äußere Realität und inneres Bild stehen – wie insbesondere C.G. Jung immer wieder betont hat – in einer Wechselwirkung, und der psychosomatisch orientierte Arzt möchte diese inneren Bilder seiner Patientin erkennen.

62   H. Molinski

Literatur

Fordham F (1959) An introduction to Jung's psychology. Penguin, Baltimore
Jung CG Die Beziehung zwischen dem Ich und dem Unbewußten. Rascher, Zürich
Molinski H (1972) Die unbewußte Angst vor dem Kind. Kindler, München
Molinski H (1979) Sexualität und Depression. Sexualmedizin 8:404–405
Molinski H (1983) Zur Psychosomatik von Blasenentleerungsstörungen. In: Gynäkologische Urologie. Thieme, Stuttgart, S 221–226
Molinski H (1989) Emotionale und interpersonale Aspekte der Geburt. Gynäkologie 22:96–99

Laycock – ein psychosomatischer Pionier 1840

A. Greve

Häufig kann man hören, Psychosomatik sei noch eine sehr junge medizinische Disziplin. Ohne Frage ist ja die moderne Psychosomatik ohne Freud und die von ihm entwickelten psychoanalytischen Konzepte nicht vorstellbar.
Dennoch gab es lange vor Freud eine Reihe von Ärzten, die bereits beachtenswerte psychosomatische Ansätze entwickelten. Unter diesen medizinhistorisch bedeutsamen Ärzten – angefangen von Hippokrates bis Charcot – gebührt auch Thomas Laycock besondere Aufmerksamkeit.
Dieser hierzulande kaum bekannte englische Nervenarzt bemühte sich – und das vor 150 Jahren – erstmals um eine systematische Darstellung nervöser Erkrankungen auf frauenheilkundlichem Gebiet. Deshalb darf man ihn wohl zu Recht zu jenen zählen, die sich in pionierhafter Weise um die psychosomatische Medizin in der Gynäkologie und Geburtshilfe verdient gemacht haben.
Sein zweites Verdienst ist sein Bemühen um eine ganzheitliche Medizin; ausdrücklich betont Laycock die 3 Dimensionen des Krankseins: die körperliche, die seelische und die soziale Dimension und deren Wechselbeziehungen.
In diesem seinem Bemühen darum kann Laycock im Kontext seiner Zeit naturgemäß bei weitem nicht den Grad heutiger Differenziertheit erreichen; dies kann ihm jedoch kaum vorgeworfen werden, veröffentlichte er 1840 sein Werk *A treatise on the nervous diseases of women* doch zu einer Zeit, in der elementare Grundlagen der modernen Medizin noch gänzlich unbekannt waren. Beispielsweise feierte man gerade zu jener Zeit in der Gynäkologie die Uterussonde als wichtigstes Diagnostikum und Therapeutikum, die – wohlgemerkt weder sterilisiert noch desinfiziert – somit mehr Unheil als Nutzen gebracht haben dürfte, quasi ein septischer Zauberstab...
Wer ist nun dieser Thomas Laycock?
1812 in Yorkshire geboren, studierte er ab 1833 in London Medizin, arbeitete z. T. in Frankreich mit Chirurgen wie Lisfranc (bekannt ist die Lisfranc-Amputationslinie am Fuß), ebenso mit dem klinischen Pathologen Louis, nach dem der Angulus ludovici am Sternum benannt ist.
1855 bekam Laycock den Lehrstuhl für Medizin in Edinburgh, auf sein Betreiben hin wurde der Titel erweitert um die Bezeichnung „Lektor für ärztliche Psychologie und geistige Erkrankungen".
Er versuchte – und das 50 Jahre vor Freud – eine wissenschaftlich fundierte Verbindung zwischen Soma und Psyche, zwischen Neurophysiologischem und Metapsychischem als Basis für die Erforschung und Behandlung geistiger

Erkrankungen zu schaffen. Zeitlebens arbeitete er daran, das Phänomen „Leben" in die Domäne der Philosophie und das Phänomen „Denken" in die Domäne der Physiologie einzubringen.

Eine Einheit von geistiger Philosophie und zerebraler Physiologie würde ein besseres Umgehen mit Krankheiten fördern – deshalb versuchte Laycock Psychologie und Neurologie in die Medizin einzuführen.

Laycock gehörte weiterhin zu einem Kreis durchaus bekannter Ärzte, die von der Bedeutung psychologischer Faktoren bei der Entstehung und Ausgestaltung von Krankheiten überzeugt waren. Man sprach von Interaktion von Körper und Geist. Laycock brachte hierzu sogar die Idee vom Unbewußten ein, obgleich er diesen Terminus nicht explizit benutzte.

Er war mit seinen Ideen durchaus umstritten; dennoch gehörten später bekanntgewordene Ärzte zu seinen Schülern und Anhängern, so z.B. Sir Byrom Bramwell, berühmter Kliniker mit weitbeachteten Veröffentlichungen über Hirntumoren und Rückenmark, und John Hughlings Jackson, nach dem bestimmte fokale epileptische Anfälle benannt sind.

Welche nun sind Laycocks psychosomatische Leistungen auf frauenheilkundlichem Gebiet?

Laycock beschreibt konkret verschiedene Syndrome nervöser Erkrankungen bei Frauen, die wir noch heute in der Psychosomatik von Gynäkologie und Geburtshilfe wiederfinden. Genau wie andere Autoren kennt Laycock z.B. die Amenorrhö als mögliche Folge seelischer Einflüsse. Im Gegensatz zu vielen anderen seiner Zeit mißt er einer Situation extremer Angst eine zentrale ursächliche Bedeutung zu (erwähnt sei, daß erst 1952 Elert den Begriff „Notstandsamenorrhö" prägte).

Weiterhin beschäftigt sich Laycock mit der Scheinschwangerschaft und weiteren Zyklusstörungen wie Menorrhagie, Poly- und Oligomenorrhö und Metrorrhagie. Auch diese Störungen sieht er überwiegend ausgelöst durch Angst und andere Emotionen. Ausführlich widmet er sich der Anorexia nervosa; er sieht hier viele Parallelen zu hysterischen Phänomenen. So betont er besonders den Ausdruckscharakter der Anorexie und die Tendenz der Patientinnen, im Mittelpunkt stehen und Bewunderung erzielen zu wollen. Die dem Symptom zugrundeliegende Ablehnung der eigenen Weiblichkeit erkennt er jedoch noch nicht.

Gegenstand weiterer Untersuchungen Laycocks sind psychosomatische Aspekte bei der Dysmenorrhö, beim heutzutage „prämenstruelles Syndrom" genannten Symptomenkomplex, bei chronischen funktionellen Unterleibsschmerzen und sonstigen Schmerzzuständen der Frau, bei Fluor genitalis, Pruritus vulvae und bei Störungen während Schwangerschaft und Geburt.

Die funktionell bedingte Sterilität dagegen betrachtet er ausschließlich unter dem somatopsychischen Aspekt: so führe z.B. unerfüllter Kinderwunsch häufig zur paroxysmalen Hysterie.

Laycock beschreibt auch psychogene Miktionsstörungen: besonders im Rahmen einer latenten Nymphomanie würden Frauen oft Harnretention lediglich vortäuschen, um katheterisiert zu werden. Allgemein sei ja bekannt, daß Frauen mit sittlich verdorbenen Gefühlen großes Vergnügen daran empfänden, sich katheterisieren zu lassen.

Des öftern skizziert Laycock den Symbolcharakter von Symptomen: eine um ihre Kinder besorgte Patientin Laycocks habe eine Darmspastik mit Sekretionssteigerung entwickelt, „als ob die Eingeweide weinten".

Zur Ätiologie psychosomatischer Störungen entwickelt er interessante Ansätze: so finde nur der zur richtigen Diagnose, der sich mit der individuellen Vorgeschichte und der Persönlichkeit der Patientin ausreichend vertraut mache. Wichtig sei demnach die Erhebung der pathologischen Biographie der Patientin von der Kindheit bis hin zur Erkrankung. Ebenso sei die Erziehung von großer Bedeutung für die Entwicklung nervöser Störungen. In recht modern klingender Weise stellt Laycock auch die Möglichkeit der erblichen Prädisposition zu nervösen Störungen fest.

50 Jahre vor Freud beschreibt er die große Bedeutung der Sexualität für gesunde und krankhafte Prozesse. Das Gesamt der seelischen Vorgänge werde von der Sexualität stimuliert wie von Opium. Laycock weiß um die zentrale Bedeutung unerfüllter sexueller Wünsche für die Entstehung hysterischer Symptome, wobei diese Wünsche den Patientinnen keinesfalls gegenwärtig sein müßten.

Aus heutiger Sicht können wir Thomas Laycock also durchaus als einen Arzt bezeichnen, der in seiner beruflichen Tätigkeit psychosomatische Aspekte des Krankseins mitberücksichtigt. Nun ist er sicherlich nicht der einzige und auch nicht der erste Arzt in der Geschichte, der im Rahmen einer körperlichen Erkrankung auch seelische Komponenten beachtet. In dreifacher Hinsicht hebt er sich jedoch von vielen anderen Autoren vor Freud ab:

1) Wie bereits erwähnt, bemüht er sich um eine systematische Untersuchung der nervösen Erkrankungen bei Frauen, die heute dem Formenkreis psychosomatischer Syndrome in Gynäkologie und Geburtshilfe zugeordnet werden.

2) Seine Methodik ist fortschrittlich und von Interesse: er möchte nicht auf spekulativem Weg zu Erkenntnissen über Wesen und Behandlungsmöglichkeiten einer Erkrankung gelangen, vielmehr betont er die geduldige Beobachtung und die Kombination von Praxis und Wissenschaft.

3) Er fordert eine Gleichwertigkeit von biologischen, psychologischen und sozialen Aspekten des Krankseins; deren Wechselbeziehung sei für Entstehung und Ausgestaltung von Krankheit von zentraler Bedeutung.

Eine derartige ganzheitliche Sicht des kranken Menschen erweist sich auch aus heutiger Sicht keinesfalls als eine zu belächelnde mangelhafte Fertigkeit der Ärzte in früheren Jahrhunderten; vielmehr kann und soll der Gynäkologe heute die biologischen, psychologischen und sozialen Einzelaspekte bei einer Patientin in seine Sprechstunde integrieren und damit ganz im Sinne der von Hertz u. Molinski (1986) beschriebenen biopsychosozialen Sprechstunde arbeiten.

Insofern darf Laycock tatsächlich als ein Pionier auf dem Wege zur modernen Psychosomatik in der Frauenheilkunde gelten. Nicht alle Autoren mühten sich wie er um eine möglichst vorurteilsfreie Betrachtung des Phänomens Frau; noch 50 Jahre später bezeichnete beispielsweise Otto Weininger in seiner

Abhandlung *Geschlecht und Charakter, eine prinzipielle Untersuchung* das „Weib als weder tiefsinnig noch hochsinnig, weder scharfsinnig noch gradsinnig, es sei [...] vielmehr [...] als Ganzes [...] unsinnig".

Literatur

Carus CG (1827) Lehrbuch der Gynäkologie. Leipzig, S 28
Cope Z (1965) Extracts from the diary of Thomas Laycock, chiefly written when he was a medical student 1833–1935. Med Hist 9:169–176
Fischer-Homberger E (1979) Krankheit Frau und andere Arbeiten zur Medizingeschichte der Frau. Huber, Bern
Hertz DG, Molinski H (1986) Psychosomatik der Frau. Springer, Berlin Heidelberg New York Tokyo
Laycock T (1840) A treatise on the nervous diseases of women; comprising an inquiry into the nature, causes, and treatment of spinal and hysterical disorders. London
Veith I (1965) Hysteria – the history of a disease. Chicago

Integration psychosomatischer Grundeinstellung in einer Frauenklinik

M. Scheele

Der Begriff „psychosomatische Grundversorgung", besser hieße es „Grundeinstellung", wurde in den Richtlinien der Kassenärztlichen Bundesvereinigung 1987 geprägt.

Ich zitiere: „Ihr Ziel ist eine möglichst frühzeitige differentialdiagnostische Klärung komplexer Krankheitsbilder, eine verbale und übende Basistherapie psychischer, funktioneller und psychosomatischer Erkrankungen durch den primär somatisch orientierten Arzt und ggf. die Indikationsstellung zur Einleitung einer ätiologisch orientierten Psychotherapie durch einen psychosomatisch oder verhaltenstherapeutisch behandelnden Arzt" (Stucke 1989).

Die Notwendigkeit der Integration einer psychosomatischen Grundeinstellung in die Klinik ist unbestritten. Es sei hier nur auf die übliche Visite verwiesen, die die überwältigende Mehrheit von Patientinnen und Patienten in verschiedenen Befragungen als nicht persönlichkeitsbezogen empfanden. So wurde in einer Selbsterfahrungsgruppe von Frauen in Lindau 1988 deutlich, daß das Einfühlen in das individuelle Empfinden der Frau, in das eigene Krankheitserleben vom Frauenarzt erwartet, jedoch überwiegend vermißt wird.

Ich kam vor 3 1/2 Jahren als Oberarzt an die Frauenklinik des Allgemeinen Krankenhauses Barmbek und hatte die Teilnahme an dem Kursus „Die biopsychosoziale Sprechstunde des Frauenarztes" in Düsseldorf hinter mir, sowie die Teilnahme an mehreren Seminarkongressen unserer Gesellschaft und an Balint-Gruppen. Von mir wurde die Vertretung und Verbreitung der Psychosomatik in unserem Fachgebiet in einer Klinik mit 102 Betten, 4 Oberärzten, 12 Assistenten und 18 Hebammen bei 2000 Geburten pro Jahr erwartet. Für mich stand hinter der Frage „Ist die Integration einer psychosomatischen Grundeinstellung in eine solche Klinik möglich?" ein großes Fragezeichen. Auch der einzuschlagende Weg war völlig offen. Meine hohen Erwartungen an die Mitarbeiter und an mich selbst wurden dankenswerter Weise schnell gebremst, als Herr Dmoch mir tröstend mitteilte, es brauche mindestens 2 Jahre, ehe ich mit dieser Einstellung an einer Klinik anerkannt würde. Außerdem stand ich sofort in Konkurrenz zu einer Psychologin, die schon längere Zeit an der Klinik tätig war und Gespräche mit den Frauen führte, die von selbst zu ihr kamen oder geschickt wurden. Wir haben darüber von Anfang an gut miteinander sprechen können und eine vertrauensvolle Zusammenarbeit entwickelt, die die unten noch zu beschreibende Weiterentwicklung erst möglich machte.

Die Reaktion der Mitarbeiter war anfangs mißtrauisch, weil gar nicht sofort sichtbar war, was ich eigentlich anders machen wollte und konnte, schließlich war ich kein Psychologe und hatte auch nicht die Zusatzbezeichnung Psychotherapie.

Die Reaktion der betreuten Frauen war überwiegend positiv.

Es wollten sehr bald Frauen nicht mit der Psychologin, sondern eher mit einem psychosomatisch orientierten Arzt sprechen. Einige haben anschließend eine Psychotherapie begonnen.

Im folgenden möchte ich die Hindernisse, die ich bei der Integration einer psychosomatischen Grundeinstellung sehe, beschreiben, ehe ich auf die Schwierigkeiten von seiten der Mitarbeiter eingehe und die Möglichkeiten der Integration aufzeige.

Nachdem das anfängliche Mißtrauen weitgehend abgebaut war, erwarteten die meisten von mir eine Beschäftigung mit den „schwierigen" Frauen. Es bestätigte sich mir die These von Wirsching: „Die psychosomatische Differentialdiagnose und Indikationsstellung sind gegenwärtig die verbreitetsten Wege, um in Hilflosigkeit und Hoffnungslosigkeit geratene Arzt-Patienten-Beziehungen erträglicher zu gestalten" (Wirsching 1989). Die typische psychosomatische Patientin wurde seltener vorgestellt, die mußte ich mir meistens selber suchen. Auf der konservativen Station, die auch die Betreuung onkologischer Patientinnen übernimmt, rief ich bei den Schwestern Entrüstung hervor, als ich eine junge Frau mit Unterbauchschmerzen ohne Organbefund intensiver betreute, wo doch in den Nachbarzimmern sterbende Frauen zu begleiten waren. Diese Begleitung sollte plötzlich dem Psychosomatiker zufallen und den Stationsarzt entlasten, vordergründig vom Zeitmangel, sicher aber eher von der Konfrontation mit den eigenen Ängsten (Pontzen et al. 1988).

So stand ich vor einem Riesenberg von unrealistischen Erwartungen und spürte, daß mir mit deren Übernahme und Erfüllung eine Absonderung innerhalb der Klinik zu einem Spezialisten für die Psyche drohte. Wie verlockend war der Gedanke meines Chefs, ich könnte eventuell eigene Betten für psychosomatische Patientinnen zugeteilt bekommen und diese eigenständig behandeln. Lief das nicht dem Konzept einer Integration der psychosomatischen Grundeinstellung zuwider, und unterstützte das nicht die Tendenz der Mitarbeiter, den Psychosomatiker als „Fachretter" mißzuverstehen? Außerdem war ich an die Klinik gekommen, um geburtshilfliche und operative Erfahrungen weiter auszubauen. Ich wollte also die Psychosomatik in mein frauenärztliches Handeln einbezogen wissen, aber nicht zum hauptamtlichen Psychosomatiker werden. Daß die Psychosomatik nicht ein Spezialgebiet in der Gynäkologie ist, hat Molinski ausführlich dargelegt. Ich zitiere: „Die psychosomatische Medizin ist also eine ärztliche Betrachtungsweise, die nicht *neben* der Gynäkologie, sondern die *innerhalb* der Gynäkologie [...] steht" (Molinski 1985).

Nachdenklich machte mich die Empfehlung vieler, mit diesen Kenntnissen und Möglichkeiten müsse ich mich doch ganz sicher niederlassen. Hat eine Klinik denn eine solche Integration der psychosomatischen Grundeinstellung nicht mindestens ebenso bitter nötig wie der Frauenarzt in der Praxis?

Bis heute behindert unsere Klinikorganisation die Integration einer psychosomatischen Grundeinstellung in meine Tätigkeit. Als Oberarzt bin ich nicht täglich, sondern nur einmal wöchentlich auf der Visite Ansprechpartner für die Patientinnen, ja eigentlich das noch nicht einmal, ich habe eher Kontroll- und Entscheidungsfunktionen. Ansprechpartner ist der Stationsarzt, der im Zuge des Freizeitausgleichs leider auch ständig wechselt.

Bereits bei Aufnahme der Patientinnen in die Klinik wird eine Klinikroutine in Gang gesetzt, bei der das Gespräch in den Hintergrund tritt. Die Anamnese gleicht eher einem Fragenkatalog, Routineuntersuchungen werden rasch gemacht, damit am nächsten Tag gleich die geplante Operation durchgeführt werden kann. Diagnose und Therapie auf dem Einweisungsschein werden durch Untersuchung der Patientin vom Chef oder Oberarzt überprüft. Für den Aufbau einer Arzt-Patienten-Beziehung, die es ermöglicht, die Frau als Ganzes zu sehen und nicht nur ihren Uterus, ist kein Platz vorgesehen. Mit welchem Arzt auch, wo doch Tag für Tag immer wieder andere Ärzte Ansprechpartner sind! Warum wird diese Krankenhausroutine nicht gestoppt? Es kostet Kraft und vor allem die feste Überzeugung der meisten, nicht nur *eines* Oberarztes, daß eine kompetente Medizin nur möglich ist, wenn wir diese Routine ändern und die Bedingungen für eine psychosomatische Grundeinstellung schaffen. Wir können dies nur erreichen, wenn zur Facharztausbildung auch eine Ausbildung zur psychosomatischen Grundeinstellung dazugehört, wie sie verschiedentlich schon gefordert wurde (Frick-Bruder 1988a, Stucke 1989).

Und damit bin ich bei den Schwierigkeiten, die die Mitarbeiter – wegen der Kürze der Zeit seien die Ärzte als Beispiel genannt – mit der Integration einer psychosomatischen Grundeinstellung haben. Es fehlt ihnen an Vorbildern in der Klinik. Sie zeigen auch wenig Tendenz, sich mit der gynäkologischen Psychosomatik auseinanderzusetzen. Ist es die Notwendigkeit, sich den eigenen Gefühlen zu stellen (Frick-Bruder 1988b), die sie davon abhält, oder die Angst vor der Begegnung zwischen Arzt und Patient (Ermann 1989), oder ist es schlicht das scheinbare Fehlen einer erlernbaren Technik? Manuelle Techniken z. B. lassen sich heute ja problemlos und boomartig in die Medizin einführen!

Es fehlt an Kenntnissen in patientenorientierter Gesprächsführung. Bliesener bemerkt: „Wer Computer, Wertpapiere oder Beta-Blocker verkaufen will, erhält ein besseres Training in Gesprächsführung als ein Arzt, der einem Patienten bei der Gesundung helfen möchte (Geisler). So treten viele Kommunikationsstörungen auf, die den Gesprächsbeteiligten überhaupt nicht bewußt sind. Ohne das Gespräch ist die Medizin jedoch inhuman, es läßt sich durch nichts ersetzen (Geisler 1988).

Weiterhin bedarf es neben der Balint-Gruppen-Erfahrung auch einer Ausbildung in gynäkologischer Psychosomatik, wie wir sie hier auf den Seminarkongressen erwerben können.

So sah ich mich vor längerer Zeit dem Vorwurf ausgesetzt, ich hätte eine Patientin, die wochenlang wegen einer Hyperemesis stationär behandelt wurde, in eine Fachabteilung verlegen müssen, um die vorhandenen Konflikte bearbeiten zu lassen. Unsere liebevoll stützende Behandlung entsprach den von mir erlernten Erkenntnissen und führte zum Erfolg, machte aber für den Unerfahrenen den Eindruck, als passiere gar nichts.

Ich versuche nun, Wege aufzuzeigen, die meiner Meinung nach die Integration einer psychosomatischen Grundeinstellung in die Klinik auf Dauer möglich macht:
– Das Personal, nicht nur die Ärzte, sondern vor allem auch Schwestern und Hebammen, müssen von Anfang an psychosomatische Grundkenntnisse vermittelt bekommen. Neben dem Erwerb von fachspezifischen Kenntnissen wird dies durch Teilnahme an Balint-Gruppen und durch Ausbildung in patientenorientierter Gesprächsführung möglich sein.
– Die Klinik muß entsprechend den Bedürfnissen der Frauen umgestaltet und umorganisiert werden. Ich erinnere wie Stauber daran, daß die Klinik in erster Linie für die Patientinnen da ist und erst in zweiter Linie für uns Ärzte und Schwestern (Stauber 1982).
– Die Aufgaben der Psychologin sind weniger patientenzentriert, als arzt- und teamzehtriert zu sehen, z.B. in der Supervision und Übernahme der oben beschriebenen Ausbildung der Mitarbeiter (Pontzen et al. 1988).

Abschließend möchte ich bemerken, daß mir m.E. die Integration einer psychosomatischen Grundeinstellung immer dann gelungen ist, wenn ich vom Zeitpunkt der Klinikaufnahme an eine kontinuierliche Arzt-Patienten-Beziehung aufbauen konnte, die die Bedingungen und Ziele der psychosomatischen Grundeinstellung, wie sie inzwischen mehrfach beschrieben wurden, berücksichtigte (Ermann 1989; Stolze 1989; Wirsching 1989). Meine zusätzliche Ausbildung in patientenzentrierter Gesprächsführung bei unserer Psychologin hat mir dabei sehr geholfen. Ich stimme Herrn Prof. Stauber jedoch zu, daß ein Einzelgänger mit diesem Integrationsmodell immer in der Gefahr steht, wegrationalisiert zu werden (Stauber 1988), oder aber sich letztlich doch resigniert in die Praxis zurückzuziehen.

Literatur

Ermann M (1989) Der Beitrag der Psychoanalyse zur psychosomatischen Grundversorgung. Prax Psychother Psychosom 34:33–38
Frick-Bruder V (1988a) Die Bedeutung der Psychosomatik für die Gynäkologie. (Vortrag auf dem Symposium „Psychosomatik in Gynäkologie und Geburtshilfe" zum 65. Geburtstag von H. Molinski, Düsseldorf 1988)
Frick-Bruder V (1988b) Die Paardynamik steriler Ehen. (Vortrag auf dem 47. Kongreß der Deutschen Gesellschaft für Gynäkologie und Geburtshilfe 9/1988, München)
Geisler L (1988) Arzt und Patient im Gespräch – Wirklichkeit und Wege. Dtsch Ärztbl 85/50:C-2176
Möller C-P (1983) Erfahrungen in der Anwendung eines psychosomatischen Verständnisses in der Klinik. In: Frick-Bruder V, Platz P (Hrsg) Psychosomatische Probleme in Gynäkologie und Geburtshilfe. Springer, Berlin Heidelberg New York Tokyo
Molinski H (1985) Interdisziplinäre Zusammenarbeit mit der Psychosomatik. Gynäkologie 18:47
Pontzen W et al. (1988) Probleme und Möglichkeiten der Zusammenarbeit zwischen internistischen Onkologen und Psychosomatikern. Prax Psychother Psychosom 33:35–41
Prill H-J (1983) Die gynäkologische Visite. In: Prill H-J, Langen (Hrsg) Der psychosomatische Weg zur gynäkologischen Praxis. Schattauer, Stuttgart, S 37

Raspe H-H (1983) Warum fragen Krankenhauspatienten so wenig? Eine medizinsoziologische Untersuchung der Stationsarztvisite. In: Prill H-J, Langen (Hrsg) Der psychosomatische Weg zur gynäkologischen Praxis, Schattauer, Stuttgart, S 29

Reisch E (1988) Ein klientenzentriertes Konzept zur Psychosomatik. GwG-Zeitschrift 72:54

Stauber M (1982) Wie kann in der Frauenklinik die Psychosomatik in Diagnostik und Therapie integriert werden? In: Richter D, Stauber M (Hrsg) Psychosomatische Probleme in Gynäkologie und Geburtshilfe. Springer, Berlin Heidelberg New York, S 53

Stauber M (1988) Aktuelle Situation und Entwicklungstendenzen in der psychosomatischen Geburtshilfe und Gynäkologie. (Vortrag auf dem Symposium „Psychosomatik in Gynäkologie und Geburtshilfe" zum 65. Geburtstag von H. Molinski. Düsseldorf)

Stolze H (1989) Annäherung an den Kranken. Prax Psychother Psychosom 34:27–32

Stucke W (1989) Psychosomatische Grundversorgung: Definition – Ziele – Abgrenzung. Prax Psychother Psychosom 34:22–26

Stunder W, Prill H-J (1984) Interaktionen bei der gynäkologischen Visite. In: Jürgensen O, Richter D (Hrsg) Psychosomatische Probleme in Gynäkologie und Geburtshilfe. Springer, Berlin Heidelberg New York Tokyo, S 129

Wirsching M (1989) Körperlich Schwerkranke in der psychosomatischen Grundversorgung. Prax Psychother Psychosom 34:39–49

Normale und pathologische fetale Entwicklung im Ultraschallbild

R. Terinde

In der Sektion Pränataldiagnostik und gynäkologische Sonographie an der Universitäts-Frauenklinik Ulm werden jährlich 15000 Ultraschalluntersuchungen und ultraschallkontrollierte Eingriffe durchgeführt. Im Mai 1989 erreichten wir 20000 Amniozentesen. Die sonographische Fehlbildungsdiagnostik nimmt einen zunehmenden Stellenwert ein.

Personell unterbesetzt, versuchen wir unseren Patientinnen gerecht zu werden – oft leider nur mangelhaft. Patienten beklagen, daß alle über irgendwelche Dinge durcheinanderreden, Telefonnummern austauschen und Anfragen am Telefon beantworten. Auch die Rufanlagen in den Taschen piepen noch. Wir werden kritisiert, daß wir den Arbeitserfolg, etwas Eindeutiges gefunden zu haben und unverzüglich auf dem Videoband fixieren zu können, höher einschätzen als ein rücksichtsvolles Verhalten gegenüber einer betroffenen Patientin.

Es ist möglich die Entwicklung des Menschen sonographisch von der Vereinigung von Ei- und Samenzelle indirekt auf der mütterlichen Seite zu beobachten. Mit 130 µm Durchmesser kann die Eizelle zwar fast mit dem Auge, nicht aber mittels Ultraschall erkannt werden. Ein sprungbereiter Graaf-Follikel mit 15–20 mm Durchmesser läßt sich jedoch ohne Mühe mit einer Vaginalsonde darstellen.

Die Abb. 1 zeigt eine multifollikuläre Entwicklung unter HMG-/HCG-Stimulation. Diese ist im Rahmen des In-vitro-Programms erwünscht, um mehrere reife Eizellen zu gewinnen. Die Punktion der Follikel erfolgt ohne Narkose von vaginal her. Auf diese Weise werden 4–8 Follikel entleert, die Eizellen isoliert und je nach Reife befruchtet.

Der intrauterin gelegene Fruchtsack in Abb. 2 mißt 5 mm im Durchmesser und wurde mit einer 7 MHz-Sonde von vaginal her am 26. Zyklustag – also 2 Tage vor der erwarteten Regel – aufgenommen. Der Fruchtsack erscheint sonographisch leer, vermeintliche embryonale Strukturen zeigen kein Leben. Erst am 36. Zyklustag nach der letzten Regel beginnt der paarige Herzschlauch mit Kontraktionen. Jetzt, in der 7. Schwangerschaftswoche (SSW), sind Dottersack und Embryo deutlich sichtbar.

In letzter Zeit ist die prognostische Bedeutung des Dottersacks beschrieben worden: Ein Dottersack kleiner als 4 mm oder größer als 10 mm, besonders nach der 11. SSW, gefährdet einen noch intakten Embryo. Der 6 mm lange Embryo zeigt regelmäßige Herzaktionen (Abb. 3a), Aufgliederungen in Kopf,

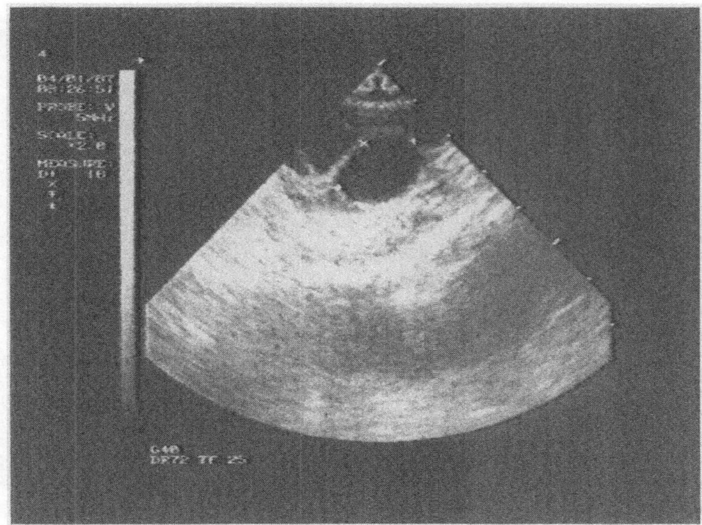

Abb. 1. Multifollikuläres Follikelwachstum unter HMG/HCG. Stimulierung

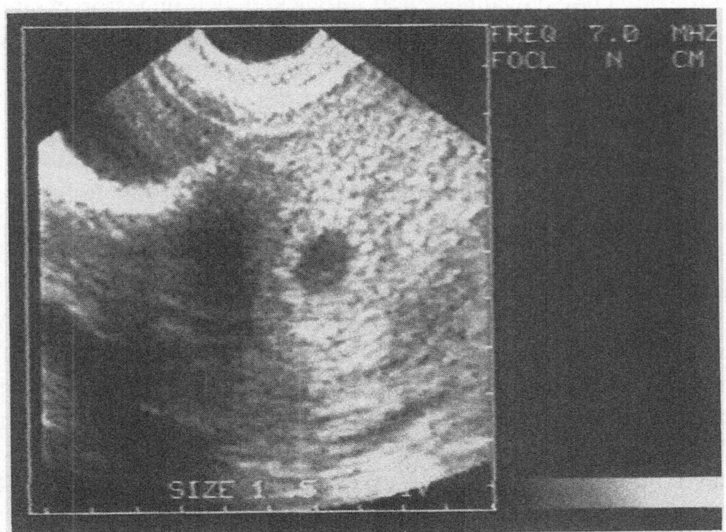

Abb. 2. Intrauterin gelegener Fruchtsack von 5 mm Durchmesser

Rumpf und Extremitäten sind noch nicht zu erkennen. Die Schwangerschaft erscheint in sich intakt – und doch bestand ein Befund, der möglicherweise Mutter und Kind bedrohte; vom linken Ovar ausgehend entwickelte sich ein riesiger zystischer Tumor (Abb. 3b), der das ganze Abdomen ausfüllte, den Darm nach kranial verdrängte und die Atmung der Patientin erschwerte. Nach

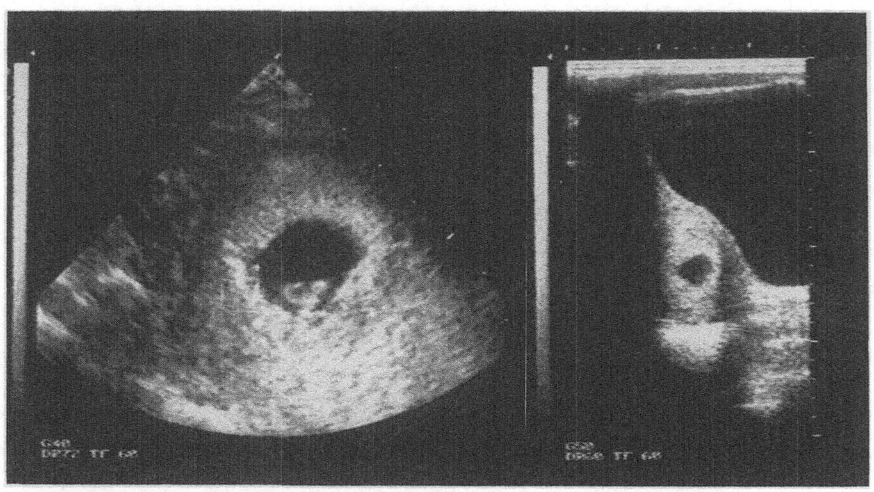

Abb. 3a, b. Intakter 6 mm großer Embryo (**a**) mit großem zystischen Tumor oberhalb des Uterus (**b**)

Abschluß der Lutealphase wurde in der 10. SSW der nicht bösartige Tumor entfernt. Die Schwangerschaft entwickelt sich ungestört weiter.

Auch in der 8. SSW sind entsprechend der noch fehlenden Aufgliederung des Embryos noch keine Einzelheiten zu erkennen, eine Herzaktion muß jedoch nachweisbar sein. Die Vermessung der Scheitel-Steiß-Länge ermöglicht eine exakte Zuordnung zum Schwangerschaftsalter, ein Vorteil, der 20 % der schwangeren Frauen zugutekommt.

Bei einer Zwillingsschwangerschaft (Abb. 4) liegen Leben und Tod oft dicht beieinander. Nicht selten bewirkt ein Kind den Tod des anderen nach dem Recht des Stärkeren. In der rechten Fruchthöhle läßt sich kein intakter Embryo darstellen.

Ein Fet mißt in der 14. SSW vom Scheitel bis zum Steiß bis zu 80 mm. Diese Dimension läßt sich auch sonographisch aufgliedern. Kopf, Rumpf und Extremitäten sind deutlich erkennbar, seit der 9. SSW beleben embryonale Bewegungen das Ultraschallbild. Bei stärkerer Vergrößerung können auch Einzelheiten des Gesichts, hier im Profil (Abb. 5), erkannt werden. Wenn man den jetzt 3jährigen Nils zum Vergleich ansieht – die gleiche Stirn, das gleiche trotzige Kinn.,

Die 8.–12. SSW wird als Zeitraum zur pränatalen Chromosomendiagnostik durch Zottenbiopsie genutzt. Per Videoaufnahme läßt sich zeigen, wie die Feten auf den invasiven intrauterinen Eingriff reagieren. Beim Einführen des Biopsiekatheters erfolgen rasche Bewegungen, jedoch keine Flucht, der Embryo nimmt die Manipulation ohne sichtliche Reaktion hin.

Werner Gross (1982) beschreibt in seinem Buch *Was erlebt ein Kind im Mutterleib?:* „Auch Ultraschall scheint er nicht zu mögen. Ein befreundetes Ärzteehepaar berichtete mir, daß ihr Kind im Mutterleib fast vor dem Ultraschall zu fliehen begann. All das weist darauf hin, daß der Fetus so etwas wie ein

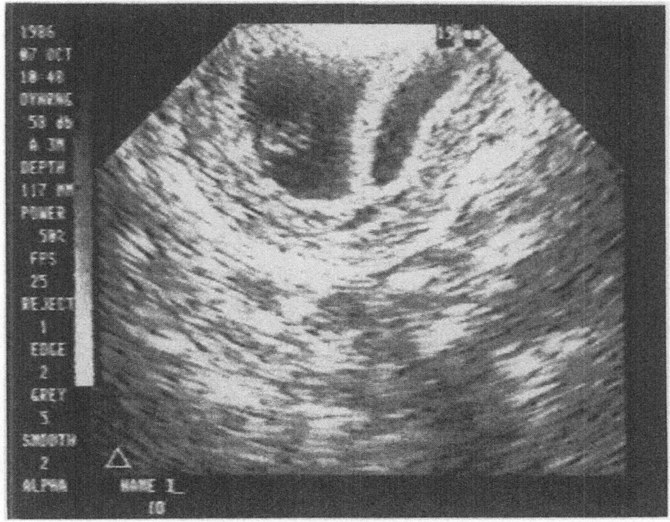

Abb. 4. Geminischwangerschaft mit leerem Fruchtsack rechts

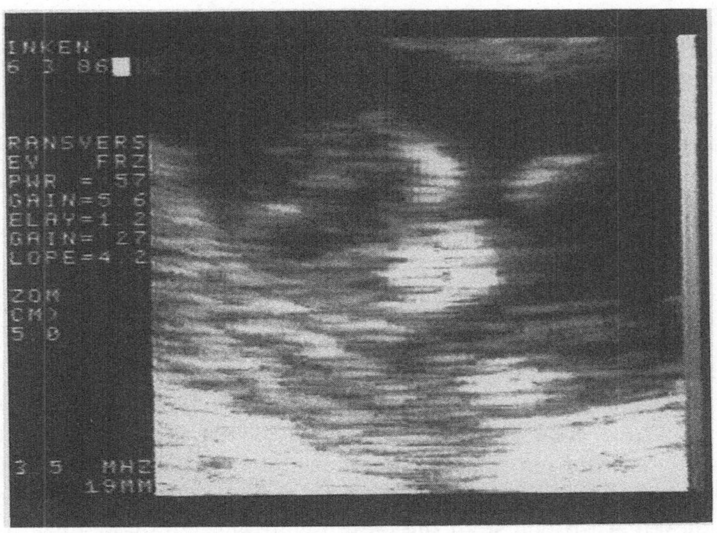

Abb. 5. Fetales Profil in der 14. SSW

Empfinden haben muß, mit dem er entscheiden kann, ob ihm etwas gefällt oder nicht." Diese Beobachtung konnte ich bisher nicht machen.
Herr Gross sollte sich selbst ansehen, wie Feten im Ultraschallbild reagieren. Feten kommen aktiv ins Bild, weichen nicht der Vorwölbung des Amnions, hervorgerufen durch den Katheter, aus, bleiben in der Nähe der Vorwölbung.

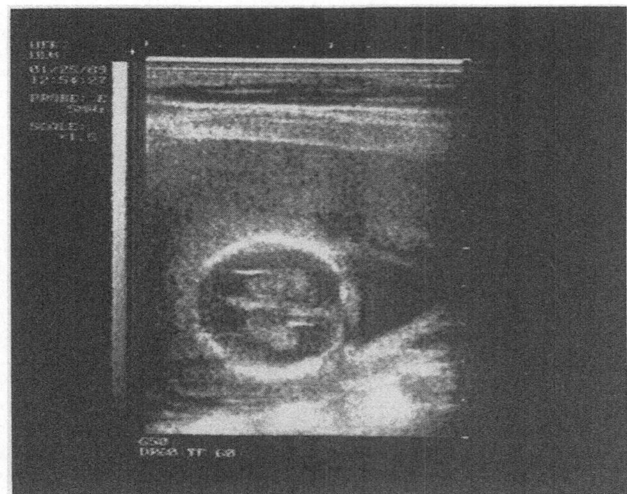

Abb. 6. Fetaler Schädel in der 16. SSW

Puls von Mutter und Kind sind nicht beschleunigt. Auch nach einer Chorionbiopsie gibt es keine sichtbaren Veränderungen.

Von der 12. bis zur 16. SSW läuft eine schnelle Wachstumsphase ab. Die voll ausgebildeten Organe nehmen entsprechend den fetalen Bedingungen ihre Funktion auf und sind im Ultraschallbild darstellbar. Im kindlichen Kopf erkennt man die Ventrikel, die Plexus chorioidei, den III. Ventrikel (Abb. 6). Im Thorax läßt sich das Herz darstellen, alle 4 Kammern sind deutlich separiert. Ein wenig tiefer erscheint die fruchtwassergefüllte Magenblase, das Kind schluckt also Fruchtwasser. Die fetalen Nieren haben ihre Funktion aufgenommen und setzen sich als dunklere Flecken vom Darm ab. Die Ossifikation des Skeletts ist so weit fortgeschritten, daß die Extremitäten im Ultraschallbild klar erkennbar und meßbar sind, wie hier der Femur (Abb. 7).

Auch während einer Amniozentese erscheinen die Feten wenig beeindruckt von dem invasiven und vor allem in der Phantasie gefährlichen Eingriff. Wenn einmal unbeabsichtigt ein Fetus mit der Nadel berührt wird, reagiert er kaum, eine Flucht vor der Nadel habe ich nie beobachtet.

Zwischen der 16. und 20. SSW soll in der BRD nach den Mutterschaftsrichtlinien die erste Ultraschallscreeninguntersuchung vorgenommen werden. Alle Organe sind gut darstellbar, auch das Genitale läßt sich mit viel Geduld fast immer erkennen. Screeninguntersuchung heißt aber auch Fehlbildungssuche – diesen Anspruch stellt die Gesellschaft an den unqualifizierten und qualifizierten Ultraschalluntersucher.

Das schöne Profil in Abb. 8a gehört zu einem Kind mit einer Deletion des Y-Chromosoms. Der Nachweis eines normalen männlichen Genitales – ein Penis von 12 mm Länge (Abb. 8b) – hat dem Jungen u. a. das Leben gerettet, denn ohne den kleinen Unterschied waren die Eltern zum Schwangerschaftsabbruch entschlossen und hätten ihn auch bekommen.

Die Abb. 9a zeigt ein ebenfalls schönes Gesichtsprofil; der Fetus scheint seinen Arm zu küssen, bewegt schmatzend den Unterkiefer – er befindet sich in einer

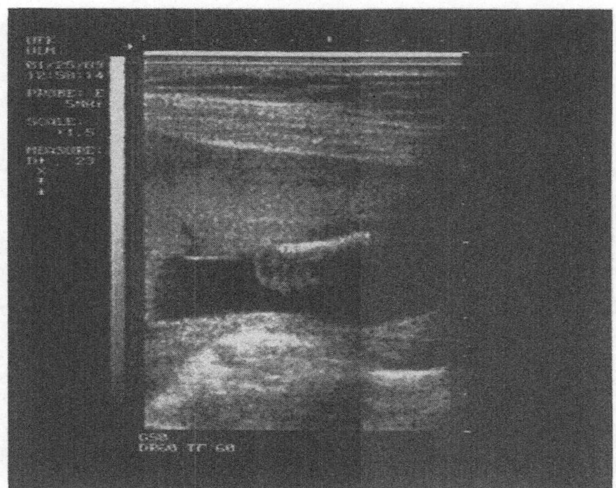

Abb. 7. Fetaler Femur in der 17. SSW

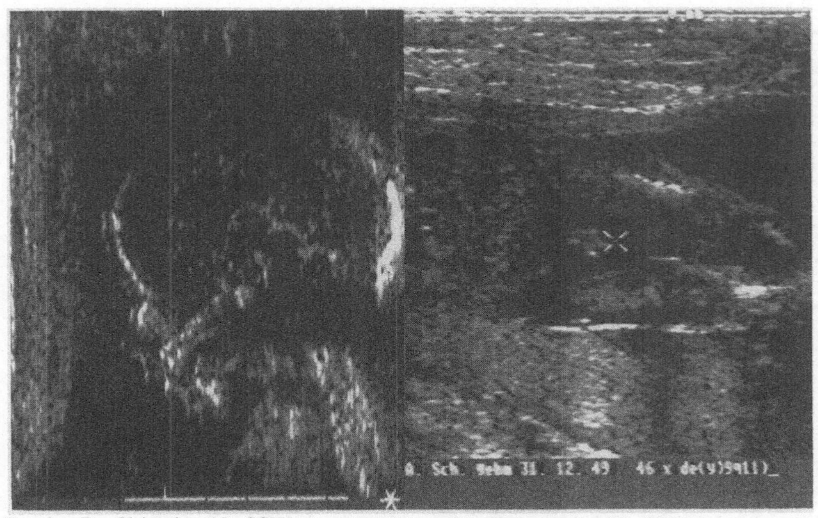

Abb. 8. a Fetales Profil in der 18. SSW; **b** männliches Genitale in der 18. SSW

reichlichen Fruchtwassermenge, sein Geschwisterchen ist unterdessen im Fruchtwassermangel zum Wohle des überlebenden verstorben. Ein fetofetales Transfusionssyndrom führt meist zum Tode eines Kindes (Abb. 9b), nicht selten auch beider Kinder.
Das Kind in Abb. 10a leidet an einem grotesken Hydrozephalus, das bindegewebige Septum pellucidum ist extrem nach einer Seite verlagert, der Hirnmantel nicht zu erkennen. Die Prognose ist infaust, d. h. das Kind wird kurz nach der Geburt sterben. Profile von Hydrozephaluskindern erscheinen besonders

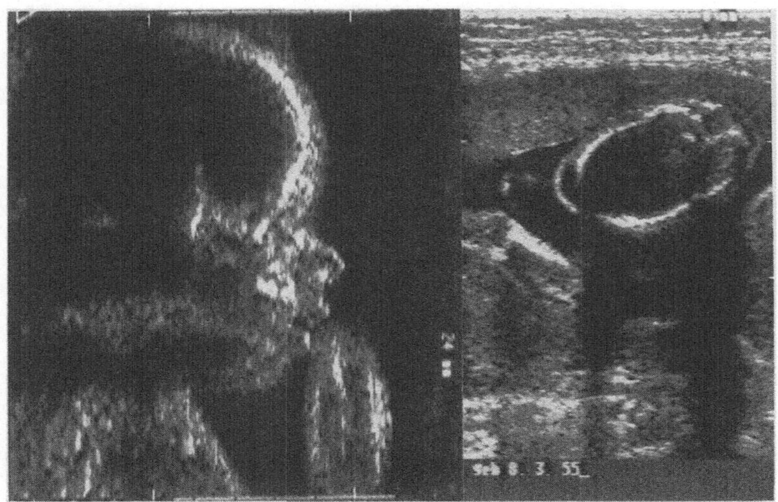

Abb. 9. a Fetales Profil in der 22. SSW; **b** abgestorbener Zwilling in der 22. SSW

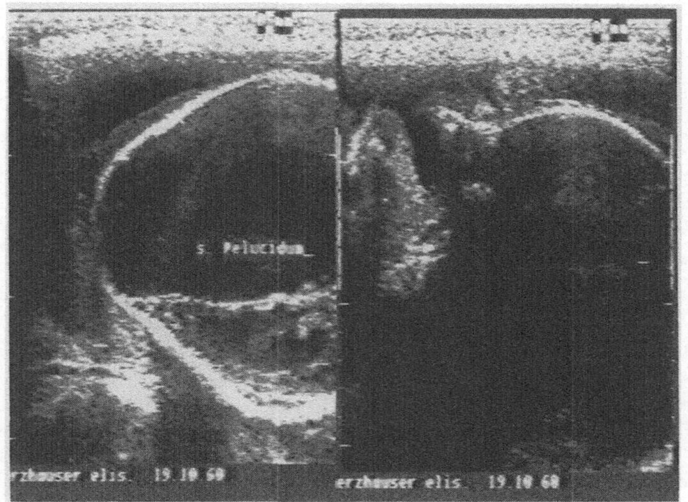

Abb. 10. a Hydrozephalus in der 30. SSW; **b** Mundspalt in der 31. SSW

hübsch, sie erfüllen mit ihrer hohen Stirn die Vorstellung vom Kindchen-schema. Die Öffnung des Mundspaltes (Abb. 10b) erinnert jedoch an das Bild von Edvard Munch: *Der Schrei.* Vielleicht gähnt das Kind aber auch nur. Das Wissen um sein Schicksal verleitet zur Fehlinterpretation.
Im Rumpfquerschnitt (Abb. 11) erscheinen stark aufgetriebene Darm-schlingen, ein normaler fetaler Darm enthält keine Flüssigkeit. Ein Darmver-schluß führt zur Erweiterung der Darmschlingen, die Dehnung löst eine unphy-

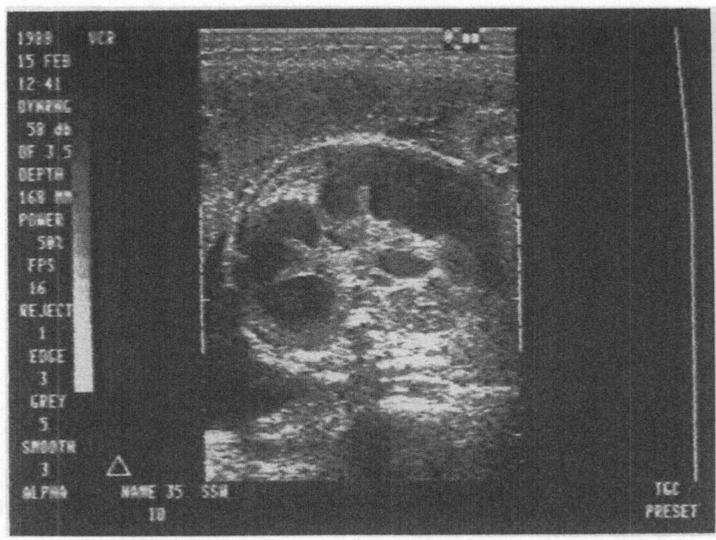

Abb. 11. Darmobstruktion in der 35. SSW

siologische Darmperistaltik aus, die zur Perforation des Darmes und einer lebensgefährlichen Mekoniumperitonitis führen kann. Dieser Fetus ist krank, ihm kann jedoch chirurgisch geholfen werden. Eine vorzeitige Entbindung ist angezeigt.

Die Möglichkeiten und Grenzen der pränatalen Diagnostik lassen sich an folgendem Beispiel aufzeigen: Ein kleiner Junge in der 31. SSW leidet an einem Aszites und Herzbeutelerguß. Die Aufzeichnung der Herztöne zeigt pathologische Frequenzmuster, das Wachstum der Knochenmaße liegt um 2 Wochen zurück. Der Verdacht auf einen Herzfehler wird vom Kinderkardiologen nicht bestätigt. Wie bei jedem Fehlbildungsnachweis haben wir eine Chromosomenanalyse durchgeführt. Diese erfolgt über eine intrauterine, ultraschallgesteuerte Nabelschnurpunktion (Abb. 12). Ein Teil des fetalen Blutes wird laborchemisch untersucht und gleichzeitig wird die Diagnose Mongoloidismus und akute myeolische Leukämie erstellt. Eine mögliche intrauterine Behandlung der Leukämie lehnen die Eltern ab. Der direkte Zugang zu den Gefäßen eines Kindes im Mutterleib hat die Erfolge bei der intrauterinen Behandlung der Rhesusunverträglichkeit verbessert. Über 90% der Kinder überleben gesund. Die Möglichkeiten der pränatalen Erkennung fetaler Pathologie im Ultraschallbild haben zu einer erheblichen Veränderung der Einstellung des Frauenarztes zum Kind geführt. War er vor der Ultraschallära vor allem als Geburtshelfer gefordert, sieht er jetzt den Feten als Patienten. Wir beobachten die intrauterine Entwicklung eines Feten sehr genau mit Hilfe der Ultraschalldiagnostik, erkennen Abweichungen mit großer Sicherheit, versuchen zu helfen, wo es uns geboten erscheint.

In zahlreichen Videoeinspielungen können wir außerdem belegen, daß der Fetus in einer eigenen autonomen Umgebung lebt, die ihn nach Prechtl (1986) weitgehend von seiner extrauterinen Umgebung abschirmt.

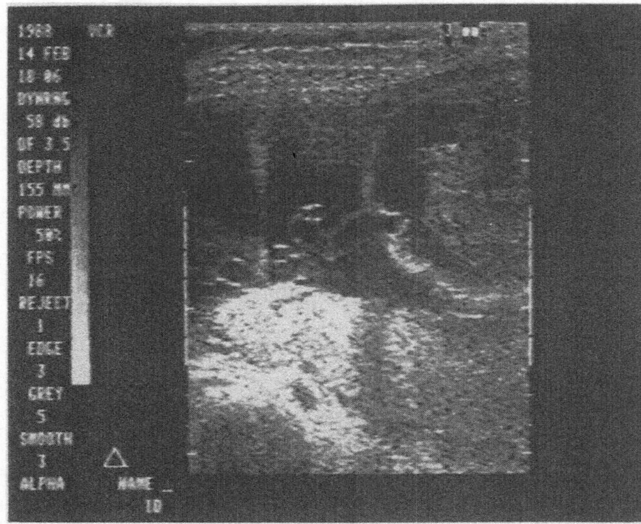

Abb. 12. Nabel-
schnurpunktion in der
21. SSW

Unsere diagnostischen und therapeutischen Maßnahmen sind ihm wahrscheinlich herzlich gleichgültig. Das ändert sich erst, wenn die Nabelschnur – das
Band zu einer anderen Welt – durchtrennt wird.

Literatur

Gross W (1982) Was erlebt ein Kind im Mutterleib? Herder, Freiburg
Prechtl HFR (1986) Entwicklung der embryonalen und fetalen Motorik – Ergebnisse von
    Langzeituntersuchungen mit Ultraschall aus entwicklungsneurologischer Sicht. In: Stauber
    M, Diederichs P (Hrsg) Psychosomatische Probleme in der Gynäkologie und Geburtshilfe.
    Springer, Berlin Heidelberg New York Tokyo, S 11–18

Psychosomatische Begleitung von Paaren bei ungünstigen pränatalen Diagnosen

C. Dincer, T. Schramm, M. Stauber

An der I. Universitäts-Frauenklinik in München besteht eine Ultraschallintensivsprechstunde mit jährlich 600 Untersuchungen, wo extern der Verdacht auf eine fetale Mißbildung gestellt worden ist; in ca. 25 % der Fälle wird der pathologische Befund bestätigt.

Wenn sich der Verdacht erhärtet, erfolgt die weitere Diagnostik, sobald die Diagnose feststeht, wird das Prozedere mit den Eltern festgelegt: Ab diesem Zeitpunkt der weiteren Diagnostik besteht für das Elternpaar die Möglichkeit der psychosomatischen Begleitung.

Bei der Betreuung betroffener Paare haben wir folgende Erfahrung gemacht: Zunächst, solange alles in der Schwebe ist, ist das vorherrschende Gefühl Unsicherheit. Die Stimmung der Frauen schwankt zwischen Panik und Hoffnung, therapeutisch kann man das Problem kaum angehen, weil alles noch unfaßbar und diffus ist, allein Verständnis, Bestärkung und das Einbeziehen des Partners sind möglich.

Wenn das Krankheitsbild klar ist, entscheidet sich das Schicksal der Schwangerschaft – ob es um Schwangerschaftsabbruch kommt oder ob die Schwangerschaft ausgetragen wird.

Kommt es zum intrauterinen Fruchttod bei fetaler Mißbildung, ist den Eltern der Entscheidungsprozeß abgenommen, für sie bleibt die Trauer über das verlorene Kind und die narzißtische Kränkung.

Anders gelagert sind die Fälle, bei denen es zum Schwangerschaftsabbruch kommt, wo die Eltern sich letztendlich für eine Abtreibung entscheiden. Es ist leichter für die Eltern, wenn anhand der Mißbildung abzusehen ist, daß das Kind keine Lebenschance hat, wie beim Anenzephalus oder tanatrophorem Zwergwuchs.

Im Falle einer lebensfähigen Mißbildung, wie z. B. einer schweren Spaltmißbildung oder einer Trisomie 21, müssen sich die Eltern ja im Falle eines Schwangerschaftsabbruchs gegen ein behindertes Kind entscheiden, was sehr häufig mit Schuldgefühlen belastet ist, auch wenn die Eltern voll und auf Anhieb dahinterstehen und sich untereinander einig sind. Wir erleben häufig, daß die Patientinnen Bekannten ganz andere Angaben machen, etwas von Blasensprung und Fehlgeburt erzählen, oder von weither anreisen, damit keiner in ihrem Heimatort etwas erfahren soll.

Die folgende Übersicht zeigt häufige Reaktionsmuster bei Frauen, bei denen es wegen einer fetalen Mißbildung zum Schwangerschaftsabbruch kam.

Unsicherheit, Angst, Panik, Hoffnung
Verzweiflung, Selbstzweifel, Suche nach Gründen
Selbstbezichtigung, Angst vor möglicher negativer Reaktion des Partners

---

„Ausnahmesituation" Prostaglandineinleitung: ähnlich wie auf Intensivstation

---

Trauerarbeit beginnt

positiv	negativ
Zulassen von Trauergefühlen	Verdrängung, Insuffizienzgefühle
Annehmen des Schicksalhaften	wahnhafte Erklärungsmodelle
Bewußtes Umgehen mit Schuldgefühlen	Verschärfung von Partnerkonflikten

---

Besonders, wenn die Eheschließung wegen der Schwangerschaft zustandegekommen war, entsteht Angst, daß jetzt der Partner die Partnerschaft ganz in Frage stellen wird. Der Schwangerschaftsabbruch mittels Prostaglandineinleitung selbst erzeugt Gefühle ähnlich wie auf einer Intensivstation, losgelöst von Zeit und Raum. Vom Somatischen her mag die Prostaglandineinleitung das schonendere Verfahren sein, vom Psychischen her ist es eine Tortur.

Ist alles vorbei, kann die Trauerarbeit beginnen: Positiv ist es, wenn die Frauen ihre Trauergefühle zulassen, mit den Schuldgefühlen wegen des Schwangerschaftsabbruchs bewußt umgehen können. Wenn die Trauerarbeit negativ verläuft, folgen Prozesse der Verdrängung, die Frauen haben Insuffizienzgefühle („Ich bin unfähig ein gesundes Kind zu bekommen"), es kommt zu wahnhaften Erklärungsmodellen („Das ist die gerechte Strafe für meinen Ehebruch vor 2 Jahren"), bestehende Partnerkonflikte verschärfen sich.

Bereits ab der Gewißheit, schwanger zu sein, hat das zu erwartende Kind seinen festen Platz in der Phantasie und im Leben; es verändert die Partnerschaft, die berufliche Situationen, es läßt die Eltern andere Prioritäten setzen. Der Verlust dieses Kindes ist im Schweregrad nicht nur davon abhängig, wie weit die Schwangerschaft gediehen war, sondern wie tief die emotionelle Verbundenheit war, wie viele ersehnte Phantasien ein Ende gefunden haben oder schon getätigte Lebensveränderungen sinnlos oder gar schädlich werden.

Wenn es aber nun feststeht, daß ein krankes Kind zur Welt kommen wird, so steht neben der schmerzlichen Betroffenheit noch eine andere Entwicklung im Vordergrund. Der Akzent liegt auf der psychosozialen Beratung.

Die Eltern müssen Klarheit darüber bekommen, wie die Lebenserwartung sein wird sowie mit welchem Ausmaß einer Behinderung sie rechnen müssen. Breite Information steht im Vordergrund, dabei ist die interdisziplinäre Zusammenarbeit wichtig, wichtigste Fragen zu beantworten: Was wird es können und was nicht? Die folgende Übersicht zeigt die Aufgaben der psychosozialen Beratung, wenn ein behindertes Kind erwartet wird.

Information der Eltern durch	Gynäkologen Pädiater Kinderchirurgen

Beratung durch Sozialarbeiter für Inanspruchnahme finanzieller Hilfen
Vermittlung der Eltern an Beratungsorganisationen mit Information über behindertengerechte Kindergärten, Schulen etc.
Kontakt mit betroffenen Familien zum Erfahrungsaustausch

Paargespräche, Eingehen auf Partner- und Familienkonflikte
Änderung der Erwartungshaltung

Die Eltern müssen behutsam lernen, das glänzende Bild, das alle Eltern von ihrem Kind haben, zu ändern, es annehmen zu können, so wie es wirklich ist.

Dazu ein Fallbeispiel:

Herr und Frau H. waren beide unter 30 Jahre alt, er war Ingenieur, sie war Sekretärin gewesen und war jetzt Hausfrau. Es war die erste Schwangerschaft.
In der 26. SSW wurde im Ultraschall eine Harnstauungsniere des Kindes gesehen. Eine daraufhin durchgeführte Chromosomenanalyse ergab eine Trisomie 21. Für einen Schwangerschaftsabbruch war es zu spät. In den folgenden 12 Wochen mußten Herr und Frau H. damit fertigwerden, ein behindertes Kind zu bekommen.
In den wöchentlichen Stunden ergaben sich eindrucksvolle Veränderungen der Paardynamik und in der Persönlichkeitsentwicklung von Herrn H. Seine Ursprungsfamilie war sozial höherstehend als die seiner Frau. Sein Vater Fabrikant, seine Mutter Konzertpianistin, der einzige Bruder war ebenfalls Ingenieur. Anerkennung durch die Eltern hatten die Brüder nur durch Leistung erwerben können. Die wenig zärtliche und kalte Mutter hatte bereits die Heirat ihres Sohnes mit einer Sekretärin abgelehnt. Innerhalb der Paarbeziehung dominierte Herr H. Am Anfang der therapeutischen Arbeit kam Frau H. wenig zu Wort.
Frau H. war als Halbwaise in kleinen Verhältnissen aufgewachsen und hatte guten Kontakt zu ihrer Mutter. In der aktuellen Situation mit ihrer ganzen Unausweichlichkeit konnte sie sich mit ihrer Mutter aussprechen, ausweinen, sie bekam Trost und Zuwendung und die Gewißheit, daß ihre Mutter auch ein nicht gesundes Enkelkind in ihr Herz schließen würde.
Herr H. hatte bislang in seinem Leben die Werte seiner Eltern unkritisch übernommen und sich nie mit seinen Eltern intrapsychisch auseinandergesetzt. Daß seine Eltern seine Heirat nicht gebilligt hatten, hatte er so internalisiert, daß er sich seiner Frau überlegen fühlte.
Als die Diagnose feststand, hatte Herr H. nicht den Mut, seinen Eltern die Wahrheit zu sagen. Er unterstellte ihnen, sie würden das kranke Kind ablehnen. Diese Ablehnung hätte er nicht ertragen können.
Zum erstenmal spürte er Wut gegen seine Eltern, stellte diese Werte, nach denen er sein bisheriges Leben ausgerichtet hatte, nämlich Leistung und normgerechtes Funktionieren, in Frage.
Frau H. beschäftigte sich mit Trisomie 21, las Bücher und nahm die vermittelten Kontakte zu Institutionen und Familien in Anspruch. Ein Besuch einer Familie mit einem Trisomie-21-Kind, wo dieses behinderte Kind der absolute Liebling der übrigen Familienmitglieder war, machte ihr viel Mut. Sie hatte das Kind schnell angenommen. Die Vorstellung, mit diesem Kind nicht ehrgeizig sein zu können, war ihr nicht schwergefallen. Sie sah ihre Aufgabe darin, das Kind in seinen vorhandenen Fähigkeiten zu fördern. Wovor sie sich am meisten fürchtete war, das Kind könne gehänselt werden und so Insuffizienzgefühle und die Begrenztheit seiner Fähigkeiten spüren.

Herr H. sah sich in einem Solidaritätskonflikt zwischen seinem Kind und seinen Eltern, entschied sich dann für das Kind, dessen Hilflosigkeit in ihm ein starkes Gefühl der Verantwortung hervorrief. Er betonte immer wieder: „Es ist mein Kind."
Er brachte es fertig, seinem Bruder von der Diagnose zu erzählen, der daraufhin fassungslos in Tränen ausbrach und kaum zu beruhigen war. Herr und Frau H. hatten ihr Kind so weit angenommen, daß sie die heftige Trauer nach Enttäuschung des werdenden Onkels als Kränkung ansahen.
Nach diesem Erlebnis begann Herr H. fast trotzig, allen möglichen Leuten von seinem Kind und dessen Behinderung zu erzählen. Er war sichtlich überrascht, wie verschreckt die meisten Leute reagierten.
In der 37. SSW nahm die Harnstauung des Kindes zu, es wurde der Verdacht auf einen Herzfehler gestellt und dann wieder verworfen. Familie H. hatte große Angst um ihr Kind, gleichzeitig äußerten sie Kritik an der ganzen pränatalen Diagnostik, daß diese sie in ein solches Wechselbad von Gefühlen eintauchen würde. Die Paardynamik der H.'s änderte sich eindrucksvoll.
Herr H. erlebte seine Frau als kraftvoll, als einen Menschen, der eine neue kritische Situation schnell anpacken und positiv und aktiv damit umgehen konnte. Er war erstaunt über ihr Verständnis für seine ungewöhnliche Schwäche und Ängstlichkeit und daß sie dies nicht ausnutzte. Er erlebte sie als warme und gute Mutter für sein krankes Kind.
Frau H. war von einer freundlich gelassenen Zuversicht, sie sagte von sich aus, sie müßte sehr bald weitere Kinder haben, damit das behinderte Kind Geschwister bekäme, die es stützen könnten. Erwähnenswert, daß Frau H. hochschwanger den Führerschein machte, weil sie meinte, sie müsse das jetzt können.
Trotz ihrer Kritik an der pränatalen Diagnostik, die den H.'s eigentlich nur eine erschwerte Schwangerschaft eingebracht hatte und Prozesse 12 Wochen vorverlegte, die auch p.p. hätten stattfinden können, äußerten H.'s den Wunsch nach einer frühzeitigen Chromosomananalyse in der nächsten Schwangerschaft und bekundeten ihre Absicht, bei einem nächsten behinderten Kind die Schwangerschaft abbrechen zu lassen.
Die Geburt des Kindes verlief unauffällig, Herr H. war anwesend. H.'s gingen mit dem Kind um, wie alle anderen Eltern auch, und ich möchte so verwegen sein zu behaupten, daß das auch ein Stück an der therapeutischen Arbeit lag.

Kindliche Mißbildung oder Totgeburt: Reaktionen des Klinik-Personals und ihre Auswirkungen auf die Betreuung

M. Langer, M. Ringler

Dimension und Bedeutung der Fragestellung

Die Geburt eines mißgebildeten oder toten Kindes oder eine Interruptio aus genetischer Indikation lösen bei allen beteiligten Ärzten, Hebammen und Krankenschwestern intensive Gefühle aus. Diese Gefühle sind deshalb so wichtig, weil sie die Betreuung der betroffenen Frauen und Paare direkt beeinflussen. Der Einfluß dieser konflikthaft getönten Gefühle bedeutet meist, daß den Eltern die an sich schwierige Verarbeitung des Ereignisses und das Betrauern des Verlustes nahezu verunmöglicht wird. Darüber hinaus schneiden sich die Betreuer von wichtigen eigenen Erfahrungen ab, die einen wesentlichen Anteil ihrer professionellen Ressourcen bilden.

Die Veränderung der Geburtshilfe in den 70er Jahren hin zu einer familienorientierten Geburt hat für Frauen nach Totgeburt oder Mißbildung nicht oder nur unzureichend stattgefunden. Ihre Betreuung verläuft im wesentlichen wie vor allen Veränderungen. Die inhärenten Schwierigkeiten einer patientenorientierten Betreuung sind enorm und durchaus vergleichbar denjenigen, wie wir sie von Krebspatienten kennen. Die Gefühle des Personals blieben hier bisher vielleicht noch stärker ausgespart. (Ich erinnere an die breite Diskussion über das „Burn-out"-Syndrom und die Arzt-Patienten-Beziehung bei Krebskranken im allgemeinen.)

Gleich zu Beginn wollen wir herausstreichen, daß alle auftretenden Reaktionen und Gefühle, sowohl des Personals als auch der betroffenen Eltern, einfühlbare, unvermeidliche und „normale" Begleiterscheinungen bei Mißbildung oder Totgeburt sind (Ringler u. Langer 1988). Wir haben sie selbst oft erlebt. Es geht also nicht um Kritik falschen Betreuungsverhaltens, sondern um eine Veränderung durch deren Reflexion.

Patienten und Methode

Wir beziehen unsere Erfahrungen aus jahrelanger klinischer Arbeit mit Patienten der obengenannten Gruppen. Wir betreuen die Patientinnen derzeit, wenn irgend möglich, mit einer prospektiven Strategie. Über dieses Schema wurde an anderer Stelle (Langer u. Ringler, im Druck; Langer et al. 1987) berichtet; die enorm wichtigen Reaktionen der Eltern wurden bereits von mehreren

Autoren (Blumberg 1975; Drotar et al. 1975; Joergensen et al. 1985; Klaus u. Kennell 1976; Leschot et al. 1982; Lloyd u. Laurence 1985) dargestellt.

In diesem Beitrag will ich mich ausschließlich mit den Gefühlen und Reaktionen des Personals auseinandersetzen. In unzähligen Nachbereitungs- und Supervisionsgesprächen haben wir unsere eigenen Gefühle und die Interaktion mit den Patienten reflektiert. Eine zweite Quelle stellten die Gespräche mit Hebammen und Kollegen dar, die zwar nicht institutionalisiert sind, aber doch eine gewisse Teamsupervision der auf der Entbindungsstation Tätigen erfüllen. Dabei konnten wir den emotionellen Widerhall einer Totgeburt oder eines Schwangerschaftsabbruchs nach Diagnose fetaler Mißbildung feststellen. Die Berichte hatten vielfach eine Entlastungsfunktion. Hebammen und jüngere Ärzte wollten aufgestaute Gedanken ordnen, sich rechtfertigen und jenes Mitgefühl zur Wort kommen lassen, das man den betroffenen Eltern nicht zu zeigen wagte. Wertvolle Rückschlüsse konnten wir daraus ziehen, wie das Personal auf unser Betreuungskonzept reagierte.

Quantitativer Aspekt

Neben dem qualitativen Aspekt erscheint es uns wichtig, auch den quantitativen Anteil „mißglückter Schwangerschaften" (Berg u. Lasker 1987) zu betonen. An Großkliniken mit selektiertem Krankengut stellen Spätaborte, Mißbildungen, Totgeburten und Interruptionen aus genetischer Indikation einen nicht unerheblichen Anteil aller geburtshilflichen Praktiken dar. Diese mißglückten Ausgänge gewünschter Schwangerschaften summieren sich an unserer Klinik zu etwa 5 % aller betreuten Schwangerschaften. Diese Zahlen verstehen sich ohne perinatale Todesfälle, Neugeborene, die lange auf Intensivstationen liegen müssen oder Kinder mit korrigierbaren Mißbildungen, die oft mehreren Operationen unterzogen werden. Für die letzten drei Gruppen gelten allerdings in vielem ähnliche Überlegungen wie für „mißglückte Schwangerschaften" (Kirkley u. Kellner 1982).

Gefühle des Personals

Während der gesamten Dauer, von der Erstdiagnose bis zur Entlassung, läuft, gleichsam neben der Patientin und unabhängig von ihr, ein stürmischer emotioneller Aufruhr ab, der jeden, der mit der Patientin oder dem Personal in Kontakt kommt, miteinbezieht. Es handelt sich um unvermeidliche Begleitreaktionen des Betreuungsprozesses, die an folgenden 3 Aspekten festgemacht werden können: den beobachteten oder vermeintlichen Gefühlen der betroffenen Eltern, dem Anblick des Kindes oder den Phantasien vom Kind und, bei Interruptionen, der eigenen Verantwortung im Entscheidungsprozeß.

Den Eltern gegenüber sind die am häufigsten geäußerten Empfindungen Mitgefühl und Betroffenheit. Sie sind angesichts des Leides ganz einsichtig und motivieren auch zu einfühlender Betreuung. Ihnen verwandt sind altruistische

Handlungsmotive: häufig hört man den Satz, daß durch den Schwangerschaftsabbruch oder den unmittelbar perinatalen Tod das Leiden der Mutter und das noch viel größere spätere Leiden des Kindes abgekürzt bzw. überhaupt verhindert wurde. Trauern dann die Eltern dennoch um ihr Kind, dann aktivieren ihre Trauerreaktionen, ihr Weinen und ihre Niedergeschlagenheit die verdrängten Schuldgefühle des Personals und gefährden so die mühsam aufgebaute Abwehr. Auf der Station entsteht dann die Haltung: „Wir befreien sie von dem mißgebildeten Kind, und sie will nicht!"

Am Kind fällt besonders die Diskrepanz dieses toten oder mißgebildeten Kindes zu dem, auch vom Personal als einzig zulässig empfundenen, gesunden auf. Die Stille, das Fehlen des „befreienden" Baby-Schreiens trägt zu der Belastung bei. Beim Betrachten mischen sich professionelles Interesse und Neugier angesichts einer abnormen „Kuriosität" mit Ekel und Abscheu vor der Entstellung. Affekte mit Signalcharakter, wie man den Ekel dem Kind gegenüber bezeichnen könnte, helfen zu verstehen, wie sich eine Frau fühlen muß, die „so ein" Kind geboren hat.

Gerade dieses Fokussieren des geschulten Blickes auf die Mißbildung stellt eine ganz andere Sichtweise als die der betroffenen Eltern dar. Wir beobachteten dies, als wir Bilder eines mißgebildeten Feten, die der Klinikphotograph aus Dokumentationsgründen und in wissenschaftlicher Sichtweise angefertigt hatte, mit der Sichtweise der Eltern verglichen. Die Eltern betrachteten und befühlten das Kind und nahmen zwar die Mißbildung – eine große Meningozele – sehr bewußt wahr, waren aber von den gesunden Anteilen – etwa den Fingern und der Haut – weit mehr gefangen. Es stellt sich also nicht die Frage irgendeiner „Objektivität", sondern das Personal muß sich gewahr werden, daß seine Perspektive möglicher Wahrnehmungen nicht die der Eltern ist. Vielmehr haben die Eltern die Fähigkeit, ganz andere Körperpartien oder Qualitäten wahrzunehmen. Details, für das Personal völlig unbemerkbar, gewinnen für die Eltern große subjektive Bedeutung. So sagte etwa der Vater eines anenzephalen Kindes: „Sein Daumen ist ja auch so geknickt wie meiner!" Ich selbst war noch völlig an den entstellten Kopf fixiert. Nachdem ich mich seiner Betrachtungsweise angenähert hatte, konnten wir gesunde und kranke Anteile besprechen und so das Kind *ganz* sehen.

Gefühle der Betreuer, die die eigene Person oder den eigenen Partner betreffen, sind vor allem die Angst, selbst ein mißgebildetes Kind zu bekommen. Sie ist allen, die Geburtsvorbereitungskurse geleitet haben, gut bekannt. Manchmal werden auch nahezu magische Berechnungen angestellt, etwa in der Form, daß man selbst, wenn etwas jemand anderen getroffen hat, wahrscheinlich davon nicht betroffen wird.

Eine weitere Empfindung beobachteten wir nach der längeren Hospitalisierung einer Patientin, die äußerst anspruchsvoll war und ihre Trauer und Wut am Personal ablud. Nachdem alles überstanden war, entfuhr es einer Schwester: „Es ist schon richtig, daß manche Leute keine Kinder kriegen!" In einem Kausalitätsdenken, in das sich wohl auch Rachegefühle mischen und das dem Suchen nach Ursachen der Patienten entspricht, wird das Ereignis als – gerechte – Strafe für die Boshaftigkeit der Patientin erlebt. Allgemeiner formuliert läßt sich sagen, daß das Personal Ärger auf die Patienten empfindet, weil sie sie dazu zwingen, sich überhaupt mit solch unangenehmen Dingen auseinanderzusetzen. Das wird aber als unvereinbar mit dem Helferethos empfunden und schamhaft unterdrückt. Es kommt versteckt in der Klage einer Stationsschwester zum Ausdruck: „Nicht einmal bedankt hat sie sich für all das, was wir für sie getan haben!"

Das beteiligte Personal muß sich bei jeder Schwangerschaftsunterbrechung wegen kindlicher Mißbildung oder bei der Geburt und möglicher Reanimation über Anteile eigener moralischer Ansprüche hinwegsetzen. Daraus entstehen Schuldgefühle, die abgewehrt werden müssen und die man oft nur an Rationalisierungen erkennen kann. So wird vorgebliches Expertenwissen eingesetzt, mit dem sicher vorausgesagt werden könne, daß das Kind nicht lebensfähig sei. (Dieses Wissen ist allerdings trügerisch, weil selbst bei gesicherter Diagnose die Entscheidung, ab welchem Ausmaß der Mißbildung die Schwangerschaft unterbrochen werden darf, eine wertende und keine naturwissenschaftliche ist.)

Häufig vorhanden sind auch Gefühle des professionellen Versagens und der Machtlosigkeit. Dahinter steht möglicherweise die Kränkung von Größenphantasien, weil bewiesen wurde, daß ich/wir nicht alles heilen können. Es sind nämlich nicht nur die Eltern, die nach persönlicher Schuld forschen, sondern auch das Personal. Unabhängig davon, ob tatsächlich ein Versäumnis oder eine Unterlassung vorliegt, kann das Eintreten einer Totgeburt oder einer fetalen Mißbildung als Schuld empfunden werden.

Auswirkungen auf die Betreuung

Trotz des oben angeführten Mitleids und der Betroffenheit ist der tatsächliche Kontakt mit den Patientinnen eher oberflächlich und wird vielfach fast scheu vermieden. Das hängt einerseits mit der grundsätzlichen emotionellen Belastung zusammen, die die Betreuung bedeutet und die nicht weiter reduzierbar ist.

Andererseits wird aber die betroffene Frau und das Kind als Auslöser der unangenehmen, „negativen" Gefühle erlebt. Manche von ihnen stehen im Gegensatz zu der idealisierten Helferrolle und dürfen daher gar nicht bewußt erlebt werden. Nachdem es aber nur unvollständig möglich ist, die Gefühle zu verleugnen, entsteht eine Spannung und eine unbestimmbare Mißstimmung. Das Personal wird ärgerlich auf die Patientin, weil sie sie in Konflikte brachte. Die Patientin hat sie auch um den Lohn für die psychisch und physisch anstrengende Arbeit der Geburtshilfe, nämlich ein gesundes Kind, gebracht.

Zur Lösung dieser Spannungssituation werden gegenüber der Frau Strategien angewandt, die die Auseinandersetzung mit dem Kind und der eigenen Kränkung verhindern. An erster Stelle steht dabei die Strategie des Ungeschehenmachens: d. h. das Kind wird den Eltern nicht gezeigt, es wird rasch in einer Schüssel weggetragen, letztlich wie Dreck oder Fäzes (Grunberger 1988) behandelt. Dabei findet wahrscheinlich eine Spaltung in der Form statt, daß das Kind gleichzeitig als Kind und als wertloser Dreck gesehen wird. Es ist der unvorhergesehene Störfall, der rasch beseitigt werden muß. Dadurch verlieren die Eltern die Möglichkeit, sich von einem konkreten Kind, das sie gesehen und berührt haben, zu verabschieden und es danach betrauern zu können. Es fehlen also die Äquivalente jener Rituale, die viele Religionen beim Abschied von Toten vorgesehen haben.

Zeigen die Eltern Trauerreaktionen, werden sie entweder nicht zugelassen oder rationalisiert mit Floskeln wie: „Es war ohnehin besser so." Der Verlust dieses Kindes wird mit dem Hinweis auf ein weiteres bagatellisiert: „Nächstes Jahr haben Sie ein neues, gesundes Kind!"

Bei Versuchen, Veränderungen der herkömmlichen Routine einzuführen, stießen wir auf eine Reihe von Widerständen. Die häufigsten Gegenargumente stützten sich auf Interpretationen von vermeintlichen Wünschen und Bedürfnissen von Patienten. Sie lauteten: „Das kannst du den Eltern nicht antun", „Die halten das nicht aus", „Da ekelt es ihnen", „Sie werden das gar nicht wollen", „Sie werden sich beschweren". Vorsichtiges Nachfragen führte zu Umformulierungen wie: „Wenn ich an deren Stellen wäre, dann..." oder sogar „...mir selbst ist es ganz recht so." Projektionen konnten also auf eigene Gefühle rückgeführt werden. In letzter Zeit kamen Kollegen, die fast verschämt berichteten, daß sie unsere Richtlinien bei eigenen Patienten mit gutem Erfolg angewandt hatten.

In diesem Zusammenhang wollen wir noch kurz auf institutionelle Aspekte hinweisen. Zwar sind Patienten in so traumatischen Situationen unfähig, ohne Hilfestellung autonome Entscheidungen zu treffen. Dennoch spüren sie ihre Bedürfnisse und erkennen Konflikte zwischen dem Personal genau und reagieren sehr sensibel darauf. Mechanismen der Krankenhaushierarchie spielen ebenfalls eine gewisse Rolle: Krankenschwestern und Hebammen können leicht in die „Befehlsempfängerrolle" schlüpfen und sich von einer Entscheidung distanzieren. Ärzte wiederum verschanzen sich hinter einsamen Entschlüssen, ohne zuzugeben, daß sie sich eigentlich auch überfordert fühlen. Fehlt der emotionale Rückhalt der Kollegen, so wird der kommunikative Aspekt ihrer professionellen Arbeit vor allen anderen zurückgestellt.

Schlußfolgerungen

Die Intensität und Gleichzeitigkeit der genannten Gefühle ist eine der wichtigsten Ursachen des Widerspruches zwischen der Betroffenheit des Personals und der gleichzeitigen Isolation der betroffenen Eltern.

Die folgenden Richtlinien für das Personal sind unserer Erfahrung nach hilfreich für die betroffenen Paare. Wir haben sie aus der Sicht des Personals formuliert und sind uns bewußt, daß sie gerade jene Teile der herkömmlichen Routine betreffen, die am schwierigsten zu verändern sind.

1) Nachdem in der Geburtshilfe oft das Erhalten der Arbeitsfähigkeit notwendig ist, können die Begleitgefühle nicht unmittelbar in der Situation bearbeitet werden. Sie können aber bewußt erlebt werden und später in einer Teambesprechung oder Supervision geklärt werden.

2) Bei der pränatalen Diagnostik fetaler Mißbildungen und bei der stationären Aufnahme von Patientinnen mit intrauterinem Fruchttod können und sollen Standardabläufe präventiv geplant werden. Damit kann verhindert werden, daß Ärzte und Schwestern mehr mit der Bearbeitung eigener Gefühle als mit der Betreuung der Patienten beschäftigt sind.

3) Es müssen alle jene Gesichtspunkte berücksichtigt werden, die bei einer „normalen" Geburt mittlerweile selbstverständlich sind. Das schließt die Anwesenheit des Partners, den zurückhaltenden Gebrauch medizinischer Technik und die empathische Anwesenheit von Arzt und Hebamme mit ein. Die Teilnahme des Partners ist besonders deshalb wichtig, weil eine kindliche Mißbildung oder eine Totgeburt tiefe Konflikte in der Partnerschaft auslösen kann.

4) Handlungen und Rituale müssen angeboten und gefördert werden, die den Trauerprozeß einleiten und den Abschied erleichtern. Dazu gehört es, den Eltern ihr Kind zu zeigen, es betrachten und befühlen zu lassen, Namensgebung, evtl. Taufe und Begräbnis. Diese Handlungen sind nur dann möglich und erfüllen auch ihre Funktion, wenn sie in eine funktionierende therapeutische Beziehung eingebettet sind. Es verwundert nicht, wenn Mütter ihre Kinder dann nicht sehen wollen, wenn ein Unbekannter widerwillig sagt: „Na, da schaun sie sich ihr Kind eben an."

5) Nach einer Anfangsphase sollte diese Form der Betreuung allgemeines Modell für die ganze Station bilden und nicht Aufgabe der „Psycho-Spezialisten" sein. Psychosomatiker können Ausbildungs- und Supervisionsfunktionen wahrnehmen und in schwierigen Fällen Hilfestellungen bieten.

6) Betreuung dieser Patienten kann Paradigma dafür sein, daß Erfolg in der Medizin nicht immer nur an das gesunde Kind oder die völlige Heilung gebunden sein muß, sondern auch an die geglückte Betreuung in einer an sich schwierigen Situation.

7) Bei Interruptio können dadurch immanente moralische Konflikte nicht gelöst, aber doch transparent gemacht werden.

Literatur

Blumberg BD (1975) The psychological sequelae of abortion performed for a genetic indication. Am J Obstet Gynecol 122:799–808

Borg E, Lasker J (1987) Glücklose Schwangerschaft. Tomus, Stuttgart

Drotar D, Baskiewicz A, Irvin N, Kennell JH, Klaus MH (1975) The adaptation of parents to the birth of an infant with a congenital malformation: A hypothetical model. Pediatrics 56:710–717

Grunberger B (1988) Narziss und Anubis. Die Psychoanalyse jenseits der Triebtheorie, Bd 2. Verlag Internationale Psychoanalyse, Wien

Joergensen C, Uddenberg N, Ursing I (1985) Ultrasound diagnosis of fetal malformation in the second trimester. The psychological reactions of the women. J Psychosom Obstet Gynecol 4/1:31–40

Kirkley-Best E, Kellner KR (1982) The forgotten grief: A review of the psychology of stillbirth. Am J Orthopsychiatry 52:420–429

Klaus MH, Kennell JH (1976) Maternal-infant-bonding: The impact of early separation or loss on family development. Mosby, St. Louis

Langer M, Ringler M (in press) Prospective counselling after prenatal diagnosis of fetal malformation: Interventions and parental reactions. Acta Obstet Gynecol Scand

Langer M, Ringler M, Mazanek P (1987) Zur Betreuung von Paaren nach pränataler Diagnose fetaler Mißbildungen. Geburtshilfe Frauenheilkd 47/3:186–190

Leschot NJ, Verjaal M, Treffers PE (1982) Therapeutic abortion on genetic indications – A detailed follow-up study of 20 patients. J Psychosom Obstet Gynecol 1/2:47–56

Lloyd J, Laurence KM (1985) Sequelae and support after termination of pregnancy for fetal malformation. Br Med J 290:907–909

Ringler M, Langer M (1988) Kinder mit fetaler Mißbildung. Erfahrungen aus dem „Wiener Modell" über die Schwierigkeiten des Krankenhauspersonals bei der Betreuung der betroffenen Frauen und Familien. Dtsch Z Krankenpflege 12:891–894

Psychoendokrinologie bei IVF-Patientinnen

K. Demyttenaere, P. Nijs

Infertilität bedeutet für die Frau, für das Paar immer emotionellen Streß: Angst und Ärger, Frustration und Depression (Demyttenaere et al. 1988). Die Analyse dieses Stresses muß auf verschiedenen Ebenen durchgeführt werden: realer (bewußter) Streß, Streß des Kinderwunsches und Streß der Infertilitätstherapie.

Realer, bewußter Streß

Ein Kind kostet Zeit, Geld und Gesundheit. Dies gilt aber auch für den Kinderwunsch als Antizipation auf das Kind; es gilt besonders für die Infertilitätstherapie. Kompulsive Investigationen und Therapien werden über Monate oder Jahre durchgeführt, sind sowohl reelle Bedrohung und bestimmen auch die Organisation der Freizeit.

Streß des Kinderwunsches

Sehr verschiedene Motive gestalten den Inhalt und die Form eines Kinderwunsches. Die Maximalisierung oder die Minimalisierung eines einzigen Motives führen zu abnormem Streß. Der Kinderwunsch einer Frau, eines Paares, ist immer auch vielschichtig gestaltet.
Der Kinderwunsch wird zum Stressor, wenn es eine abnormal große Diskrepanz gibt zwischen dem, was ein Kind wirklich an Befriedigung und Frustration bedeuten kann und dem, was von einem Kind erträumt, erhofft und befürchtet werden kann, d.h. also, wenn eine abnormal große Divergenz besteht zwischen dem realen Kind und dem imaginären Kind. Eine Schwangerschaft ist also auch auf psychologischer Ebene eine Mitosis. Es ist auch leicht zu verstehen, daß ein Kind für partnerschaftliche Kollusionen sehr beunruhigend sein kann: Die Distanz zwischen Mann und Frau kann so klein oder so groß sein, daß sie zuwenig oder zuviel Raum gibt für ein kommendes Kind.
Auch transgenerationelle Kräfte und Probleme können den Verlauf des Kinderwunsches schlängelnd machen. Der Kinderwunsch ist eine Bilanz mit Kredit und Debit in Hinsicht auf frühere Generationen: Großeltern verwöhnen oft

ihre Kleinkinder, weil sie früheres (subjektives) Defizit an Verfügbarkeit für die eigenen Kinder gutmachen können. Kann das Paar diese Chance akzeptieren? Oft finden wir dann auch eine mangelnde Abgrenzung zwischen einem Paar und seinen Elternsystemen (Grenzambiguität).

Streß der Infertilitätsbehandlung

In der Streßforschung ist bekannt, daß die *Kontrollierbarkeit* eines Stressors sehr wichtig ist für die psychophysiologische Reaktion. Infertilität und die Therapie resultieren sehr oft in einem weitgehenden Verlust der Kontrolle über die Situation: jeder Monat endet doch schon wieder mit der Menstruation, mit wieder einem Spontanabort des erträumten Kindes. Infertilitätstherapie ist auch eine Bedrohung für das Körperbild: Abgrenzung, Penetration, Fragmentierung, Devitalisierung.
Wir haben versucht zu überprüfen, ob emotioneller Streß, von welcher Art auch immer die Konzeptionschancen bei normal fertilen Frauen beeinflußt. Dazu haben wir in einer prospektiven Studie 116 Ehepaare während der Donorinseminationsbehandlung psychometrisch mit dem STAI-Test untersucht. Die Resultate zeigen eine statistisch signifikante Beziehung zwischen der Angstdisponibilität der Frau vor dem Beginn der Behandlung und dem Zyklus, in dem die Frau schwanger wird. Je niedriger am Anfang der Behandlung das Niveau der Angstdisponibilität ist, desto schneller wird die Frau schwanger.
Es ist klar, daß wir mit diesem psychometrischen Fragebogen über den Inhalt des Stresses nichts aussagen können. Das semistrukturierte Interview, tiefenpsychologisch orientiert, kann diesen Inhalt (Angst, Ärger) beschreiben.
In dieser Gruppe von 60 Schwangerschaften gab es 11 frühe Spontanaborte: die Gruppe der Frauen mit Spontanaborten war schon vor der Behandlung (Insemination) signifikant mehr angstdisponiert als die Gruppe der Frauen mit normalem Schwangerschaftsverlauf.
Wie kann Streß die Konzeptionschancen verringern? Es gibt natürlich viele pathogenetische und pathophysiologische Wirkmöglichkeiten (z. B. psychoimmunologisch, psychoendokrinologisch). Auch Verhaltensfaktoren (Rauchen, Alkohol, Abnahme der Koitusfrequenz) können die Fertilität einschränken.
In diesem Beitrag wollen wir uns beschränken auf das *Prolaktin*. Wir betrachten dieses Hormon als ein Adaptationshormon, d. h. als ein psychobiologisches Zeichen der (Un)fruchtbarkeit.
Wir kennen die Rolle des Prolaktins während des Wochenbetts. Das Stillen ist, durch Mediation des Prolaktins, ein natürliches kontrazeptives Verhalten. Es wäre nicht sehr gesund, kurz nach der Geburt wieder schwanger zu werden. Wichtig beim Studium des Prolaktins ist die Tatsache, daß mit abnehmendem Stillen das Prolaktin sich progressiv normalisiert: von einer Amenorrhö zu anovulatorischen Zyklen, zu ovulatorischen Zyklen, mit Defekt der lutealen Phase, zu wirklich fruchtbaren Zyklen.

Prolaktin und Fertilität

Starke Hyperprolaktinämie resultiert in Anovulation und Amenorrhoe und kann auch begleitet sein vom Zeichen der Galaktorrhoe. Aber leicht erhöhte Prolaktinwerte können Defekte der lutealen Phase verursachen.
Prolaktin zeigt Schwankungen mit höheren Werten während der Nachtzeit; aber Frauen mit defizienter lutealer Phase haben höhere Prolaktinwerte während der Nachtzeit, trotz normalen Werten tagsüber (Board et al. 1981). Prolaktinwerte sind niedriger in Konzeptionszyklen als in Nicht-Konzeptionszyklen (Lenton et al. 1979). Künstliche Hyperprolaktinämie (mit Metoclopramid – ein Dopaminblocker) während der ersten 3 Tage der Menses verursacht mehr als 50 % Ovulationsstörungen (LUF-artig); während künstliche Hyperprolaktinämie während der Mitte oder spätfollikulären Phase die Ovulation *nicht* beeinflußt.
Wir können daher die Hypothese aufstellen, daß bei Frauen im Streß die Enttäuschung über die auftretende Menstruation den Prolaktinspiegel ansteigen läßt und damit die Ovulation negativ beeinflussen kann, möglicherweise durch ein LUF-Syndrom (Nijs et al. 1984).

Prolaktin und Streß

Es ist bewiesen, daß emotionaler Distreß Hyperprolaktinämie verursachen kann. Diese funktionelle Hyperprolaktinämie kann auch die sog. Hypophysenmikroadenomata erklären, die als eine organische Anpassung an die chronisch gesteigerten Funktionen anzusehen sind. Hyperprolaktinämische Patientinnen haben höhere Angst- und Depressionswerte. Parlodel (Bromocriptin), ein kräftiger Prolaktinblocker, kann die Prolaktinämie und den psychologischen Distreß senken (Buchmann u. Kellner 1985). Andererseits kann autogenes Training bei subfertilen Frauen auch den Prolaktinspiegel herabsetzen (O'-Moore et al. 1983) und Benzodiazepin die „streß-linked spikes".
Rauchen und Alkohol können Hyperprolaktinämie verursachen (Klevens u. Balossi 1986). Lärmstreß tagsüber verursacht höhere Prolaktinwerte während der Nachtzeit (Fruhstorfer et al. 1985), Hyperprolaktinämie kann bei Männern die Libido stören. Die Literatur über Streß und Prolaktin mit ihren oft ganz kontradiktorischen Resultaten sind schwer zu interpretieren.
Wir untersuchten die psychoendokrinologische Reaktion von Frauen mit verschiedenen Persönlichkeitsmerkmalen (Angst, Neurotizismus, Depressivität) auf einen spezifischen emotionellen Stressor (Videoaufnahmen über Schwangerschaft, Geburt, Infertilität).
Die 30 Patientinnen waren alle auf der Warteliste für eine invasive Kinderwunschbehandlung (Donoriseminatin, n = 13; IVF, n = 17) bei männlicher Infertilität. Sie hatten alle (endokrinologisch) normale Zyklen.
Das Experiment hat 3 Phasen: eine erste „Ruhe"periode (1 h), eine Streßperiode (Video – 1 h) und eine zweite „Ruhe"periode (1 h).

Regelmäßige Blutentnahmen (alle 15 min) werden auf Prolaktin, Kortisol und Testosteron analysiert. Psychometrische Fragebogen (STAI für die Angstdisposition, ABV-B für Neurotizismus und Zung für Depressivität) werden vor der ersten Blutabnahme angeboten. Die aktuelle Zustandsangst wird 3mal gemessen: vor dem Video, nach dem Video und am Ende des Experiments.
Die Befunde zeigen eine „temporale Dysharmonie" zwischen dem „bewußt" psychologischen Verfahren und dem „unbewußt" endokrinologischen Verfahren. Die psychologische Reaktion (aktuelle Zustandsangst) ist im Einklang mit dem Stressor und der Angstdisposition. Die Prolaktin-, Kortisol- und Testosteronwerte sind bei den Frauen *mit höherer Angstdisposition* desynchronisiert; Frauen mit höherer Angstdisposition reagieren mit einer antizipatorischen Prolaktin-/Kortisol-Sekretion und reagieren endokrinologisch nicht mehr, wenn der Stressor (Video) angeboten wird (refraktäre Erschöpfungsperiode? – Rebound-Reaktion?).
Frauen *mit einer niedrigen Angstdisposition* reagieren weniger antizipatorisch und sezernieren adäquat Prolaktin und Kortisol während und nach dem Anbieten des Stressors. Die Testosteronsekretion verhält sich ganz unterschiedlich. Man kann diskutieren, inwieweit diese „Variation innerhalb der Grenzen der Normalität" eine Rolle spielen im psychoendokrinologischen Spiel der normalen Konzeptionschancen.
Diese Untersuchungen führen zu folgenden Schlußfolgerungen:

1) Angstdisposition (als Persönlichkeitsmerkmal) beeinflußt die Konzeptionschancen in normalen Zyklen.
2) Ein spezifisch emotioneller Stressor beeinflußt die gynäkologische Endokrinologie. Dieser Einfluß wird von den Persönlichkeitsmerkmalen der Frau „moduliert".
3) Eine „temporale Dysharmonie" ist möglich zwischen dem „bewußt" psychologischen Verfahren und dem „unbewußt" endokrinologischen Verfahren. Das könnte ein Hinweis sein für den Unterschied zwischen Eustreß (also normaler Streß, Adaptation) und Dysstreß (also pathogener Streß, Maladaptation): d. h. nicht nur ein Unterschied in der *Quantität,* sondern auch in der *Qualität* (temporale Harmonie vs. Dysharmonie) der psychosomatischen (Abwehr)reaktion.

Literatur

Board JA, Storlazzi E, Schneider V (1981) Nocturnal prolactin levels in infertility. Fertil Steril 36:720
Buchmann MT, Kellner R (1985) Reduction of distress in hyperprolactinemia with bromocriptin. Am J Psychiatry 142:242
Demyttenaere K, Nijs P, Koninckx P, Steeno O, Evers-Kiebooms G (1988) Anxiety and conception rates in donor insemination couples. J Psychosom Obstet Gynecol 8:175
Fruhstorfer B, Fruhstorfer H, Grass P, Milerski HG (1985) Daytime noise stress and subsequent night sleep: Interference with sleep pattern, endocrine and neurocrine functions. Int J Neurosci 26:301
Klevene JHH, Balossi EC (1986) Prolactin: 1 a link between smoking and decreased fertility? Fertil Steril 46/3:531

Koninckx PR, Brosens IA (1982) Clinical significance of the luteinized unruptured follicle syndrome as a cause of infertility. Eur J Obstet Gynecol Reprod Biol 13:355
Lenton EA, Brook L, Sobowale OS, Cooke ID (1979) Prolactin concentrations in normal menstrual cycles and conception cycles. Clin Endocrinol 10:383
Nijs P, Koninckx PR, Verstraeten D, Mullens A, Nicazy H (1984) Psychological factors of female infertility. Eur J Obstet Gynecol Reprod Biol 18:375
O'Moore AM, O'Moore RR, Harrison RF, Murphy G, Garruthers MF (1983) Psychosomatic aspects in idiopathic infertility: Effects of treatment with autogenic training. J Psychosom Res 27:145

Psychosoziale Begleitung HIV-positiver Patientinnen

B. Weingart-Jesse, A. Schäfer, M. Stauber

An der Universitätsklinik Charlottenburg wurden im Zeitraum von 1985 bis 1988 in der Spezialsprechstunde für Patientinnen mit einer HIV-Infektion insgesamt 111 Patientinnen betreut. Im Rahmen des psychosozialen Begleitprogramms wurden bei einem nicht pflichtgemäßen Interview insgesamt 45 Patientinnen gesehen. Sofern eine Bereitschaft bei den Patientinnen vorhanden war, wurde ihnen die Möglichkeit gegeben, sowohl bei der ambulanten Behandlung als auch beim stationären Aufenthalt ein Gespräch über die Krankheitsverarbeitung der HIV-Infektion zu führen.

Seit etwa zwei Jahrzehnten findet in Psychologie und Medizin das Thema Bewältigungsverhalten/Coping zunehmend Aufmerksamkeit, denn inzwischen steht es außer Zweifel, daß der Ausgang einer Erkrankung oder Lebenskrise oft weniger durch deren Art und objektive Schwere, sondern weitaus mehr dadurch bestimmt wird, welche Bewältigungsmöglichkeiten einem Menschen in einer bestimmten Situation zur Verfügung stehen (Rüger 1988).

Während der ambulanten oder stationären Behandlung von Patientinnen mit einer HIV-Infektion kann das hier geschilderte psychosoziale Begleitprogramm zunächst die individuellen Bewältigungsmöglichkeiten diagnostizieren. Bei ungünstigen Verarbeitungsformen, wie es vor allem im Kollektiv der aktuell Süchtigen bzw. rezidivierend Süchtigen gezeigt werden kann, ist es möglich, erste Schritte zur Veränderung einzuleiten. Grenzen auch in unserem Behandlungsangebot liegen vor, wenn ein Kontakt erst mal gar nicht zustandekommt, oder wenn die Patientinnen dissoziale Verhaltensweisen zeigen.

Untersuchungsinstrumente

Es fand ein halbstandardisiertes Interview anhand eines Fragebogens statt. Seit 1987 kam eine orientierende neurologisch-psychiatrische Untersuchung hinzu. Ein weiteres diagnostisches Kriterium fanden wir in der Verhaltensanalyse beim Interview bzw. auf der Station auch in Rücksprache mit dem Stationspersonal.

Ergebnisse

In der folgenden Übersicht ist das Interviewkollektiv nach den Kriterien des Infektionsmodus und sozialen Kriterien wie Familienstand, Kinder, Beruf, Einkommen und Wohnsituation zahlenmäßig erfaßt. Es ist festzustellen, daß die meisten Patientinnen sich über ihren aktuellen oder ehemaligen Drogenkonsum durch „needle sharing" infiziert haben, daß sie vorwiegend ohne Arbeit und von der finanziellen Unterstützung durch das Sozialamt abhängig sind und die meisten mit ihren Kindern zusammen in ihrer eigenen Wohnung leben.

Sozialmedizinische Daten des Interviewkollektivs (n = 45)

Infektionsmodus	
sexuell	7
„needle sharing"	37
sonstige	1
Familienstand	
ledig	21
verheiratet	19
kein Partner	5
geschieden	5
Beruf/Arbeit	
Angestellte	7
Arbeiterin	4
keine Arbeit	34
Einkommen	
< 800 DM	7
> 800 DM	12
Sozialamt	26
Wohnsituation	
eigene Wohnung	30
Institution	7
fremde Wohnung	8
Kinder	
mit Patientin zusammen	18 ·
anderweitig untergebracht	13
keine	14

In der folgenden Übersicht werden wegen des Überwiegens der Gruppe der ehemals oder aktuell Drogenabhängigen die Suchtanamnese und Suchttherapien sowie die Haftaufenthalte und, falls bekannt, die HIV-Infektion des Partners, seine Drogenabhängigkeit sowie die Sexualkontakte aufgelistet. Bei dieser Aufstellung wollen wir vor allen Dingen darauf hinweisen, daß überwie-

Tabelle 1. Merkmale des Interaktionsstils beim Interview

	Gut	Mittel	Schlecht
Motivation zum Gespräch	19	12	14
Kontaktaufnahme	12	19	14
Verständigung	13	14	18

gend eine rezidivierende Drogenabhängigkeit vorliegt und daß eine große Anzahl Patientinnen bisher noch keine ambulante oder stationäre Suchttherapie gemacht haben. Bei den Partnern ist bemerkenswert, daß eine große Anzahl bisher HIV-negativ ist und der sexuelle Kontakt auf einen Partner beschränkt bleibt. Allerdings konnte bei 11 Patientinnen herausgefunden werden, daß sie, wenn auch nur zeitweise, ihren Unterhalt mit Prostitution verdienen.

Suchtanamnese	
drogenabhängig	
– rezidivierend	14
– länger als 1 Jahr	12

Suchttherapie	
– früher	16
– jetzt	1
– keine	20

Haft	
früher	16
bevorstehend	3
keine	29

Partner	
ebenfalls HIV-positiv	6
HIV-negativ	27
unbekannt	7
drogenabhängig 8	

sexuelle Kontakte	
nur mit Partner	29
Prostitution	11

Im Hinblick auf die Mehrzahl der Patientinnen als ehemalige, aktuell oder potentiell Drogenabhängige wird deutlich, daß sich die Inhalte des Interviews nicht nur auf die Krankheitsverarbeitung der HIV-Infektion eingrenzen ließen, sondern auch der Umgang mit der Suchterkrankung eine wesentliche Rolle spielte.

In Tabelle 1 sehen wir einige Merkmale des Interaktionsstils beim Interview. Die meisten Patientinnen waren ausreichend motiviert zum Gespräch, so daß

auch eine erste Kontaktaufnahme gelang. Eine ausreichende Verständigung konnte bei 18 Patientinnen nicht erreicht werden. Das Gespräch lief dann meist im Sinne einer Abfragung. Problematische Themen wie die Konfrontation mit der HIV-Infektion oder die Sucht wurden nur oberflächlich angeschnitten. Die Akzeptanz des Interviews von seiten der Patientinnen konnte durch die Einführung einer neurologisch-psychiatrischen Untersuchung (seit 1987) verbessert werden. Anfangs war die Hemmschwelle, sich zu einem psychologischen Gespräch einzufinden, sehr groß. Einerseits sahen sich die meisten Patientinnen durch die Überweisung an die Psychotherapeutin mit einer vermuteten „Macke" stigmatisiert und lehnten das Gespräch ab, weil sie sich nicht krank fühlten oder keiner Hilfe bedurften. Andererseits zeigte sich oft eine extrem mißtrauische Einstellung gegenüber Gesprächspartnern, die persönliche Informationen erwarteten. Hierunter fallen auch die pseudo-offenen Patientinnen, die den Gesprächspartner mit spektakulären frühkindlichen Erlebnissen fütterten, geübt in Drogentherapiegesprächen, aber den weiterhin stattfindenden Drogenkonsum nicht zum Thema machen wollten. Die geringe Anzahl von Zweitkontakten nach dem ersten Interview wird auf die Konfrontation mit der psychischen Befindlichkeit und die meist desolate soziale Situation vor allem bei den aktuell Heroinabhängigen im Gespräch zurückgeführt. Zweitkontakte kamen dann zustande, wenn von der Psychotherapeutin die Übernahme von Hilfsfunktionen erwartet wurde, z. B. Einwirkung auf den Partner, bei Schwangerschaftskonflikten, Gerichtsauflagen nach Therapiegesprächen etc. Andererseits liegt von uns auch eine Beschränkung der möglichen Gespräche vor, da wir wegen der nicht vorhandenen strukturierenden Elemente bei unserem auf Freiwilligkeit und starke Eigenmotivation beruhenden Gesprächen, eine geringe Effektivität im Sinne einer Drogentherapie sehen. Abgesehen von den diagnostischen Gesichtspunkten sehen wir auch den Sinn in diesen Gesprächen, die Therapiemotivation für eine evtl. notwendige Drogentherapie zu stärken. Bei den aktuell Süchtigen weisen wir insbesondere auf die Ersatzbefriedigungsfunktion der Sucht hin, die die sonst fehlende Befriedigung gesunder Bedürfnisse, z. B. das zentrale Bedürfnis nach Nähe, Wärme und Intimität ersetzen (Heigl 1978).
In den geschilderten Lebensläufen wird deutlich, daß durch widrige Umstände in der frühen Kindheit dieser zwischenmenschliche Anteil des Gefühlslebens verarmt, verzerrt wurde (Fuchs-Kamp 1952). Die narzißtische Problematik zeigt sich ebenfalls in der Dissozialität (Henseler 1974). Die Integration als Besondere in der Gesellschaft ist gescheitert und damit auch die Übernahme gesellschaftlicher Normen.
Die Herstellung der narzißtischen Größe gelingt über die Funktion als Antiheld, der entgegengesetzt der gesellschaftlichen Norm lebt, z. B. in der Glorifizierung von Armut und existenzieller Angewiesenheit auf den anderen, bis hin zum Betteln (Bron 1975).
In Anlehnung an die Prognose psychosomatischer Erkrankungen (Dührssen 1966) ist eine Aufstellung prognostischer Kriterien dargestellt (Tabelle 2). Bei der Angsttoleranz schwanken die festgestellten Reaktionen von Nichtwahrnehmen der Angst, insbesondere bei aktuell Heroinabhängigen, über gelegentliche Angstzustände bis zu panischen Reaktionen. Die Angst als ständig wiederkeh-

Tabelle 2. Prognostische Kriterien für den Krankheitsverlauf mit quantitativer Auswertung (n = 45)

	Gut	Mittel	Schlecht
Angsttoleranz	2	18	25
Qualität der Beziehungen	10	19	16
Einsichtsfähigkeit	6	24	15
Motivation	9	19	17
Persönlichkeitsstärke	7	21	17

rendes Signal trägt zum realitätsgerechten Umgang mit der Erkrankung bei. Weitere erhebliche Einflußmerkmale auf die Verarbeitung der Erkrankung zeigen sich in der Qualität der zwischenmenschlichen Beziehungen, in der Einsichtsfähigkeit, in der Motivation zum Umgang mit der Erkrankung und in der Stärke der Persönlichkeit. In der quantitativen Auswertung dieser prognostischen Kriterien zeigt sich, daß bei allen Merkmalen noch erhebliche Verbesserungen notwendig sind. Tabelle 3 zeigt eine Gegenüberstellung der CDC-Stadien und der psychischen Kriterien. 3 Patientinnen sind verstorben, davon zwei an einer Überdosis Heroin und eine Patientin im „Full-blone"-Aids-Stadium IVc1, durch eine Toxoplasmoseenzephalitis.

Empfehlungen

Während der ambulanten oder stationären Behandlung von Patientinnen mit einer HIV-Infektion kann ein psychosoziales Begleitprogramm zunächst die individuellen Bewältigungsmöglichkeiten diagnostizieren. Bei ungünstigen Verarbeitungsformen, wie es vor allem im Kollektiv der aktuell Süchtigen bzw. rezidivierend Süchtigen gezeigt werden konnte, können erste Schritte zur Veränderung eingeleitet werden. Ungeeignete Bewältigungsformen können sich in einer passiven Grundhaltung, resignativen Einstellung und emotionalen Dissonanzen zeigen (Heim 1988). Geeignete Formen sind durch aktives, informationssuchendes, flexibles Verhalten und emotionale Zuversichtlichkeit, gelegentlich kritisch-rebellierende Einstellung gekennzeichnet. Die medizinische Behandlung der HIV-Infektion hat einen neuen Zugang zu den Drogenabhängigen gebracht, der bei geeigneter psychischer Kontaktaufnahme zu einer Verbesserung der Prognose der Suchterkrankung und der HIV-Infektion führen kann. Außerdem besteht ein gesellschaftliches Interesse daran, krankheitsangemessenen Umgang mit der HIV-Infektion zu fördern, welche unmittelbar mit der Bearbeitung der Suchterkrankung zusammenhängt. Ausreichende soziale Unterstützung – wie bereits in der psychoonkologischen Forschung bestätigt – geht mit positiver Krankheitsbewältigung einher. Grundsätzliche Schwierigkeiten ergeben sich aus der Tatsache, daß auch bei diesem Kollektiv die somatische, soziale und psychotherapeutische Behandlung auf zwei oder mehrere Behandler aufgespalten ist und damit die Möglichkeit differenter

Tabelle 3. Gegenüberstellung der CDC-Stadien und psychische Kriterien (n = 45)

Psychische Prognose CDC-Stadien	Gut	Mittel	Schlecht	
I Akute Serokonversion				
II a Asymptomatisch	0	4	3	
II b Pathologischer Immunstatus	4	2	1	
III a Lymphadenopathie	2	3	3	(1 verstorben an Heroinüberdosis)
III b Pathologischer Immunstatus IV a	1	9	6	(1 verstorben an Heroinüberdosis)
Aids Keine opportune Infektion	0	3	0	
IV c 1 Aids „full blone"	0	0	1	(1 verstorben an Toxo- plasmoseenzephalitis)
IV c 2 Aids Rezidivierender Herpes	3	0	0	
Gesamt	10	21	14	

Zielsetzung im Einzelfall kaum gegeben ist. Patientinnen mit Neigung zur Externalisierung ihres Konflikts – sei es die Krankheit oder die Sucht – ist damit eine Basis zum Agieren gegeben. Daher erscheint es genauso wichtig, im Betreuungsteam ein Forum für eine Art Balint-Gruppe (Balint 1973) zu schaffen, wo die spezifische Arzt-Patient-Beziehung aufgearbeitet werden kann.

In zukünftigen Untersuchungen sollte die erreichte oder nichterreichte Anpassung an die Krankheit anhand des psychischen, körperlichen und sozialkommunikativen (Rudolf 1981) Gesundheitszustands der Patientinnen festgestellt werden (Parekh et al. 1988).

Literatur

Balint M (1973) Der Arzt, sein Patient und die Krankheit. Klett, Stuttgart
Bron B (1975) Identitätskrise und Drogenabusus bei Jugendlichen. Z Psychosom Med Psychoanal 21/2:129–150
Dührssen A (1972) Prognose psychosomatische Erkrankung. In: Dührssen A (Hrsg) Analytische Psychotherapie in Theorie, Praxis und Ergebnisse. Vandenhoeck und Ruprecht, Göttingen Zürich
Fuchs-Kamp A (1952) Jugendliche Fortläufer und Diebe. Prax Kinderpsychol 1:109, 133, 171

Heigl F (1978) Indikation und Prognose in Psychoanalyse und Psychotherapie. Z Psychosom Med Psychoanal
Heim E (1988) Coping und Adaptivität: Gibt es geeignetes oder ungeeignetes Coping? Psychother Psychosom Med Psychol 38:8–18
Henseler H (1974) Narzißtische Krisen / Zur Psychosomatik des Selbstmordes. Studium. Rowohlt, Reinbek
Parekh H, Manz R, Schepank H (1988) Life events, coping and social support. Versuch einer Integration aus psychoanalytischer Sicht. Z Psychosom Med 34:226–246
Rudolf G (1981) Untersuchung und Befund bei Neurosen und psychosomatischen Erkrankungen. Beltz, Weinheim
Rüger U (1988) Einleitung zum Themenheft. Bewältigungsverhalten (Coping). Z Psychosom Med 34:203–206

Neue Väterlichkeit: Ideologie und Lebensrealität

S. Hildenhagen

Dem Begriff des „Väterlichen" wird als Pendant der des „Mütterlichen" gegenübergestellt, ein wichtiges – aber nicht das einzige – Bild von Weiblichkeit. Jeder dieser Pole wiederum läßt sich nur fassen, wenn der Blick auf den Austausch, auf das Wechselspiel mit dem jeweils anderen gerichtet ist. Das heißt, indem ich hier ein Bild von aktueller Väterlichkeit entwerfe, entsteht gleichzeitig das der – sich verändernden – Mütterlichkeit. Und zwar aus einem Blickwinkel, der besonders geeignet ist, dieses Bild mitsamt seiner Entwicklung auszuleuchten.

Jetzt aber erst einmal zu dem, wie sich einem unbedarften Betrachter junge Väter – sozusagen aus der Ferne – darstellen:

Im Straßenbild fallen sie eigentlich kaum mehr auf, und auch die Werbung hat sie lange entdeckt: glücklich lächelnde Väter, die sich mit ihrem Sprößling so selbstverständlich bewegen, als hätten sie es über Jahrhunderte gelernt. Da sitzt im Werbefernsehen der gut gebaute Mann nackt auf einer Waschmaschine, sein Kind im Arm, offensichtlich entspannt, amüsiert. Bei Familienfeiern ist es keine Überraschung mehr, wenn die Mutter des Kleinkindes ruhig weiterplaudert, während der Vater gegebenenfalls und mit gekonnten Griffen den Nachkömmling reinigt und in frische Windeln wickelt. Und doch sind die Bilder, die erst vor wenigen Jahren das Laufen lernten und trotz ihrer scheinbar erlangten Selbstverständlichkeit auch Problematisches für Mann und Frau vermuten lassen.

Die Lebensrealität junger Väter – so lautet meine Ausgangsthese – entfaltet sich im Spannungsfeld von Tradition und Ideologie. Irgendwo zwischen diesen beiden – noch zu beschreibenden – Extrempunkten suchen die Väter ihren eigenen Weg, was nicht ohne die dazugehörigen Identitätskonflikte vonstatten geht. Um ihren momentanen Standpunkt besser verstehen zu können, stelle ich erst einmal diese Extreme vor, von denen sich die Väter heute mehr und mehr lösen wollen oder dies schon getan haben.

Zuerst die Tradition. Da sagt ein junger Vater in einem sog. Väterbuch:

> Wieviel Kraft habe ich darauf verwandt, so zu tun, als sei mein Wunsch, der Boß zu sein, bloße Vergangenheit. Was habe ich nicht alles angestellt, um den Eindruck zu erwecken, mich könne die Furcht, eine Null zu sein, nicht erreichen. Schließlich, was habe ich getan, daß dieser schlaue Satz aus einem Väterbuch auch auf mich zutrifft: „Wenn wir dennoch Machtgelüste verspüren, dann sind das Relikte" (Friederich et al. 1985).

Macht haben, Boß sein, die Angst, keine Macht zu haben und das Gegenteil als den Boß – nämlich eine Null – darzustellen, dies gibt einen Einblick in die Auseinandersetzung mit der Tradition, der eigenen Sozialisation als Sohn eines sog. „alten" Vaters. Mit Tradition meine ich die historisch ältere Bestimmung von Väterlichkeit, die Schwangerschaft, Geburt und Säuglingspflege primär zur Sache der Frau werden ließ und dem Mann wegen der Geschlechts- und Rollendifferenz Distanz verschaffte.

Als das zweite Extrem – nämlich dem der Haltung des eigenen Vaters mehr oder weniger entgegengesetzt – ist der seit Anfang der 80er Jahre beschriebene „mütterliche", der „neue" Vater zu nennen. Hierzu schreibt Bullinger (1986):

> Der mütterliche Vater möchte eigentlich eine Mutter sein, genauer eine Supermutter. Insgeheim möchte mancher Vater beweisen, daß er die bessere Mutter ist.

Der mütterliche Vater – so schreiben es ihm die normativen Handlungsanweisungen der neuen Ideologie vor – kümmert sich ständig um das Kind, ist seiner Frau zu jeder Zeit liebevoll zugewandt, kennt keinen Neid auf ihre Gebär- und Stillfähigkeit oder gar Aggressionen auf sein Schicksal als Familienvater.

Um für meine Promotion die Lebensrealität junger Väter zu erkunden, habe ich zuerst 4 Paare eines Geburtsvorbereitungskurses getrennt interviewt. Dann folgten 16 Einzelgespräche mit Vätern und Müttern erstgeborener Kinder, die zwischen 3 und 14 Monate alt waren. Um diese Elternmeinung, also die Innensicht, mit der Außensicht zu kontrastieren, habe ich 11 Gespräche mit Experten, 3 Hebammen, 3 Ärztinnen, 2 Kinderkrankenschwestern, 2 Gynäkologen und einer Psychotherapeutin geführt. Alle diese Experten waren in verschiedenen Bereichen der Schwangerschaft, Geburt und frühen Elternschaft tätig: im Bereich der Schwangerschafts-, Konflikt- und humangenetischen Beratung, der Geburts- und Säuglingspflegevorbereitung, der Geburtsleitung sowie der Nachsorge im Wochenbett. Daß ich selbst die Erfahrungen einer 3jährigen Tätigkeit als Hebamme gemacht habe, kam mir bei den Gesprächen sehr zugute.

Die angestrebte Halbierung der Gruppe entsprechend ländlichem oder städtischem Lebensbezug ließ sich nicht realisieren, weil der Wohnortwechsel oft nichts über die soziale Affinität zur Land- bzw. zur Stadtbevölkerung aussagt.

Die soziographische Charakterisierung der Paare ließ jeweils zur Hälfte traditionelle wie nichttraditionelle Rollenverteilungen erkennen, wobei die Einteilung nach akademisch-studentischem Milieu und fehlender Nähe zu diesem Milieu nicht grundsätzlich einen Zusammenhang erkennen ließ. In meinem Sample zeigte z.B. ein Diplomforstwirt eine stark traditionell verhaftete Haltung im Bereich von Schwangerschaft, Geburt und Säuglingspflege, während ein Facharbeiter eine eher nichttraditionelle Haltung einnahm.

Die konkreten Fragen, mit denen ich an meine Gesprächspartner herangetreten bin, habe ich aus einer teils soziologischen, teils psychologischen Literatur gewonnen.

So ergab sich u.a. aus der Erkenntnis, daß Schwangerschafts- und Geburtskomplikationen häufig mit Partnerschaftskonflikten in Verbindung zu bringen sind, die Frage: Welche Bedeutung haben die heutigen Väter und ihre veränderte Einstellung für die Frau, deren Schwangerschafts- und Geburtsverlauf sowie für die Eltern-Kind-Beziehung?

Im weiteren interessierte mich das Verhältnis, das Väter heute zur Schwangerschaft, Geburt und früher Elternschaft haben, und so fragte ich die jungen
Eltern z. B. nach ihrer Grundeinstellung einem Kind gegenüber, nach Ängsten
und Konflikten während der Schwangerschaft, nach dem Erleben – vor allem
des Vaters – unter der Geburt. Ich wollte weiter wissen, wie sich die Zeit nach
der Geburt – inklusive Wickeln, Stillen, nächtliches Aufstehen, Erotik und
Sexualität sowie Außenkontakte – für Vater und Mutter dargestellt hat.
In der zusammenfassenden Betrachtung kam ich nach Auswertung meiner
Gespräche zu folgenden Ergebnissen:
Es deutet sich in vielen Bereichen ein Umdenken der Männer an, deren
Triebfeder – meiner Meinung nach – in der Frauen- und Alternativbewegung
zu sehen ist.
Vor allem im akademisch-alternativen Milieu zeigt sich auch von männlicher
Seite schon vor einer Schwangerschaft eine aktive Auseinandersetzung mit
dem Kinderwunsch. Im Gegensatz zu früher entscheiden sich einige dieser
Männer heute ganz bewußt für oder gegen ein Kind und die dadurch ausgelö-
sten Veränderungen. Als Anzeichen können hier gelten:

1) partnerschaftliche Kontrazeption,
2) Entscheidung des Mannes zur Sterilisation,
3) eine bewußte Entscheidung für ein Kind, unter Einbeziehung widerstreben-
der Gefühle,
4) eine Auseinandersetzung des Vaters mit seiner Rolle als Ernährer.

Solche Einstellungsveränderungen erscheinen dann als „Sickerphänomen" in
allen Sozialschichten.
Doch zeigen sich im Fall einer eingetretenen Schwangerschaft auch neue
Zwänge und Tabus. Ein neuer Zwang ist z. B., daß neue Väter kaum oder gar
überhaupt keine ambivalenten Gefühle dem Kind oder der Familie gegenüber
verspüren dürfen. Der neue Vater stellt für sich die Rolle des Ernährers und
die damit verbundenen Verpflichtungen in Frage, darf dafür aber Ängste und
Sorgen im emotionalen Empfinden nicht mehr äußern oder spüren. Der „neue"
Vater ist gerne Familienvater, während die althergebrachte Vaterrolle es dem
Mann erlaubte, Unmut über seine durch die Familie verursachte Unflexibilität
zu äußern, und implizierte, daß ein Mann seine Freiheit braucht.
Das Interesse des Mannes an der Schwangerschaft und der Geburt seines
Kindes besitzt überragende Bedeutung für die Frau und wird somit auch von
allen Seiten immer wieder betont. Dieses scheint in unserer trennungsfreudi-
gen Zeit zunehmend Gewicht zu erlangen und mag eine neue Form des Treue-
anspruchs an den Partner und Vater des Kindes darstellen.
Die von mir befragten Experten sehen die Bedeutung des Mannes vor allem in
3 Bereichen der Schwangerschaft:

1) bei der besseren Fähigkeit der Frau, ihre körperlichen Veränderungen zu
akzeptieren;
2) bei der Somatisierung von Partnerschaftskonflikten in Form von Schwangerschaftskomplikationen;

3) bei der Entscheidung der Frau für oder gegen ein Kind im Fall einer
ungewollten Konfliktschwangerschaft.

Auf die beiden zuletzt genannten Punkte möchte ich etwas näher eingehen:
Partnerschaftskonflikte stellen nach Chalmers (1984) und Obayuwana et al.
(1984) besonders dann einen Risikofaktor für Schwangerschaftskomplikationen
dar, wenn sie von den werdenden Eltern im Sinne der Abwehr verleugnet
werden. Ihrer Meinung nach führen Konflikte, die als solche wahrgenommen
werden, seltener zu medizinischen Komplikationen. Die Verleugnung von
Konflikten wird aber nicht nur von den „schwangeren Paaren", sondern auch
von den Fachkräften in der Geburtshilfe vorgenommen.
Während die Realität unserer Zeit immer mehr die heile Welt der Familie als
Illusion entlarvt hat, nährt immer noch die Geburtshilfe, die kurze Phase um
die Geburt eines Kindes, die Hoffnung, daß dieser Traum doch Wirklichkeit
sein könnte. Dem Wunsch nach Harmonie unterliegen auch die Fachkräfte in
der Geburtshilfe, was sie davon abhält, Mißtöne wahrzunehmen und anzusprechen. Das Glück der Familie wirkt auf sie euphorisierend, während es doch –
zumindest ansatzweise – in Frage gestellt werden sollte. Die Vermeidung von
Aggressionen, Wut und Enttäuschung ist gerade auch ein Problem der „neuen"
Väter.
Um die Paare zu einer klaren Realitätssicht und damit möglichen Konfliktlösung zu befähigen, bedarf es neben einem beträchtlichen Maß an Einfühlungs-
vermögen psychotherapeutischer Schulung und supervisorischer Unterstützung
der Fachkräfte.
Bei der ungewollten Konfliktschwangerschaft beeinflußt die ablehnende Haltung des Mannes im wesentlichen die Entscheidung der Frau. Es fällt auf, daß
diese Tatsache als solche in der Öffentlichkeit nicht diskutiert wird. Im Gegenteil ist von einer Mitverantwortung des Mannes am Schwangerschaftsabbruch
kaum die Rede. Hier stellt die jüngste Aktion des Stern zum § 218 ein lobens-
wertes Novum dar. Um dies nochmals zu verdeutlichen, möchte ich ein Zitat
aus dem Buch: *Schwangerer Mann – was nun?* von Friederich et al. (1985)
anführen:

> Wenn sich Männer öffentlich dazu geäußert haben, dann als Juristen, Theologen, Politi-
> ker, Ärzte, Journalisten oder Gesetzgeber. Und zwar so, als wären sie alle noch nie von
> einer ungewollten Schwangerschaft der eigenen Partnerin betroffen gewesen.

Eine partnerschaftliche Auseinandersetzung bzw. ein solcher Therapieansatz
wird also nach wie vor in den Problembereichen um eine Schwangerschaft
sowohl von Betroffenen wie vom Fachpersonal vermieden. Dies sollte aber
angestrebt werden, was ich an dieser Stelle explizit fordern möchte.
Die von Raphaell-Leff (1985) erstellte deskriptive Vätertypologie mit der Auf-
teilung in den Typ des „renouncers" und den des „participators" kann auch
heute noch vorgenommen werden. Nach wie vor gibt es Väter vom Typ des
„renouncers", also des sich distanziert verhaltenden Mannes, der Schwangerschaft, Geburt und Säuglingspflege dem weiblichen Erleben zuordnet. Als
Mann verspürt er hier eine deutliche Distanz. Er entscheidet sich – nach
Raphaell-Leff – dafür, seine männlichen Attribute zu verstärken, indem er sich

mit seinem Vater identifiziert. Dieses Verhalten stellt den Versuch dar, der als bedrohlich erlebten Reaktivierung von archaischen Gefühlen aus der eigenen Kindheit zu trotzen.

Im Gegensatz dazu versucht der „participator" diese Distanz zu verkürzen, indem er die Schwangerschaft als Partner möglichst nah miterleben will. Er steht dabei in Kontakt mit seinen weiblichen und mütterlichen Anteilen.

Unter der Geburt hat die Zahl der Väter, die sich wie ein „participator" verhalten, in den letzten Jahren stark zugenommen. Dem Mann wird von den Experten eine neu erworbene Kompetenz attestiert, die darin besteht, daß er seine Frau mit einem gewachsenen Selbstbewußtsein emotional, körperlich und durch ein größeres Wissen über den Geburtsvorgang begleiten kann. Hier ist auch die Frau gefordert, ihrem Mann diese Kompetenz zuzugestehen. Denn das väterliche Verhalten ist – wie auch in anderen Bereichen – natürlich auch vom Rollenverständnis der Frau – von ihrem Bild der Mütterlichkeit – abhängig: Inwiefern kann sie dem Mann mütterliche Aufgaben übertragen, ihm Zutritt zu weiblichen Domänen gewähren?

Um nur 2 verschiedene Muttertypen zu benennen, möchte ich die von Raphaell-Leff (1985) auch für die Mütter vorgenommene Typologie erwähnen. Die Autorin beschreibt zum einen die Mutter als „facilitator", die Geschicklichkeit und Flexibilität im Umgang mit ihrem Kind zeigt und sich überwiegend den Bedürfnissen des Kindes anpaßt. Statt dessen erwartet eine Mutter vom Typ des „regulator" vom Kind, es solle sich ihren Bedürfnissen annähern. Besonders die Berufstätigkeit der Mutter mit all ihren Konsequenzen spielt hier eine ganz entscheidende Rolle.

Als neuer Zwang mit Blick auf die Geburt ist eindeutig die Teilnahme des Mannes am Geburtsvorgang zu nennen. Seine Verweigerung würde ihm – aufgrund des normativen Drucks – tiefe Schuldgefühle bereiten.

Nach den spannenden Anfangsphasen ihrer Vaterschaft unterliegen die „neuen" Väter, die „participators" dann häufig dem von Lamb (1978) beschriebenen Traditionalisierungseffekt. Mit der Realität des Säuglings- und Kleinkindalters fällt die Hälfte der Männer meines Samples mehr oder weniger deutlich in die traditionelle Vaterrolle zurück. Dies zeigt sich z. B. beim Wikkeln des Kindes, dem sich einige der Väter dann doch in unterschiedlicher Ausprägung entzogen haben – besonders, wenn es sich um das sog. „große Geschäft" handelte. Des weiteren obliegt das nächtliche Aufstehen fast ausnahmslos den Müttern, und auch in der Haushaltsführung und weiterer Berufsplanung verdeutlicht sich die traditionelle Verbundenheit: Noch immer verbleibt der Haushalt im wesentlichen der Frau, während sich der Mann seinem Beruf, seiner Karriere widmet. Wie mir ein junger Vater dazu sagte: „Die Rollenumkehr existiert zwar in den Köpfen der Intellektuellen und wird diskutiert, selten aber in die Tat umgesetzt." Das von Fthenakis (1985) beschriebene Phänomen des Auseinanderklaffens von Ideal und Wirklichkeit beim Übergang zur Elternschaft wird hier besonders offensichtlich.

So läßt sich zusammenfassend sagen, daß die Ideologie der „neuen Väterlichkeit" auf der psychischen Ebene den Versuch des Mannes darstellt, durch Überidentifikation mit der Frau als Mutter seine Distanz zu Frau und Kind zu überwinden. Ohne die Verschiedenheit, die Andersartigkeit von Väterlichkeit und Mütterlichkeit wahrnehmen zu wollen, tritt er so unweigerlich in Konkurrenz mit der Frau um die „Bemutterung". Jedoch wird es dem Mann nicht erspart bleiben, allein aufgrund biologischer Grenzen – z. B. im Bereich des Gebärens und des Stillens – die Illusion der Gleichheit von Mann und Frau als solche zu erkennen und sich auch von diesem Pol zu lösen, um so zur eigenen – männlichen – Identität zu gelangen. Ich möchte, um Mißverständnissen vorzubeugen, darauf hinweisen, daß erstens der Begriff der Gleichheit hier nicht mit dem der Gleichberechtigung zu verwechseln ist und zweitens Wickeln und Abwaschen durchaus mit männlicher Identität vereinbar sind. Aber es stimmt mich – gelinde gesagt – nachdenklich, wenn z. B. ausgerechnet ein Mann Vorsitzender einer Stillinitiative wird.

Für die Zukunft läßt sich also eine Annäherung der Geschlechter nicht im Sinne von Gleichheit und Gleichmacherei, sondern im Sinne eines Austausches fordern: Mann und Frau müssen sich ihrer Verschiedenheit bewußt sein und im Kontakt mit ihren jeweils gegengeschlechtlichen Anteilen stehen. Dies mag im Psychischen die Voraussetzung dafür sein, daß vorgegebene starre Rollen – seien sie nun alt oder neu – verlassen werden können und eine Ebenbürtigkeit der Geschlechter erreicht wird.

Diese Entwicklung hin zur Gleichrangigkeit der Geschlechter im psychischen Erleben muß zwingend mit einem zu fordernden Abbau gesellschaftlicher Hierarchisierung im Bereich von bislang geschlechtsspezifischer Arbeitsteilung einhergehen. Dann erhält das Kind die Chance, beide Elternteile gleichberechtigt in einer von Beginn an triadischen Beziehung zu erleben, wo es die Welt der Mutter deutlich von der des Vaters unterscheiden kann.

Literatur

Bullinger H (1986) Wenn Paare Eltern werden, 2. Aufl. Rowohlt, Reinbek
Chalmers B (1984) Behavioural associations of pregnancy complications. J Psychosom Obstet Gynaecol 3:27–35
Friederich W, Schnack D, Walter M (1985) Schwangerer Mann – was nun? Holtzmeyer, Braunschweig
Fthenakis WE (1985) Väter, Bd 1. Urban & Schwarzenberg, München
Lamb ME (1978) Infant social cognition and „second order" effects. Infant Behav Dev 1:1–10
Obayuwana AO, Cater AL, Barnett RM (1984) Psychosocial distress and pregnancy outcome: A three-year prospective study. J Psychosom Obstet Gynaecol 3:173–183
Raphaell-Leff J (1985) Facilitators and regulators; participants and renouncers: Mothers' and fathers' orientations towards pregnancy and parenthood. J Psychosom Obstet Gynaecol 4:169–184

Schwangerschaftskonflikt

Schwangerschaft – Konflikt und Beratung

H.-J. Prill

Die 3 umfassenden Begriffe „Schwangerschaft, Konflikt und Beratung" möchte ich zu der uns vordergründig interessierenden Schwangerschaftskonfliktberatung zusammenfassen. Selbst dieser Aspekt würde zu weit führen, wenn wir die juristischen, ethischen oder gar finanziellen Probleme einbeziehen würden. Es geht mir in erster Linie um eine Darstellung der derzeitigen Situation bei der Schwangerschaftskonfliktberatung und den Möglichkeiten einer qualitativen Verbesserung, wie sie eigentlich von allen gefordert wird. Da P. Petersen sich kritisch mit der Legislative auseinandersetzen wird (s. nächster Beitrag), möchte ich einige Fakten nennen, die zum Verständnis der derzeitigen Situation erforderlich sind.

Realität ist, daß heute an vielen Stellen die Beratung eher eine Information über soziale und finanzielle Hilfen ist. Dagegen heißt es im § 4 des Entwurfes des Beratungsgesetzes: „Die Schwangere ist in einem mit ihr persönlich zu führenden Gespräch zu beraten" und weiterhin: „[...] daß ihr Gelegenheit gegeben werden soll, ihre persönlichen, familiären, sozialen und wirtschaftlichen Probleme umfassend zu besprechen." Dies ist ein wesentlicher Fortschritt zum derzeitigen Gesetzestext, denn es werden inhaltliche Forderungen gestellt, die aber aufgrund der bisherigen Ausbildung der Beraterinnen nur von wenigen geleistet werden können. Es ist schon ein Anachronismus, wenn die Ausbildungszeit zur Sexualberaterin 1 1/2–2 Jahre in Anspruch nimmt und für die Schwangerschaftskonfliktberatung – auch für die Ärzte – nur eine „Anhörungspflicht" von 1–1 1/2 Tage genügt. Soweit mir bekannt, hat nur das Sigmund-Freud-Institut in Frankfurt Anfang der 80er Jahre Supervisionsgruppen für die Beraterinnen durchgeführt. Es wurde auch ein Ausbildungscurriculum von der Arbeitsgemeinschaft „Deutscher Arbeitskreis für Jugend-, Ehe- und Familienberatung" vorgeschlagen, das aber in der Weiterbildung nicht zum Tragen gekommen ist.

In unserer Deutschen Gesellschaft für psychosomatische Geburtshilfe und Gynäkologie haben wir diese Ausbildung in Schwangerschaftskonfliktberatung diskutiert und waren gemeinsam der Meinung, daß es auf eine psychodynamische Krisenintervention ankommt. Mit der Zusatzbezeichnung „Psychotherapie" wären diese Voraussetzungen gegeben. In vielen Bundesländern sind genügend Kolleginnen und Kollegen zur Krisenintervention befähigt, nur werden sie trotz des bewußten Konfliktes nicht aufgesucht, sondern der „bequemere Weg" wird vorgezogen.

An dieser Stelle möchte ich meinen Vorschlag kurz vorstellen, der sich aus der Balint-Gruppenarbeit mit vielen Kollegen ergeben hat.

Theorie

Etwa 15–20 h Vorträge über die Grundlagen der Neurosenlehre, die gezielte biographische Anamnese, die Psychodiagnostik des Konflikts und die Fokussuche dürften genügen. Entscheidend wichtig ist bei der Krisenintervention die Erlernung einer gewissen Technik, z. B. durch die nondirektive Gesprächstherapie oder die tiefenpsychologisch orientierte Bearbeitung des Widerstandes, die natürlich eine gewisse Zeit beansprucht. Oft bewirkt aber die Erörterung der Abwehrmechanismen eine erste Aussprachemöglichkeit für die Patientin. Über Jahrzehnte hat es sich als ausreichend erwiesen, daß die soziale Beratung einschließlich der sozialen Hilfen in 2–3 h abgehandelt werden kann. In einem solchen Ausbildungsseminar sollten Referenten unterschiedlicher Therapierichtungen zu Worte kommen.

Balint-Gruppen

Anfänglich sollten die Balint-Gruppen als Fallbesprechungsgruppen geführt werden, wobei mindestens 40 h aktive Beteiligung erforderlich sind. Dies würde etwa einem 6monatlichen Training mit wöchentlich einer Doppelstunde oder einer anderen Kombination entsprechen. Da es ja um eine themenzentrierte Bearbeitung geht und wahrscheinlich kaum mehr als 6 Teilnehmer eine Gruppe bilden werden, müßte man eine Vorstellung von 8–10 Fällen erwarten.

Supervision

Damit nicht nur eine Konfliktaufhellung im diagnostischen Sinne (Fallbesprechungsgruppen) betrieben wird, sondern eine Interventionsberatung mit dem Auszubildenden erarbeitet wird, sind Einzelgespräche mit einem psychotherapeutisch ausgebildeten Arzt, mit 5 protokollierten Verläufen, wobei die Interaktion über mindestens 4–5 h gegangen ist, erforderlich, die vom Supervisor und evtl. seinen Mitarbeitern/Mitarbeiterinnen, wie Sozialarbeiterinnen, erfahrene Beraterinnen, besprochen werden.

Vergleichsweise bietet Pro Familie eine Zusatzausbildung in Sexual- und Partnerschaftskonflikten an, bei der nach einem Eintrittskolloquium in 18 Wochenendkursen das gesamte Gebiet der Sexual-, Ehe- und Familienberatung einschließlich der Schwangerschaftskonfliktberatung abgehandelt wird. Für die Ausbildung werden 70 Doppelstunden theoretische Grundausbildung, 70 Doppelstunden gruppendynamische Sitzungen mit Selbsterfahrung und fallorientierter Gruppenarbeit und 220 h Beratungstätigkeit, davon wenigstens 70 h Supervision und der Abschluß der theoretischen Grundausbildung mit 2 schriftlichen Arbeiten (z. B. einer Fall- und einer Themenbearbeitung und einer mündlichen Prüfung) gefordert. Wie schon gesagt, handelt es sich hier um Ausbildung zum Erziehungs- oder Sexualberater. Über die Ausbilder wird lediglich gesagt, daß es 2 anerkannte Mentoren bzw. Ausbildungsdozenten, die wahrscheinlich von den einzelnen Gesellschaften und Arbeitsgemeinschaften ernannt werden, sein sollen. Wieviele Sexualberaterinnen heute nach dieser Ausbildung in der Schwangerschaftskonfliktberatung tätig sind, konnte ich nicht ermitteln.

Schwangerschaftskonfliktberatung

Wenn Frau Prof. Süssmuth heute hier erschienen wäre, hätte ich mir eine Wiederholung ihrer Aussage vom Kongreß „Chancen für das ungeborene Leben" in Godesberg 1987 gewünscht, wo sie zur Schwangerschaftskonfliktberatung sagte:

> Es ist die Kunst der Schwangerschaftskonfliktberatung, daß sie punktuell zu einem Zeitpunkt einsetzt, an dem eigentlich der Druck schon fast zu groß ist. Ich stimme zu, wenn eben gesagt wurde, Beraten setze Zuhören voraus. Die Grundfunktion der beraterischen Tätigkeit besteht darin, daß die Ratsuchende zunächst sprechen kann und eine Zuhörende findet. Deshalb gehört es zur Grundqualifikation der Beraterinnen und des Beraters, nicht vorschnell zu intervenieren, sondern abwarten zu können, also das zu tun, was wir unter der Kategorie der Distanznahme zusammenfassen – eine Distanznahme, die eine Beraterin oder ein Berater kompetent erlernt haben sollte.

Aus psychotherapeutischer Sicht ist wohl weniger die Distanznahme als die Empathie, das subjektive Verstehen, primär wichtig und danach erst eine Deutung oder ein Hilfsangebot.
Frau Prof. Süssmuth stellte dann die Frage: „Wer kann diese Aufgabe der Vor- und Weiterbildung wahrnehmen?" Sie meinte, daß sie sich keine Beratungssituation vorstellen könne, an der Ärztinnen und Ärzte nicht umfänglich beteiligt werden, „weil sie es schließlich sind, die in der Praxis die entscheidende Verantwortung gerade auch beim Schwangerschaftsabbruch haben".
Weder die Bundesärztekammer noch die Allgemeinärztliche Gesellschaft für Psychotherapie sehen sich in der Lage, diese Fortbildung zu organisieren und die inhaltlichen Schwerpunkte festzulegen. Schon 1983 wurde in einer interministeriellen Arbeitsgruppe zum Programm „Schutz des ungeborenen Lebens" gefordert, daß in Zusammenarbeit zwischen Ärzteverbänden, Hochschulen und wissenschaftlichen Fachgesellschaften Aus- und Fortbildungsprogramme entwickelt werden, die auf die Vermittlung der Fähigkeiten zur psychologischen Gesprächsführung ausgerichtet sind. Dafür war ein Zeitraum von 2–3 Jahren vorgesehen. Millionenbeträge, die dafür angesetzt wurden, sind nicht in Anspruch genommen worden. Deshalb wäre es eigentlich die Aufgabe dieser Gesellschaft, Ausbildungsrichtlinien aufgrund der Expertenkenntnisse vieler Kollegen unserer Gesellschaft, Ausbildungsseminare – sowohl für Beraterinnen wie für Ärztinnen und Ärzte – regional über eine gewisse Zeit zu installieren.
In der Diskussion um die Beratung wird bisher weitgehend vernachlässigt, daß es sich um einen Entwicklungsprozeß handelt. Viele entwicklungspsychologischen Daten (z. B. das Erleben der Kindsbewegung oder die US-Untersuchung) zeigen, daß wir uns nicht subjektiven Augenblicksituationen bei der ersten Begegnung mit der Schwangeren hingeben dürfen, sondern es zunächst einmal

um die Balintschen Grundregeln der Gesprächsführung: Ernstnehmen, Zuhören, emotionelle Zuwendung und Fokussierung, d.h. das miteinander Sprechen über die relevanten Probleme, geht.

Problematik des Schwangerschaftskonflikts

„Ich will kein Kind" ist häufig nur eine momentane Verweigerung. In unserem modernen Trend, alles machbar zu machen, soll es jetzt nicht sein, aber später durchaus möglich! Also liegt es gar nicht an der verteufelten Zukunft, sondern an der eigenen Unfähigkeit, über sich selbst zu entscheiden. Und da ist Hilfe erforderlich. Es handelt sich dann nicht mehr darum, Probleme anzuhören und eine Indikation zu stellen, sondern die Frauen in ihrer Lage zu verstehen und sie in der Krise zu stützen.

Einen Überblick der unterschiedlichen Problematik, die nicht im einzelnen diskutiert werden kann, gibt die folgende Übersicht:

---

1. Eigenproblematik
„Ich kann es mir nicht leisten"
Angst vor sozialem Abstieg
Einschränkung späterer Heiratsmöglichkeit
Konflikt zwischen Beruf bzw. Berufsausbildung und Kind
Verstoß gegen überkommene Moral- und Wertvorstellungen
Konflikt mit den Eltern
2. Partnerproblematik
flüchtige Partnerbeziehung
Partner wird nicht als Ehemann akzeptiert
Ent-täuschung durch den Partner
zu hohes Alter des Kindsvaters
sozialer Druck des Kindsvaters zur Abtreibung
außereheliche Beziehung
3. Eheproblematik
Tod des Mannes oder schwere Erkrankung
zerrüttete Ehe (z.B. in Scheidung lebend)
sexuelle Erzwängnis (= eheliche Vergewaltigung, z.B. bei Alkoholikern)
Entfremdung (zu lange Abwesenheit) des Mannes
fehlende oder nicht abgeschlossene Berufsausbildung des Mannes
soziales Versagen des Ehepartners (arbeitsscheu u.a.)
4. Familienproblematik
schicksalshafte Ereignisse in der Familie
vorhandene körperlich oder geistig behinderte Kinder mit erheblicher pflegerischer Belastung
Großfamilie mit niedrigem Einkommen
Versorgung hilfsbedürftiger Eltern
zu rasche Aufeinanderfolge mehrerer Geburten

5. Soziale Notstände
schlechte Wohnverhältnisse
abnorme finanzielle Belastungen

Die Häufigkeit der verschiedenen Schwangerschaftskonflikte wird von den
Untersuchern unterschiedlich – wohl auch aufgrund einer sehr unterschiedlichen Klientel – angegeben. Goebel (1984) fand am häufigsten partnerschaftliche Gründe, an zweiter Stelle, daß man andere Pläne habe oder in Ausbildung begriffen sei. In vielen Aussagen wurde deutlich, daß Sexualität ohne
Verantwortung bzw. ohne Bedenken vollzogen wurde. Es würde zu weit führen, zu untersuchen, warum Frauen eine so unrealistische Konzeptionsein-
schätzung haben und sich von einem subjektiven Sicherheitsgefühl (z. B. nach
langjähriger Pilleneinnahme bei über 35jährigen) leiten lassen.
Nach Jürgensen (1983) sind es in über 60 % der Fälle Trennungstraumata mit
depressiven Reaktionen oder ein ausagierter oder abgewehrter Ödipuskonflikt.
Die seelischen Ursachen von vielen Schwangerschaftskonflikten liegen in der
Retardierung, in dem Verlust der personalen Mitte, dem Nicht-sein-Können,
also der Identitätskrise, der Angst vor den Eltern oder der ambivalenten
Partnerschaft, einem subjektiven Überforderungssyndrom oder einer pathologischen Familienstruktur, durch die das eigene Kind nicht ertragen werden
kann.

Seelische Ursachen von Schwangerschaftskonflikten

Retardierung	Reifungskrise bis Reifungs- störung	Bejahung der Weiblichkeit bei fehlender Bereitschaft zur Mutterschaft unentwickelte Partner- bzw. Ehebeziehung infantile Mutter-Tochter-Bindung Über-Ich-Problematik
Verlust der personalen Mitte-Nicht- sein-Können	Identitätskrise	Infragestellen der eigenen Fähigkeiten als Frau negative Bewertung durch Familie und Sozietät Konflikt: Beruf – Mutter Enttäuschung über bisherige Mißerfolge
	Angst	vor den Eltern den Aufgaben als Mutter vor der Endgültigkeit der Ehe vor Mißbildungen vor Geburt vor Ablehnung durch die Umwelt
Ich-Schwäche Selbstwert- problematik	Ambivalenz	zur Ehe bzw. zum Partner außereheliche Schwangerschaft wegen der Ablehnung

<table>
<tr><td></td><td></td><td>der Vaterrolle
eigenes erzieherisches Versagen</td></tr>
<tr><td>psychische
und/oder
physische
Asthenie</td><td>Insuffizienz</td><td>Überforderungssyndrom (Doppelbelastung,
abgelehnte Emanzipation)
pathologische Familienstruktur
Versagenshaltung aus physiopsychischen
Gründen</td></tr>
<tr><td>starkes Ich
mit verdräng-
ter oder insuffi-
zienter weib-
licher Gefühls-
welt</td><td>Protest</td><td>gegen mütterlicher Rolle
gegen überkommene Moral- und Wertvor-
stellungen
zerrüttete Ehe
Schwangerschaftsveränderungen</td></tr>
</table>

Durch die Beratung soll die Ratsuchende bewegt werden:
Erkenntnisse, die für sie relevant sind, und *Einsichten,* die sie verdrängt hat, zu *Handlungen* zu entwickeln, die den Widerspruch zwischen Wollen und Können aufheben oder mildern (Koschorke 1978).
Zur Beratung sind von seiten der Schwangeren Freiwilligkeit, Offenheit und introspektive Fähigkeit notwendig. Alle psychotherapeutisch Ausgebildeten wissen, daß Verharren in der Empathie den Konflikt nicht aufarbeiten kann und deshalb Wertvorstellungen zur Auseinandersetzung und Bewältigung notwendig sind.
Das große Problem für die Berater ist die Voreingenommenheit, ja die Fixierung der Schwangeren auf den Abbruch. Nach der Drucksache 8/3630 des Deutschen Bundestages haben 61,1 % der Ärzte das Problem der gewünschten Abtreibung nach der Schwangerschaftsfeststellung akzeptiert und Schwangeren „weitergeholfen". In weiteren 26,4 % der Fälle war es dann der 2. Arzt, der die Indikationsstellung vornahm. Ein Drittel der Frauen erhielt die Indikation schon bei der Feststellung der Schwangerschaft, also wahrscheinlich ohne sachgerechte Beratung, ein weiteres Drittel der Frauen mit dem 2. Arztbesuch. Nur 20 % der Ärzte haben den Abbruch in Frage gestellt oder nach Anhörung gesagt, daß sie „nichts tun könnten".
Wir sehen also, daß der erstuntersuchende Arzt *die* entscheidende Rolle im Schwangerschaftskonflikt spielt. Viele Ärztinnen und Ärzte werden hier zu hilflosen Helfern oder sind einfach überfordert, die Schwangerschaft mit der Frau in einer adäquaten ganzheitlichen Weise zu besprechen. Fast alle sich schwanger fühlenden Frauen stehen ja in einem hohen Erwartungsdruck gegenüber dem Arzt und sind häufig gar nicht zu einer überlegten Äußerung fähig. Da werden Aggressionen laut, und im Arzt wird die einzige „Rettungsmöglichkeit" gesehen.
Es besteht also die ganz große Notwendigkeit, daß wir alle Ärzte, zu denen Frauen mit einer Amenorrhö kommen, darüber informieren, daß keine Festlegung auf den Abbruch durch den erstuntersuchenden Arzt erfolgt. Viele Bera-

terinnen beklagen sich darüber, daß Beratung für sie zur Farce wird, wenn der Hausarzt bereits den „Fahrplan für die Abtreibung" mit der Patientin besprochen hat. Sicher wäre mancher Schwangerschaftskonflikt noch aufzuarbeiten, wenn der Hausarzt nach Aufklärung und Bewußtmachung zu einer Überlegung der Schwangeren rät und ihr noch einen 2. Termin bei sich oder einem Kollegen anbietet. Nach Untersuchung von Häußl u. Holzhauer (1989) gingen 62 % der Frauen nach der Untersuchung beim Hausarzt zur Sozialberatung mit der Erwartung, dort eine formale Bescheinigung zu erhalten.

Wenn Retzlaff (1988) mit Recht fordert, daß die Beratung und Indikation in ärztlicher Hand liegen sollte, so kämen nach meiner Schätzung auf jeden Hausarzt oder Gynäkologen – bei 50 % Einverständnis der Ärzte – bei 3 Beratungen à 30 min pro Fall – etwa eine halbstündige Beratung pro Woche auf sie bzw. ihn zu oder bei einer einmaligen halbstündigen Beratung alle 3 Wochen ein Fall! Das erfordert allerdings die Berechnung nach GOÄ 812 Krisenintervention und nicht die bisherige Berechnung, in der die Information über die Schwangerschaft und die sozialen Hilfen enthalten ist.

Zur Indikationsstellung

Der/die indikationsstellende Arzt/Ärztin ist in einem großen Dilemma. Vom Gesetzgeber wurde ihm ein ungeheuer großer Freiraum gegeben, in dem er eigentlich alles zur Notlage machen kann. Zwar hat das Bundesverfassungsgericht gefordert, daß der Tatbestand der Notlagenindikation so zu umschreiben sei, daß die Schwere des vorauszusehenden psychosozialen Konflikts deutlich erkennbar wird und als für die Austragung der Schwangerschaft unzumutbar zu erkennen ist. Es kann sich also nicht darum handeln, wie das heute geschieht, die schwierige Situation einer Frau zu beschreiben, sondern es muß eine Zuschreibung, d. h. eine Zuordnung einer konkreten Situation zu einer gesetzlich vorgegebenen Indikation vorhanden sein. Dieser Prozeß wird durch zahlreiche soziale Rahmenbedingungen beeinflußt, z. B.

1) durch die Kompetenz des Arztes, insbesondere psychosoziale Notlagen zu erkennen,
2) durch soziale Merkmale der Frau und durch ihre Fähigkeit, ihre Probleme einleuchtend und eindringlich darzustellen,
3) durch die Beziehung zwischen ratsuchender Frau und dem die Indikation stellenden Arzt,
4) durch die Akzeptabilität der gestellten Indikationen durch den abbrechenden Arzt,
5) durch Normen und ethische Vorstellungen,
6) durch die Palette der zur Verfügung stehenden Indikationen.

Bei den Indikationen werden also nicht Gründe erfaßt, sondern es muß begründet werden.
Vor 15 Jahren habe ich die Notlagenindikationen im Buch von Lau (1976) *Indikationen zum Schwangerschaftsabbruch* zu konkretisieren versucht. Abso-

lute Indikationen gibt es nur, wenn mehrere Begründungen zusammenkommen, deren psychodynamische Relevanz in der persönlichen Situation liegt. Das Ausmaß der psychischen Behinderung – also ein ärztlich-medizinischer Gesichtspunkt – und die Erkenntnis, daß dies in kurzer Zeit nicht zu beheben ist, erscheint für die Indikation entscheidend. Das gilt auch für die eugenische Indikation, denn das entscheidende Kriterium ist die Nichtzumutbarkeit für die Mutter und nicht die Schwere der kindlichen Schädigung!

Die relativen Indikationen sind durch die Eigen- und Berufsproblematik, Partnerschaft, Ehe und Familie und wenige andere psychosoziale Notstände umschrieben.

Wenn die Feststellung der Notlage an eine ärztliche Erkenntnis gebunden sein soll, dann kommt es auf den Grad der Hilflosigkeit an. Das Ausmaß der psychischen Behinderung ist entscheidend, ob eine äußere Schwierigkeit zur persönlichen Notlage führt. Beck (1988) hat betont, daß der indikationsstellende Arzt eine gutachterliche Begründung zu einer Indikation abgeben sollte, die gerichtsrelevant nachkontrollierbar wäre. Bei jedem anderen operativen Eingriff müsse eine solche Indikationsstellung dokumentiert sein. Ich bezweifle, daß in der Praxis bisher und in der Zukunft entsprechend vorgegangen wird.

Literatur

Beck L (1988) Vorschläge des Gynäkologen für die Chancenverbesserung des ungeborenen Lebens. In: Voss H von, Voss R von (Hrsg) Chancen für das ungeborene Leben. Kölner Univ Verlag, S 133

Born G, Sandberger JF (1978) Krisenintervention. In: Koschorke M (Hrsg) Schwangerschaftskonfliktberatung. Vandenhoeck & Ruprecht, Göttingen, S 231

Demographische und sozialmedizinische Auswirkungen der Reform des § 218 (1975) Kohlhammer, Stuttgart (Schriftenreihe des Bundesministers für Jugend, Familie und Gesundheit, Bd 30)

Goebel P (1984) Abbruch der ungewollten Schwangerschaft. Springer, Berlin Heidelberg New York Tokyo

Häußler M, Holzhauer B (im Druck) Die Impletation der reformierten §§ 218 STGB – Empirische Untersuchungen zu Einstellung und Verhalten von Ärzten und schwangeren Frauen. Z Ges Strafrechtswiss

Jürgensen O (1983) Schwangerschaftskonfliktberatung – Abtreibung als wiederholter Trennungsversuch. Sexualmedizin 12:15–26

Koschorke M (1978) Schwangerschaftskonfliktberatung. Vandenhoeck & Ruprecht, Göttingen, S 131

Lau H (1976) Indikationen zum Schwangerschaftsabbruch

Petersen P (1982) Unsere Verantwortung im Schwangerschaftskonflikt. Dtsch Ärztebl 79:63

Poettgen H (1987) Aus- und Fortbildung in der ärztlichen Schwangerschaftskonfliktberatung. Frauenarzt 5:39

Poettgen M (1988) Die konflikthafte Schwangerschaft und der ärztliche Beratungsauftrag. Prax Psychother Psychosom 33:70

Prill HJ (1975) Schwangerschaftskonfliktberatung? Frauenarzt 16:448

Prill HJ (1979) Psychosoziale, sozialmedizinische und Notlagenindikationen zum Schwangerschaftsabbruch. In: Lau H (Hrsg) Indikationen zum Schwangerschaftsabbruch. Demeter-Verlag, Gräfelfing, S 163

Pro Familia-Magazin (1986) Schwangerschaftsabbruch, Bd 1

Retzlaff J (1988) Sind wir Ärzte nicht mehr kompetent genug? Sexualmedizin 7:435

Schulte WMS (1969) Unerwünschte Schwangerschaft. Thieme, Stuttgart
Süssmuth R (1988) Schutz des Lebens als politische Aufgabe. In: Voss H von (Hrsg) Chancen für das ungeborene Leben. Univ Verlag, Köln
Vogt R (1978) Zur Methodik und Technik psychologischer Beratung bei Schwangerschaftskonflikten. In: Koschorke M, Sandberger JF (Hrsg) Schwangerschaftskonfliktberatung. Vandenhoeck & Ruprecht, Göttingen, S 231

Wozu ein neues Beratungsgesetz?*
Zum Entwurf eines Schwangerschaftsberatungsgesetzes der Bundesrepublik Deutschland

P. Petersen

Einleitung

Der ursprüngliche Titel meines Beitrags „Wozu ein neues Beratungsgesetz?" ist ebenso provokativ wie falsch.

Zunächst möchte ich das Thema zurechtrücken; es muß heißen: „Wozu neuerlich ein Beratungsgesetz?" Denn über ein neues Gesetz kann ich deshalb nicht sprechen, weil es noch gar kein (altes) Bundesberatungsgesetz gibt. Provokativ, herausfordernd im positiven Sinne ist das Thema deshalb für mich, weil ich im vorliegenden Gesetzentwurf in der letzten Fassung vom 6.6.1988 Wesentliches als kritikwürdig ansehe. Diese Kritikpunkte werde ich im 2. Teil meines Beitrags zur Sprache bringen; im 1. Teil werde ich auf „Ideal und Wirklichkeit der Beratung ungewollt Schwangerer" in 2 Abschnitten eingehen. Vorerst rufe ich folgendes zur Geschichte des Gesetzentwurfs in Erinnerung: Das geplante Gesetz wurde nach der letzten Bundestagswahl Anfang 1987 zwischen den Koalitionsparteien abgesprochen; Mitte 1987 wurde es bereits in der allgemeinen und fachlichen Presse (z.B. Pro Familia 1987) erörtert, ohne daß der Entwurf des Gesetzes schon veröffentlicht war.

Dessen 1. veröffentlichte Fassung stammt von Anfang 1988. Seither ist es verschiedenenorts diskutiert worden (CDU-Parteitag 1988; 91. Deutscher Ärztetag 1988; Retzlaff 1988).

Ich finde es dringend notwendig, daß sich endlich auch unsere Gesellschaft damit intensiver befaßt. Denn die Folgen des Gesetzes werden uns alle betreffen. Wir haben uns selbst zu beklagen, wenn wir uns nicht rechtzeitig darum gekümmert haben – auch wenn es für einen Arzt und Therapeuten ein ungewohntes und deshalb wohl auch wenig bekömmliches Gericht ist, Gesetzesentwürfe zu verdauen – wie ich bei der Vorbereitung dieses Beitrags an mir selbst feststellte.

Meine *grundsätzliche Einstellung zur Beratung überhaupt* läßt sich so formulieren: ich halte ein möglichst weit in der Öffentlichkeit immer wieder bekanntgemachtes Beratungs*angebot* auf Freiwilligkeitsbasis für notwendig; ob die seit 1976 gesetzlich vorgeschriebene Beratung im Rahmen des § 218/19 StGB dem vom Gesetzgeber angestrebten Ziel wirklich dient, halte ich für fragwürdig.

* Danken möchte ich für ihre fachmännische Hilfe bei der Vorbereitung des Manuskripts den Herren Dr. med. Hanns-Richard Falck, Hannover, sowie Herrn Prof. Dr. med. Schlößer, Hannover, Herrn Dr. med. Dohnke, Burgwedel, und Herrn Werner Wessel (graduierter Sozialarbeiter), Isernhagen.

Wenn ich in der Beratungssituation für seine möglichst große Offenheit unter Berücksichtigung des dialogischen Prinzips – und das heißt auch gegen eine unnötige formalistische Hürde zur Verhinderung des Schwangerschaftsabbruchs – plädiere, so beziehe ich mich dabei auf das Ethos des Dialogs; das Ethos des Dialogs ist immer ein Ethos des Lebens, auch dann, wenn die Frau sich für den Schwangerschaftsabbruch entscheidet, evtl. gegen die ausdrücklich formulierte Haltung des Beraters. Sie wird in diesem Fall mit der geistigen Gestalt ihres toten Kindes zu *leben* haben, auch wenn diese Geistgestalt zunächst unter einer Mauer von Depression und Beziehungsnot verschüttet ist. Aufgabe der Beratung ist es dann, ihr bei der Verarbeitung dieser Depression zu helfen. Auch das ist Arbeit des Lebens – auch wenn hier der Tod im Blick ist.

Der Widerspruch könnte für eine einlinig denkende und formal argumentierende Ratio darin liegen, daß das Leben des Kindes unter allen Umständen und *mit jedem Mittel* zu erhalten ist – sein Tod wäre das absolute Fiasko dieser rationalen Haltung.

Ich plädiere immer für das Leben, und ich bin keineswegs ein Befürworter des Schwangerschaftsabbruchs – aber ich bin weit davon entfernt, ihn oder gar die von ihm Betroffenen zu verdammen. Vielmehr plädiere ich für ein weitestgehendes Verständnis für die innere und äußere Situation der ungewollt Schwangeren, wobei meine eigene Überzeugung über vorgeburtliches Menschenleben für mich ihre Verpflichtung und Verantwortung behält, nämlich: Der Mensch ist Mensch von Anfang an, auch wenn er immer (bis an seinen Tod) ein Werdender ist.

Eine Idealvorstellung: Wem könnte ein solches Gesetz dienen?

In der öffentlichen Diskussion um Schwangerschaftsabbruch und neuerdings um den Entwurf des Schwangerenberatungsgesetzes beobachte ich eine Art von Kurzschluß – es ist sehr viel vom werdenden Leben (oder je nach Weltanschauung: vom ungeborenen Kind) und vom aktiven Schutz des vorgeburtlichen Menschenlebens die Rede. Ich nehme Entsetzen und Empörung über die hohe Zahl der Abtreibungen in unserem Staate wahr, wobei ich nicht selten den Eindruck gewinne, daß die auch heute noch geschätzte Gesamtzahl aller Schwangerschaftsabbrüche mehr die Funktion hat, Emotionen in Wallung zu bringen, statt ernsthafte Klärungen zu ermöglichen. Es könnte dann so scheinen, als ob durch ein Beratungsgesetz ein direkter Zugriff auf das zu rettende Menschenleben möglich sei, wobei der Berater als eine Art von Handlungsgehilfe des Gesetzes erscheint.

In diesem von mir vorsätzlich überspitzt gezeichneten Bild einer Gesetzesmechanik fehlt zweierlei: Die konkrete Situation der ungewollt schwangeren Frau (im Idealfall: und ihres Partners) und die konkrete Situation der Beraterin.[1] Beide befinden sich in einer aus unserem Alltagsleben völlig herausgehobenen

---

[1] Ich spreche der Einfachheit halber in Zukunft immer von Beraterin, wobei ich ebenso den Berater mit meine; ebenso spreche ich von der schwangeren Frau, auch wenn ich das Paar und damit auch ihren Partner mit meine.

Lage: Es geht nicht nur um eine tiefgehende und weitreichende Lebensentscheidung, es geht um Leben oder Tod eines Menschen. Die Frau muß diese Entscheidung vollziehen, die Beraterin soll bei der Entscheidungssuche hilfreich sein.

Diese Lebenslage ist eine Extremsituation, ein Gipfel von Einsamkeit. In der Tat: Es kann schwindelerregend sein, die Entscheidung über Leben oder Sterben in meiner Macht zu haben. Kann ich wissen, was ich tue?

Dennoch müssen hierzulande täglich Hunderte, wenn nicht Tausende Frauen zusammen mit ihren Beraterinnen diese Entscheidung durchstehen – auch wenn ihnen die tiefere Erkenntnis und die ganze Erlebnisschärfe über die weitreichenden Folgen ihrer Handlung notwendigerweise in diesem Augenblick fehlen müssen.

Zwar ist es richtig, daß diese extreme, existenzielle Frage oft nicht immer ausgesprochen wird und auch nicht immer aussprechbar ist – tatsächlich aber ist für alle Betroffenen im Bewußtseinshintergrund erahnbar: Hier geht es um Leben oder Tod (Petersen 1986a; Poettgen 1982). Diese Situation ist eine Überforderung für unser normales Alltagsleben und für unser Alltagsbewußtsein. Deshalb gibt es immer wieder Stimmen, die sagen: Da die Frau ebensowenig wie die Beraterin hier letztlich entscheidungsfähig sei, müsse man ihr die Entscheidung abnehmen und ihr direkt (durch die Indikationsregelung) oder indirekt (durch ein Schwangerenberatungsgesetz) die Wahl zum Schwangerschaftsabbruch entziehen – die Frau dürfe schlußendlich nur die Möglichkeit zum Austragen der Schwangerschaft haben.

Diesen Stimmen ist gewiß die überzeugte Sorge um Entlastung von einer fast untragbaren Bürde zugutezuhalten – deshalb nehme ich diese Stimmen auch ernst. Aber ich halte auch diese Denkweise für einen Kurzschluß.

Abgesehen von verfassungsrechtlichen Bedenken würde dieser Kurzschluß bedeuten: Die Freiheit der Entscheidung würde aufgehoben, es wäre ein Rückschritt hin auf Unmündigkeit.

Ich gehe davon aus, daß viele meiner Kolleginnen diesen Rückschritt hin auf die Unmündigkeit in ihrer Eigenschaft als Beraterin nicht mitvollziehen wollen. Auch wenn uns das noch so unbequem ist: Es bleibt uns nicht erspart, in dieser Extremsituation den Schritt hin auf die Freiheit zu tun, d. h. die freie Entscheidung der Frau zu ermöglichen.

Meine Antwort auf die Frage: Wem könnte ein solches Gesetz dienen? ergibt sich aus folgendem:

Das Gesetz möge zuerst der persönlich verantworteten Entscheidung der Schwangeren (s. auch Max-Planck-Gesellschaft 1988) und danach den sich daraus ergebenden Folgerungen dienen; mit den Folgerungen meine ich einerseits die aktive Vermittlung kommunikativer und sozialer Hilfe bei Austragen der Schwangerschaft und andererseits die psychosoziale Nachsorge bei Schwangerschaftsabbruch.

Diese persönlich verantwortete Entscheidung kann sich nur in einer freien und offenen Beratungsatmosphäre vollziehen.

Eine vorgeprägte Entscheidungsrichtung, beispielsweise durch eine gesetzlich formulierte, einseitige Zieldefinition der Beratung, wird diese Form persönlicher Verantwortung abwehren.

Kritiker bemerken (Wessel, pers. Mitteilung 1989) – wie mir scheint, zu Recht – die Widersprüchlichkeit des Gesetzentwurfs. Das Gesetz gibt vor, die Beratungssituation gemäß § 218 und die Situation ungewollt schwangerer Frauen verbessern zu wollen. Tatsächlich aber spricht die *innere Tendenz* des Gesetzes eine ganz andere Sprache; die innere Tendenz zielt auf die *Erschwerung von Schwangerschaftsabbrüchen* hin.
Ein solches Ziel aber kann gar nicht durch ein *Beratungsgesetz* erreicht werden, sondern nur durch eine Restriktion des *Strafgesetzparagraphen* 218; also müßte sich der Aufruf zur Erschwerung von Schwangerschaftsabbrüchen an die Adresse der indikationsstellenden *Ärzte* richten, nicht aber an die Adresse der *Berater*.

Jenseits aller ethischen Grundsätze hat die persönlich verantwortete Entscheidung auch eine pragmatische Seite: Angesichts der gegenwärtigen gesellschaftlichen Situation in Westeuropa wird die Frau ihre Schwangerschaft letztlich nur dann austragen, wenn sie selbst dahintersteht.
Wenn sie dagegen mit Hilfe einer noch so subtilen Beeinflussung während der Beratung zum Austragen der Schwangerschaft überredet wurde, so wird sich bald danach doch ihre eigene persönliche Entscheidung durchsetzen.
Dagegen ist es die Chance einer wirklich freien, von warmer Empathie getragenen Beratung, daß die Frau auch nach dem Schwangerschaftsabbruch in ihrer möglichen Depression die Beraterin wieder aufsucht. Im Falle von subtiler Überredung aber wird die Frau auch in seelischer Not eine andere Hilfe oder häufiger gar keine Beratungshilfe aufsuchen – denn die Vertrauensbrücke war nicht tragfähig.
Wenn ich diese mehr allgemeinen Aussagen methodisch formuliere, so heißt das: Es geht hier zuerst um prozeßorientierte Beratung und um Krisenintervention. Erst an zweiter Stelle stehen die Information, die aktive Vermittlung sozialer Hilfen und die Einübung neuer Kommunikation. Prozeßorientierte Beratung heißt: Die Beraterin hat sich nach dem gegenwärtigen emotionalen und kognitiven Befinden der Frau zu richten; die Beraterin muß die Frau dort abholen, wo sie mit ihrer inneren Verfassung tatsächlich steht – wenn dagegen die Beraterin ihre eigene vorgefaßte Meinung überstülpt oder unbesehen Handlungsanweisungen programmiert; so verhindert sie eine Vertrauensbrücke. Prozeßorientierung und dialogische Empathie gehören zum unabdingbaren Selbstverständnis und zum Ethos von Beratung – wobei beiden Dialogpartnern hier die herausragende Lebenslage des Entscheides über Leben und Tod bewußt ist.

Die gesellschaftliche Wirklichkeit:
Schwangerschaftsschock und die sich daraus ergebenden
Reaktionen ungewollt Schwangerer

Durch eine ungewollte Schwangerschaft bildet sich bei der Frau, vermutlich auch bei ihrem Partner (Blaschke 1987; Petersen 1986a,b), ein seelischer Schockzustand heraus; ich spreche hier abgekürzt von Schwangerschaftsschock (Koschorke 1988). Dieser seelische Schock kann sich erst im Laufe von Tagen und Wochen bis zur Entscheidung des Konfliktes hin entwickeln – er muß also nicht schlagartig vorhanden sein. In tieferen seelischen Schichten kann dieser schockartige Zustand auch nach einem Schwangerschaftsabbruch fortwirken, ebenso aber auch in anderer Form beim Austragen der Schwangerschaft. Dieses Bild etwa ergibt sich aus empirischen Untersuchungen bei der Schwangerschaftskonfliktberatung (Koschorke u. Sandberger 1978; Naaf 1988) ebenso, wie aus Untersuchungen nach dem Schwangerschaftsabbruch (Peterson 1986a).

Im Gefolge des Schwangerschaftsschocks erscheinen bei der § 218-Beratung und in der Schwangerschaftskonfliktberatung Frauen und Paare mit 3 typischen Reaktionen; diese 3 Gruppierungen werden in Beratungsstellen auch verschiedener gesellschaftlicher und weltanschaulicher Prägung immer wieder ähnlich beschrieben. Ich beziehe mich hier auf eine kurze Beschreibung von Schwangerschaftskonfliktberatungsstellen im Deutschen Paritätischen Wohlfahrtsverband Großraum Hannover (DPWV Niedersachsen 1988). Diese 3 verschiedenartigen Gruppen von Frauen überschneiden sich untereinander kaum, so daß dementsprechend typische und unterschiedliche Hilfsangebote der Beraterinnen hier sinnvoll sind. Die 3 Gruppen lassen sich schlagwortartig benennen als:

- zum Schwangerschaftsabbruch Entschlossene (Frauen und Paare),
- Ambivalente (Frauen und Paare),
- sozial Notleidende und Finanzschwache (Frauen und Paare).

Ich werde die verschiedenartige Beratungssituation dieser 3 Gruppen kurz skizzieren.

Bei den zum *Schwangerschaftsabbruch Entschlossenen* ebenso wie bei den Ambivalenten ist ein wesentliches Motiv, die Schwangerschaft abzulehnen, ihre tiefgehende Beziehungsnot. Beziehungsstörungen finden sich vor allem in der Partnerschaft, weniger häufig sind es Beziehungsstörungen mit den Eltern oder anderen näheren Bezugspersonen. Oder es ist schlichtweg die Not, alleingelassen zu sein.

Wer mit der Beratung und Therapie von Beziehungsstörungen vertraut ist, der weiß: Um bei derartigen Kollusionen und Vereinsamungen wirkungsvoll zu helfen, sind meistens nicht Wochen, sondern Monate und Jahre von Therapie und Beratung notwendig.

Tatsächlich aber ist die Schwangerschaftskonfliktberatung immer ein Wettlauf mit der Zeit, es stehen bestenfalls 4–5 Wochen zur Verfügung bis zur Entscheidung über Abbruch oder Austragen der Schwangerschaft. Somit sind einer an der Wurzel ansetzenden Beratung hier enge Grenzen gesetzt.

Zurück zur Situation der zum Schwangerschaftsabbruch Entschlossenen. Zu bedenken bei der Definition der Entschlossenheit ist:

Diese Frauen haben sich zwar eindeutig für den Schwangerschaftsabbruch entschieden, jedoch lagern im seelischen Hintergrund in vielen Fällen immer auch ambivalente Gefühle. Die seelische Oberfläche jedoch ist durch den Entschluß geprägt. Eine gekonnte psychosoziale Beratung dieser Paare wird sich darauf konzentrieren, das Risiko einer seelischen Verletzung mit und nach dem Schwangerschaftsabbruch möglichst gering werden zu lassen. Nach dem

Abbruch ist 1) mit einer depressiven Verarbeitung des Abbruchs selbst zu rechnen; vor allem währt 2) der Beziehungskonflikt weiter. Für beide Störungen ist qualifizierte Beratung anzubieten. Eine angemessene Verarbeitung dieser Situation birgt für die Frau die Chance, bewußter zu leben und weiter zu reifen. So können auch Mehrfachabbrüche verhindert werden.

Mit der Gruppe der *Ambivalenten* sind solche Frauen gemeint, die in einem beraterischen Prozeß die Gründe ihrer Unentschiedenheit abklären und die eine bewußte Entscheidung finden wollen. Menschen in einer solchen ambivalenten Situation reagieren besonders empfindlich auf subtile Manipulationen – nämlich durch Rücknahme ihres Vertrauens. Auch deshalb braucht dieser Prozeß Zeit, manchmal einige Wochen; die Beraterin muß also unbedingt auf Offenheit achten. Dieser Beratungsprozeß möchte eine verantwortungsvolle und tragfähige Entscheidung fördern. Nach den bisherigen Erfahrungen halte ich folgende These für möglich: Je klarer die Entscheidung aus diesem Ambivalenzkonflikt erwächst, desto besser ist die seelische und psychosoziale Prognose – sei es, daß die Frau ihre Abtreibung intensiver verarbeitet, sei es, daß sie auch in ihrer Konfliktschwangerschaft eine tiefere Beziehung zu ihrem Kind wachsen lassen kann.

Für die Beratung der Ambivalenten, ebenso wie in geringerem Grade der Entschlossenen, sind beraterische, aber auch psychotherapeutische Qualifikationen notwendig. Wenn der Umgang mit Ambivalenz eine Domäne tiefenpsychologischer Psychotherapie und Beratung ist, so möchte ich damit nicht sagen, eine solche Qualifikation könne nicht auch außerhalb psychoanalytischer und tiefenpsychologischer Schulen gelehrt und erworben werden. Für beide Gruppen von Frauen dürfte es auch zur Aufgabe der Beraterin gehören, neue und tragfähige Kommunikationsweisen einzuüben – oder jedenfalls dafür Anregungen zu geben. Eine solche Aufgabe geht weit über den gegenwärtigen Alltag von § 218-Beratungen und Schwangerschaftskonfliktberatungen hinaus; ich nenne diese Aufgabe, um auf einen gegenwärtigen Mangel in der Beratungspraxis aufmerksam zu machen. Natürlich handelt es sich hier um personalintensive Aufgaben.

Schließlich habe ich die *sozial notleidenden und finanzschwachen Frauen* in einer Gruppe zusammengefaßt, weil die hier anstehenden beraterischen Aufgaben ähnlich sind. Diese Aufgaben bleiben traditionellerweise dem Sozialarbeiter überlassen, einzelne Funktionen können jedoch auch von Ärzten erlernt und praktiziert werden. Soziale Not ist umfassend gemeint. Zu dieser Not gehört auch eine Behinderung und Gefährdung des Arbeitsplatzes oder der beruflichen Karriere. Deshalb könnte es eine Aufgabe der Beraterin sein, Kontakt mit dem Arbeitgeber aufzunehmen.

Zu den selbstverständlichen Aufgaben gehört die aktive Vermittlung von finanziellen Zuwendungen, um die Finanzlage solcher Frauen mit Kindern zu verbessern, denen im Vergleich mit Bürgern ohne Kinder sehr wenig Geld zum Leben bleibt. Um einen Eindruck der heute gezahlten Beträge zu geben, nenne ich das Beispiel einer alleinerziehenden Frau ohne eigenes Einkommen mit einem Säugling, wenn der Vater des Kindes nicht zahlt. Abgesehen von der einmaligen Zuwendung aus der Stiftung „Mutter und Kind" (1300–1700 DM), bekommt die Frau an laufenden Beträgen (ab Januar 1989) für die ersten

12 Monate 1210 DM monatlich, vom 1. bis 3. Jahr (ohne Erziehungsgeld) 610 DM, hinzu kommen Mietkosten und Beträge für größere Ausgaben, z.B. größere Bekleidungsstücke (Wessel 1989).

Betrachtet man diese 3 umfassenden Aufgabengruppen seelischer und sozialer Hilfe und nimmt man noch eine vertiefte kontrazeptive und sexuelle Aufklärung als wichtige Prävention mit dazu, so dürften die im Gesetzentwurf dafür vorgesehenen 1500 Beraterstellen sicherlich notwendig sein.[1]

Sinn und Form des vorliegenden Gesetzentwurfs

Im folgenden werde ich den vorliegenden Gesetzentwurf unter 5 Aspekten kritisch betrachten.

1) Das Gesetz ist notwendig und begrüßenswert. Insgesamt ist die Tatsache einer neuen staatlichen Initiative begrüßenswert. Damit wird ein weitreichender sozialer Mangel deutlich. Das öffentliche Bewußtsein wird darauf aufmerksam gemacht, daß hier vieles im argen liegt – Dinge, die mit der strafrechtlichen Regelung vor 13 Jahren in Gang gebracht, jedoch nicht gelöst wurden. Im einzelnen möchte ich auf 3 begrüßenswerte Bereiche hinweisen: In den Bundesländern der Bundesrepublik Deutschland gibt es unterschiedliche staatliche Regelungen (s. Bundesländerregelungen). Diese Regelungen (Gesetze, Richtlinien, Erlasse) betreffen nicht nur unterschiedliche Vorschriften für die soziale Beratung, sondern auch für die Durchführung des Schwangerschaftsabbruchs – insbesondere ob Schwangerschaftsabbruch nur stationär oder auch ambulant durchführbar ist.

Es ist sicherlich dringend nötig, diese unterschiedlichen staatlichen Vorschriften einander anzugleichen. Denn der zum Schlagwort gewordene innerdeutsche Abtreibungstourismus dürfte eine Folge dieser vor allem in einem Süd-Nord-Gefälle sich darstellenden Unterschiede sein (Häußler u. Holzhauser 1988). Wünschenswert freilich wäre es, wenn dabei nicht nur die Beratung, sondern auch die operative Durchführung des Schwangerschaftsabbruchs bundeseinheitlich geregelt würde, um den Frauen die Belastung einer oft langen Reise zur Abtreibungsklinik zu ersparen.

Weiterhin gibt es einen hochgradigen Mangel an psychosozialer Hilfe vor und nach ungewollten Schwangerschaften. Das Gesetz kann dazu beitragen, diesem Mangel wenigstens annäherungsweise abzuhelfen. Die für die gesamte Bundesrepublik Deutschland veranschlagten 1500 Beraterinnen sind gewiß notwendig. Daneben ist aber eine Differenzierung des Beraterpotentials erstrebenswert, d.h. es darf keine Monokultur von ausschließlichen Schwangerschaftskonfliktberatungen und §218-Beratungen geben, sondern diese Berater müssen immer

---

[1] Berechnet flächendeckend auf 40 000 Einwohner eine Beraterin; mit einem Ausgabenvolumen von 105 Mio. DM pro Jahr; bei 300 000 ratsuchenden Frauen pro Jahr ergäbe das bei 200 Arbeitstagen, daß eine Beraterin jeweils einer ratsuchenden Frau einen Arbeitstag widmen könnte.

auch mehrere andere Beraterfunktionen ausführen. Ich gehe später genauer darauf ein.

Schließlich können durch das Gesetz materielle, soziale und finanzielle Hilfen verstärkt bereitgestellt und in geeigneter Weise verfügbar werden. Konkret meine ich damit beispielsweise, daß solche Beratungsstellen und Ärzte, die sich wegen ihrer geringen Personalbesetzung bisher ausschließlich auf psychosoziale Beratung beschränkt hatten, nun auch personell in die Lage kommen können, den teilweise bürokratischen Aufwand der Vermittlung von sozialen und finanziellen Hilfen auf sich zu nehmen.

2) Das Gesetz ist eine Herausforderung. Anlaß zu berechtigten Auseinandersetzungen hat der § 2 des Gesetzentwurfs gegeben:

> *§ 2, Aufgabe der Beratung*
> 1. Die Beratung dient dem Schutz des ungeborenen Lebens; sie dient der Schwangeren. Sie hat die Aufgabe, die Schwangere zur Fortsetzung der Schwangerschaft zu ermutigen und sie, vor allem in Fällen sozialer Not, durch praktische Hilfsmaßnahmen zu unterstützen.
> In die Beratung sind der Schutz des ungeborenen Lebens, die Lebenssituation der Schwangeren und die Lebensperspektiven für Mutter und Kind einzubeziehen.
> 2. Die Beratung soll dazu beitragen, eine im Zusammenhang mit einer Schwangerschaft bestehende Not- oder Konfliktlage zu bewältigen und das Austragen des Kindes sowie die Lage von Mutter und Kind zu erleichtern. Sie soll der Schwangeren helfen, eine verantwortliche Entscheidung zu treffen.

Die im Deutschen Arbeitskreis für Jugend-, Ehe- und Familienberatung zusammengefaßten 5 großen Beratungsorganisationen (Deutscher Arbeitskreis 1985) haben in ihrer Stellungnahme vom Mai 1988 das im Gesetzentwurf dargestellte Verständnis von Beratung heftig kritisiert (s. auch Pro Familia 1987; Bundeskonferenz für Erziehungsberatung 1988).

Ich nenne einige Kritikpunkte:

– Die Beratung sei unfrei insofern, als die Entscheidung einer von 2 Möglichkeiten (nämlich Austragen oder Abbruch der Schwangerschaft) von vornherein als einziges Ziel oder zumindest als das entscheidende und wertvollere Ziel der Beratung vorgegeben ist. Insofern könne von einer offenen Beratung keine Rede sein; in Frage gestellt ist damit auch die freie und persönlich verantwortete Entscheidung der ratsuchenden Frau.
– Durch die gesetzlich festgeschriebene Zielvorgabe könne der zum Grundsatz jeder Beratung gehörende Beratungsprozeß sich nicht entfalten; denn eine wesentliche Voraussetzung des Prozesses ist es, die Ratsuchende in ihrer gegenwärtigen Befindlichkeit aufzusuchen (z. T. durch einfühlende Empathie, z. T. durch den objektivierenden diagnostischen Blick), nicht aber, ihr ein vorgeprägtes Programm überzustülpen.
– Der ratsuchenden Frau ebenso wie der Beraterin werde von außen, durch die gesetzliche Norm, eine Wertvorstellung vorgeschrieben (nämlich Austragen der Schwangerschaft), ohne daß beide die Möglichkeit haben, eine andere davon abweichende Wertvorstellung zu entwickeln. Polemisch wird deshalb

nicht von Beratung, sondern von Beeinflussung und Überredung gesprochen, die durch das Gesetz erzwungen werden solle (Slogan: „Überredungsgesetz").
– Diese Beratung ist eine gesetzlich vorgeschriebene Beratung; die Schwangere sucht die Beraterin nicht aus eigener Motivation auf. Freiwilligkeit und persönliche Beweggründe der Ratsuchenden – Grundvoraussetzung jeder Beratung überhaupt – werden damit ersetzt durch pflichtgemäß aufzusuchende Gespräche, um Straffreiheit im Sinne des § 218 StGB zu erlangen.
An dieser Stelle kann deutlich werden, wie zweifelhaft die Verknüpfung von strafrechtlicher Vorschrift der Beratung (§ 218 StGB) mit der Realität von Beratung ist – der Sinn von Beratung werde dadurch nicht nur in Frage gestellt, sondern eine sinnvolle Beratung könne überhaupt verhindert werden.
– Insgesamt sei durch dieses Beratungsgesetz die qualifizierte Professionalität von Beratung überhaupt bedroht, und für die Schwangerschaftskonfliktberatung werde auf keinen Fall etwas verbessert.

Frühere professionelle Verlautbarungen soziologischer und ärztlicher Fachleute (Koschorke u. Sandberger 1978; Poettgen 1987) zielen grundsätzlich in eine ähnliche Richtung, auch wenn die Diktion hier milder und differenzierter ist. Aber auch eine vom BMJFFG in Auftrag gegebene Expertise von Veronika Kircher (1988a)[1] formuliert die Grundsätze:

1) Beratung heißt nicht zuerst Rat geben (also Information vermitteln), sondern Beratung heißt Wegbegleitung und Hilfe zur Selbsthilfe ermöglichen.
2) In der Beratung muß der Freiraum für eine Entscheidungsfindung vorhanden sein; eine Basisvoraussetzung für professionelle Beratung ist Offenheit, Offensein für die zu findende Entscheidung.

Darüber hinaus aber nimmt Kircher (1988a, b) Differenzierungen vor. Diese Differenzierungen können eine Herausforderung sein, die Theorie und die methodische Praxis der Schwangerschaftskonfliktberatung, aber darüber hinaus von Beratung überhaupt, neu zu bedenken. Insofern kann der Gesetzentwurf einen Anstoß geben, das Verständnis von Beratung neu zu reflektieren. Ich nenne einige dieser Anstöße:

– Beratung angesichts von Leben und Tod ist keine Privatsache, also ausschließlich durch die persönliche Motivation und Freiwilligkeit der Ratsuchenden begründet, sondern Beratung erhält hier durch das menschliche Recht auf Leben eine übergeordnete (ethische) Dimension. Insofern steht der Freiwilligkeitsgrundsatz zur Diskussion.
– Die Beraterin hat ein doppeltes Mandat, sie hat 2 sich u. U. widersprechende Anwaltschaften zu vertreten: Anwältin für die Lebensperspektive der Frau und Anwältin für das Leben des Kindes. Jedoch muß diese doppelte Anwaltschaft im Spannungsfeld unter der Bedingung der klientenzentrierten Gesprächssituation gesehen werden. Die Anwaltschaft für das ungeborene Kind sei insofern nicht so ungewöhnlich, als in jeder Erziehungsberatung gelegentlich die Beraterin eine Anwaltschaft für das Kind gegenüber den Eltern annehmen müsse.

---

[1] Professorin für Sozialarbeit an der Fachhochschule Münster.

Gegenüber dem Gedanken des doppelten Mandats ist ebenso wie gegenüber der Formulierung des § 2 im Gesetzentwurf kritisch zu bedenken: Die emotional-kognitive Zugangsweise, oder einfacher: die erlebnismäßige Beziehung zum ungeborenen Kind, ist nicht gleichzusetzen einer Beziehung zu einem geborenen Menschen. Der Gesetzentwurf betrachtet das ungeborene Leben in gleicher Weise wie die konkrete Lebenssituation der Frau. Diese Gleichbehandlung ist ein erkenntnistheoretischer Irrtum. Die schwangere Frau (und ebenso ihr Partner, auch die Beraterin oder der Arzt) hat zwar eine erlebnisintensive Beziehung zu sich selbst und zu ihrer Lebenssituation. Aber sie hat in den wenigsten Fällen diese gleiche konkrete und erlebnisträchtige Beziehung zu ihrem ungeborenen Kind. Diese ungleichgewichtige Beziehung ist bei ungewollter Schwangerschaft daher die Normalität unserer gegenwärtigen Zivilisation aufgrund unserer kollektiven Wahrnehmungseinstellung. Der Gesetzentwurf aber übersieht diese entscheidenden Unterschiede in der inneren und äußeren Wahrnehmung zum ungeborenen und zum geborenen Kind. Natürlich ist damit auch ein allgemeines ökologisches und konfliktträchtiges Problem angesprochen, nämlich: Welchen Wert verleihen wir den Wesen, die zwar noch nicht greifbar und sichtbar, wohl aber spürbar und ahnbar sind? Im weiteren ist also hier das in der ökologischen Diskussion heiß diskutierte sog. Technikfolgenproblem angesprochen.

Wir als Therapeuten, Berater und Ärzte sind in unserer Praxis und auch in unserer Theorie der Schwangerschaftskonfliktberatung durch den Gesetzentwurf dazu herausgefordert, die einzigartige, weil existenzielle Form dieser Beratung neu zu überdenken und neu zu formulieren.

Ebenso gebe ich diese Bedenken aber an unsere Legislative und an die Referenten, ebenso an unsere Ministerin, Frau Prof. Lehr, weiter. Dazu erinnere ich an die anfangs beschriebene Idealvorstellung, das Gesetz möge einer persönlich verantworteten Entscheidung dienen. Ebenso rufe ich die Pragmatik der Schwangerschaftsberatung ins Gedächtnis: Viele, wenn nicht die meisten Frauen, sind zum Abbruch entschlossen, oder sie sind ambivalent. Betrachtet man all diese Gesichtspunkte, so wäre es angemessen, die Ziele und Aufgaben der Beratung im § 2 des Gesetzes mit dem Tenor zu formulieren:

Im Mittelpunkt steht das Suchen und Finden der eigenen Verantwortung angesichts einer Entscheidung über Leben und Tod – mit der sich aus der Entscheidung ergebenden Folgerung. Mit einem solchen Tenor würde der Gesetzentwurf im § 2 der existenziellen Dimension der Schwangerenberatung und damit auch der immensen Belastung und Überforderung der Beraterin und Ärzte mehr gerecht, als in der gegenwärtigen Formulierung. In der gegenwärtigen Formulierung wird der Tod verleugnet und ausschließlich mit einem idealisierenden Anspruch vom Lebensschutz gesprochen.

Die jetzige Formulierung des § 2 scheint mir auch deshalb problematisch zu sein, weil hier der Anschein einer direkten *Handlungsanweisung* geweckt wird. Tatsächlich dürfte mit „Ziel" oder „Aufgabe" der Beratung ja doch ein umfassendes *Konzept* gemeint sein. Es soll ein ideeller Grundsatz dargelegt werden, wobei vorausgesetzt ist, daß eine Idee sich fast immer nur teilweise verwirklichen läßt.

Weil Handlungsanweisung und ideelles Konzept nicht klar genug voneinander unterschieden werden, deshalb wird dieser jetzt so formulierte § 2 von vielen Beratern heute wie eine Drohgebärde des Büttels verstanden: Die Beraterin müsse die Frau zum Austragen der Schwangerschaft überreden – sonst müsse die Beraterin mit Folgen für ihre Beraterposition rechnen.

Nachstehend möchte ich folgenden Vorschlag für eine mögliche Formulierung des § 2 machen:

1. Die Beratung wird grundsätzlich mit folgendem Ziel angeboten: der schwangeren Frau und ggf. ihrem Partner zu einer persönlich verantworteten Entscheidung in ihrer Notlage und im Schwangerschaftskonflikt zu verhelfen – zu einer Entscheidung über Leben und Tod. Die Beratung soll den Schutz des vorgeburtlichen Menschenlebens, die Lebenssituation der Schwangeren und die Lebensperspektiven der Mutter (der Eltern) und des Kindes berücksichtigen.
2. Die Beratung soll dazu beitragen, die im Zusammenhang mit der Schwangerschaft bestehende Not- oder Konfliktlage zu bewältigen – und zwar durch eingehende Beratung im Sinne von Wegbegleitung und durch aktive Vermittlung von sozialen und kommunikativen Hilfen.

3) Im Gesetz ist gefährlich eine Schematisierung. Schematisierung wird im § 5,2 und § 6 erkennbar: die personelle Trennung von sozialer Beratung und Indikationsfeststellung (§ 6) und die festgelegte zeitliche Folge, erst Beratung, dann Indikationsfeststellung (§ 5,2).
Im Einzelfall ist es sicherlich sinnvoll und gerechtfertigt, Beratung und Indikationsprüfung personell zu trennen. Nämlich dann, wenn die Schwangere oder der Arzt oder beide der Meinung sind, daß eine Beratung in freierer Atmosphäre stattfinden sollte, ohne die mögliche Belastung einer Indikationsprüfung (so lautet die durchaus richtige Begründung im Referentenentwurf (Sudmann 1988a, b).
Jedoch stößt diese personelle Trennung (gesetzlich fixiert) auf die einhellige Ablehnung aller mir bekannten Experten (z. B. Poettgen 1982, 1987; Retzlaff 1988). Die Argumente für diese Ablehnung sind:
Dadurch müsse die Frau noch eine weitere Instanz aufsuchen, mit anderen Worten: der „Hürdenlauf" wird noch beschwerlicher (insgesamt wären es dann 5 Instanzen, die die Frau aufzusuchen hat). Das führt zur weiteren Entfremdung und Aufsplitterung in der Arzt-Patienten-Beziehung bzw. in der Beratungsbeziehung – Vertrauen läßt sich nicht teilen, zumal in einer extremen Notlage.
Zudem müsse der Arzt im Falle der Trennung bei der Indikationsprüfung Informationen wieder neu sammeln. Insgesamt täte der Gesetzgeber also gut daran, den § 6 zu streichen. Im Falle der Streichung – um das nochmals zu wiederholen – ist es der Schwangeren von sich aus, also freiwillig, ohne weiteres möglich, Beratung und Indikationsprüfung bei 2 Personen zu verabreden; damit ist der realen Situation Genüge getan. Wenn § 6 gestrichen würde (personelle Trennung von Beratung und Indikationsprüfung), so dürfte auch § 5,2 automatisch entfallen. Denn wenn Beratung und Indikationsprüfung in einer Hand sind, so dürfte eine Reihenfolge nicht mehr zu verwirklichen sein. Im Falle der Trennung von Beratung und Indikationsprüfung gibt es zwar sachlich gute Gründe für die Reihenfolge, also zuerst Beratung, dann Indikationsprü-

fung (Sudmann 1988a, b); ebenso gibt es auch gute Gründe für die umgekehrte Reihenfolge, etwa den Grund des psychologischen Drucks: Frauen können sich in einer Beratung mehr öffnen, wenn sie das Damoklesschwert der Indikationsprüfung hinter sich haben. Außerdem ist die Indikationsprüfung immer zuerst vorzunehmen, um festzustellen, ob evtl. eine medizinische Indikation vorliegt – im Falle einer medizinischen Indikation ist jedoch eine soziale Beratung überhaupt nicht erforderlich (§ 218 b, Absatz 3).

Die Notwendigkeit einer sozialen Beratung kann somit erst dann überhaupt erkannt sein, wenn zuvor schon eine Indikationsprüfung durch einen Arzt erfolgte. Rechtssystematisch gesehen liegt also die Reihenfolge „zuerst Beratung, dann Indikationsprüfung" quer.

Wegen dieses Schematismus könnte man meinen, der Gesetzestext in der jetzigen Form gliche einem Text zur Verhinderung einer wirklichkeitsgerechten Schwangerenberatung, statt diese Beratung zu fördern.

Kenner der Verhältnisse prognostizieren eine weitere, für die Frau nachteilige Konsequenz der Trennung von Beratung und Indikationsprüfung: Kein Arzt wird mehr beraten, u. a. deshalb nicht, weil er das ja dann bei einer anderen als seiner „eigenen" Patientin tun müßte. Es wäre wichtig, daß der Gesetzgeber diese schädliche Konsequenz klar erkennt.

4) *Im Gesetz ist unzureichend* berücksichtigt die Differenzierung des Beraterpotentials und die Vermittlung finanzieller Hilfen (§ 11). Was ist damit gemeint?

Bei der Differenzierung des Beraterpotentials denke ich an die Überlastung von ausschließlich auf Schwangerschaftskonflikt- und § 218-Beratung spezialisierten Beratern, und ich denke daran, daß eine Beratung durch Ärzte finanziell ungesichert ist.

Beraterinnen, die in ihrer Arbeitszeit überwiegend in der § 218-Beratung und Schwangerschaftskonfliktberatung arbeiten, sind nach wenigen Jahren seelisch ausgelaugt. Das Beraterpotential muß deshalb auf eine große Anzahl von Personen verteilt sein, so daß eine Beraterin eine möglichst kleine Anzahl von Schwangerschaftsberatungen bewältigen muß – dabei darf es sich hier nicht nur um Teilzeitbeschäftigte handeln, so wie es der Gesetzentwurf im § 11 beschreibt.

Darüber hinaus müssen niedergelassene Ärzte in dieses Beraterpotential aufgenommen werden. Bisher ist die Bezahlung niedergelassener Ärzte in bezug auf die Beratung im Gesetzentwurf überhaupt nicht erwähnt. Die Bereitschaft von niedergelassenen und Krankenhausärzten zur Durchführung von § 218- und Schwangerschaftskonfliktberatungen wächst. Das ist – unter dem Aspekt der Differenzierung und Verteilung des Beraterpotentials – gesamtgesellschaftlich vorteilhaft. Denn es ist nicht zu erwarten, daß niedergelassene Ärzte sich ausschließlich auf soziale Beratung spezialisieren. So kann es nur sinnvoll sein, wenn der jeweilige Hausarzt oder Frauenarzt auch seine Patientinnen in dieser wesentlichen Lebenslage berät – vorausgesetzt natürlich, er hat die Kompetenz zur Beratung erworben.

Tatsache aber ist: Niedergelassene Ärzte können eine soziale Beratung heute nicht liquidieren – weder erhalten sie von der Kassenärztlichen Vereinigung ein

Honorar, noch dürfen sie eine Privatliquidation (bei Privatpatienten) schreiben.[1]

Der Gesetzgeber und die zuständigen Minister mögen dafür Sorge tragen, daß der für die Beratungsstellen im § 11 formulierte Rechtsanspruch auf öffentliche Förderung in geeigneter Weise auch für niedergelassene Ärzte gilt.

In diesem Zusammenhang möchte ich folgendes anregen: In einem Modellversuch sollten familientherapeutisch ausgebildete Beraterinnen (Sozialpädagogen, Sozialarbeiter, Psychologen) einer Frauenarztpraxis beigeordnet werden, um eine breitere Streuung des Beraterpotentials zu ermöglichen. Positive Erfahrungen hat man hier in der Psychiatrie gemacht: Auch hier wurden in den letzten Jahren Sozialarbeiter mit sozialpsychiatrischer Zusatzausbildung niedergelassenen Nervenärzten assoziiert.[2]

Ebenso ist in diesem Zusammenhang ein Projekt der Stadt Hannover zu nennen. Niedergelassenen Kinderärzten wurden hier Sozialarbeiter beigesellt für die Familienbetreuung bei Früherkennungsuntersuchungen.

Schließlich sei die Anregung des DPWV Niedersachsen erwähnt, die Vermittlung finanzieller Hilfen zu vereinfachen. Die bestehenden Gesetze sollten auch für den Laien überschaubar sein.[3]

5) Im Gesetz ist fragwürdig die detaillierte Beschreibung ärztlicher Fortbildungsverpflichtungen und professioneller Voraussetzung für die Beratertätigkeit durch Ärzte (§ 12).

Zwar ist sachlich gegen die im einzelnen beschriebene Anerkennung und Fortbildung der Ärzte nichts einzuwenden. Jedoch: wäre diese Art Professionalisie-

---

[1] Genau gesagt gibt es keine Ziffer in der ärztlichen Gebührenordnung, die ausschließlich die soziale Beratung honoriert. Lediglich ist nach Ziffer 190, E-GO „Beratung über die Erhaltung einer Schwangerschaft und über die ärztlich bedeutsamen Gesichtspunkte bei einem Schwangerschaftsabbruch, ggf. mit schriftlicher Feststellung der Indikation, ggf. einschließlich Untersuchung und immunologischem Schwangerschaftstest" abrechenbar (Stand 1. 10. 1987). – Wie sehr dieses ganze Gebiet kassenrechtlich vernachlässigt ist, zeigt auch: Für eine § 218-Indikationsprüfung (d. h. Gespräch, gynäkologische Untersuchung, Schwangerschaftstest, schriftliches Indikationszeugnis) erhält der Frauenarzt heute maximal 23 DM; für eine kontrazeptive Beratung und eine Beratung vor Sterilisation maximal 22 DM. Nach den KV-Regularien darf er auch keine der sog. psychologischen Kostenziffern für diese Leistungen in Anschlag bringen. Wer aber demgegenüber mit der Beratungspraxis vertraut ist, der weiß: Derartige Beratungen benötigen – wenn sie verantwortungsvoll geführt sind – 30–50 min Zeit. Durch ökonomische Zwänge wird der Arzt hier zur Oberflächlichkeit und zum Pfuschertum gezwungen.

[2] Siehe dazu Abschlußbericht über das Sozialarbeiterprojekt, erstellt durch die Abteilung Epidemiologie der Medizinischen Hochschule Hannover, Prof. Schwartz, z. Hd. des Niedersächsischen Sozialministers und der Landesärztekammer Niedersachsen.

[3] „Die Aufsplitterung in verschiedene Leistungen bei verschiedenen Institutionen irritiert und erschwert die Antragstellung. Sinnvoll wäre, alle staatliche Förderung in einer Institution, z. B. Kindergeldkasse, zusammenzufassen. Bei der Stiftung „Mutter und Kind" erscheint es uns sinnvoll, die Hilfen nicht mit der 20. Schwangerschaftswoche zu begrenzen. Um auch die Paare/Frauen berücksichtigen zu können, die erst nach der Geburt in eine finanzielle Notlage geraten (z. B. nur vom Erziehungsgeld leben), sollte wahlweise entweder das Einkommen zum Zeitpunkt der Antragstellung oder aber das Einkommen nach der Geburt zugrundegelegt werden können. Im letzteren Fall könnten die Hilfen dann erst nach der Geburt ausgezahlt werden" (DPWV Niedersachsen 1988).

rung nicht besser dem Standesrecht und ihre Kontrolle der Landesärztekammer zuzuweisen, wobei der zuständigen Landesbehörde (Landessozialministerium usw.) hier lediglich die Rechtsaufsicht zufiele? Auch die Kontrolle der professionellen Kompetenz z. B. eines niedergelassenen Frauenarztes oder Psychotherapeuten wird nicht durch den Sozialminister, sondern durch die Landesärztekammer gewährleistet. Eine solche Regelung würde auch zur Entlastung der ohnehin überlasteten staatlichen Behörden führen.

Jedoch möchte ich an dieser Stelle uns selbst, also fortbildungsinteressierte Ärzte wie auch fortbildende Einrichtungen, zur Intensivierung unserer Fortbildung ermahnen. Hier gibt es noch große Mängel. Für eine qualifizierte Beraterausbildung ist mindestens das notwendig, was Herwig Poettgen (1987) beschrieben hat: Eine mindestens 3jährige Fortbildung mit Selbsterfahrung, Supervision und Theorieseminaren. Selbsterfahrung und Supervision müssen sich auch auf das systematische Erlernen von Beratungsgesprächen beziehen.[1] Eine derartige Fortbildung ist nicht in einem Schnellkurs von 2 oder 3 Wochen oder gar Wochenenden zu erreichen. Sie braucht deshalb Zeit, weil sie notwendigerweise mit einer persönlichen Reifung des Beraters verbunden ist. Sicherlich ist es deshalb sinnvoll, ein derartiges Beratungscurriculum nicht spezialisiert anzubieten, sondern es zu integrieren in eine allgemeine psychosomatisch-psychotherapeutische Fort- und Weiterbildung. Hier ist für uns noch viel zu tun!

Schlußfolgerung: Bewußtseinswandel braucht Zeit

Durch den Entwurf dieses Gesetzes ist erneut der Finger auf eine wunde Stelle unserer gesellschaftlichen Wirklichkeit gelegt. Das begrüße ich. Jedoch beobachte ich auch eine nicht unerhebliche Ungeduld derjenigen gesellschaftlichen Gruppierungen (s. auch CDU-Parteitag 1988), die dieses Gesetz auf den Weg gebracht haben – mit den eskalierenden Reaktionen auf der Gegenseite (Barth 1988; Schmalz-Jacobsen 1988).

Diese wohl auch aus tiefer Existenzangst gespeiste Ungeduld – und wegen der Existenzangst ist sie mir verständlich – richtet sich teilweise jedoch unausgesprochen gegen die von einer ungewollten Schwangerschaft unmittelbar Betroffenen: gegen die Frau, gegen ihren Partner, gegen die Beraterin und gegen die abbrechende Ärztin. Diesen Betroffenen steht das Wasser ohnehin bis zum Halse – eine ungewollte Schwangerschaft und eine Abtreibung menschlich zu bewältigen, überfordert unsere Kräfte. Dennoch stellen wir uns dieser Überforderung; sie ist eine ständige Drucksituation für uns. Deshalb meine Bitte an die Mitglieder der staatlichen Exekutive und Legislative: Man soll uns helfen, durch ein vernünftiges Gesetz diesen Druck zu tragen – davon entlasten kann man uns ohnehin nicht! Wenn aber durch ein wirklichkeitsfrem-

---

[1] Beraterische Fähigkeiten für Familienprozesse (Wessel 1984) und in bezug auf die Dimension vorgeburtlichen Menschenlebens sind auch theoretisch noch ungenügend entwickelt. Sie bedürfen dringend einer Förderung. Auch diese Förderung wäre in die Begründung des Gesetzentwurfs wünschenswerterweise aufzunehmen.

des Gesetz dieser Druck noch verstärkt wird, so wird sich bei uns Resignation verbreiten.

Kompetente Ärzte und Berater werden diesen Posten ihres Berufes verlassen, und es werden womöglich solche Personen an ihre Stelle rücken, die nicht aus Interesse oder innerer Notwendigkeit, sondern vor allem zur Bewältigung ihrer Arbeitslosigkeit diese Beschäftigung als Übergangsjob annehmen.

Die Ungeduldigen möchte ich bitten, einen Blick auf die Geschichte dieses Problems zu werfen. Schwangerschaftsabbruch und ungewollte Schwangerschaft ist im Abendland seit Tertullian (150–225 n.Chr.) und Augustinus (354–430 n.Chr.), also seit mehr als 1500 Jahren, zunehmend tabuisiert und kriminalisiert worden (Petersen 1986a). Erst seit Anfang dieses Jahrhunderts beginnt sich unsere Wahrnehmung im Zuge der Frauenrechte und der kontrazeptiven Revolution *allmählich* auf diese aus unserem Bewußtsein verbannte seelische und soziale Wirklichkeit zu richten (s. auch Eser u. Koch 1988). Können wir bei diesem kollektiven Prozeß der Wirklichkeitserkenntnis etwas anderes als kleine Schritte erwarten, wenn es gut gehen soll? Seit 1976, der endgültigen Verabschiedung des reformierten § 218, ist in kleinen Schritten viel mehr geschehen, als der Öffentlichkeit mit groben Worten bekannt gemacht wurde.[1]

Wenn hier ein produktiver und kreativer Bewußtseinswandel, der auch das Leben des ungeborenen Kindes wieder neu konzipiert, wenn ein solcher Bewußtseinswandel sich verbreiten soll, so braucht das seine Zeit. Die produktive Wandlung eines einzelnen Menschen wird in Jahren gemessen, die produktive Wandlung eines Volkes in Generationen.

So begrüße ich es auch, daß das Schwangerenberatungsgesetz noch nicht – wie geplant – im Jahre 1988 im Bundestag verabschiedet wurde, sondern daß sich die Verantwortlichen jetzt für eine vertiefte Beratung des Gesetzes weiter Zeit genommen haben. Ich wünsche uns allen dafür einen langen Atem.

---

[1] Siehe Koschorke (1988): „Seit der Liberalisierung des § 218 stagniert die Zahl der Abbrüche. Mit einiger Gewißheit kann man sogar sagen, daß die Gesamtzahl der Abtreibungen in den vergangenen 10 Jahren gesunken ist. – Gesundheitliche Schädigungen der Frau infolge illegalen Abortes sind seltener geworden. – In Gebieten mit liberaler Indikationshandhabung kommen die Frauen früher zur Beratung, zeigen sich im Beratungsgespräch offener (d.h. sie lassen mehr von ihren Ambivalenzen erkennen) und kehren häufiger in die Beratung zurück. Auch die Partner sind öfter dabei. – Negativ z.B. ist: daß die Abtreibung praktisch nach wie vor ein Mittel zur Familienplanung darstellt (hier bleibt die skeptische Einstellung der Frauenbewegung gegenüber der Verhütungschemie nicht ohne Folgen); daß die materiellen Hilfsmaßnahmen noch wirkungsloser sind, als ohnehin schon zu erwarten war; daß auch die gesetzlich verordnete Beratung ganz offensichtlich weniger Effekt hat, als angenommen wurde."

Literatur

Barth A (1988) Gefahr einer Notlage. Der Spiegel 24:34–42
Blaschke C (1987) Mann und Schwangerschaftsabbruch: eine kasuistische Studie über das Erleben des Schwangerschaftsabbruchs bei Männern, deren Frauen abtreiben ließen. Dissertation, Med. Hochschule Hannover
Bundeskonferenz für Erziehungsberatung u. a. (1988) Zur Verwendung des Begriffs „Beratung" in dem Entwurf eines „Gesetzes über die Beratung von Schwangeren", 10. 5. 1988
Bundesländerregelungen (1976) Richtlinien über die behördliche Anerkennung von Beratungsstellen Amtsbl FH Bremen Nr 57, S 385–387 (20. 9. 1976)
Bundesländerregelungen (oJ) Richtlinien der Gesundheitsbehörde Hamburg für die Anerkennung von Beratungsstellen
Bundesländerregelungen (1976) Niedersachsen: Nds MBl Nr 48, S 1940–1941 (1976) und Richtlinien... Nds Mbl Nr 3, S 72–73 (1986)
Bundesländerregelungen (1976) Richtlinien für die Anerkennung von Beratungsstellen... Abl Schleswig-Holstein Nr 52, S 708–709 (1976)
Bundesländerregelungen (1977) Gesetz über die soziale Beratung schwangerer Frauen. Bayer. Ges. Verordn. Bl Nr 19, S 401–403 (12. 8. 1977) sowie dazugehörige Durchführungsverordnung Bayer. Ges. Verord. Bl Nr 21, S 646–647 (15. 9. 1978)
Bundesländerregelungen (1977) Landesgesetz über die soziale Beratung Schwangerer... Ges Verord Bl Rheinland-Pfalz Nr 37, S 455–458 (30. 12. 1977) sowie Nr 1, S 4–5 (19. 1. 1979)
Bundesländerregelungen (1977) Richtlinien für die Anerkennung von Beratungsstellen... ABl Saarland Nr 3, S 41–42 (21. 1. 1977)
Bundesländerregelungen (1978) Gesetz- u. Verordnungsblatt für Berlin 34. Jg., Nr 95 (30. 12. 1978): Gesetz über Verfahrensregelungen für die soziale Beratung Schwangerer und für Einrichtungen zur Durchführung von Schwangerschaftsabbrüchen
Bundesländerregelungen (1978) Gesetz zur Ausführung der §§ 218 und 219 StGB. Ges. Verord. Bl Land Hessen Nr 13, S 273–276 (10. 5. 1978)
Bundesländerregelungen (1979) Richtlinien für die Anerkennung von Beratungsstellen... Mbl NRW (Nordrhein-Westfalen) Nr 12, S 228–229 (5. 5. 1979)
Bundesländerregelungen (1985) Richtlinien des Ministeriums f. Arbeit, Gesundheit, Familie u. Sozialordnung des Landes Baden-Württemberg über die Beratung werdender Mütter, 9. 12. 1985, Nr V/4-7443
CDU-Parteitag 1988: Protokoll. 36. Bundesparteitag 13.–15. 6. 1988, Wiesbaden. Auszug aus dem Protokoll: „Über menschliches Leben darf nicht verfügt werden." Herausgegeben u. erhältlich: CDU-Bundesgeschäftsstelle, Konrad-Adenauer-Haus, 5300 Bonn 1
91. Deutscher Ärztetag (1988) Bessere Konfliktberatung bei ungewollter Schwangerschaft nötig. Dtsch Ärztebl 85:A-1594–A-1595
Deutscher Arbeitskreis für Jugend-, Ehe- und Familienberatung (1985) Gemeinsame Grundsätze zum Verständnis von Jugend-, Ehe- und Familienberatung vom 22. 10. 1985
DPWV Niedersachsen (1988) Stellungn. z. geplanten Bundesberatungsgesetz (verfaßt durch Schwangerschaftskonfliktberatungsstellen im Großraum Hannover). (Brief 17. 5. 1988 an alle MdB in Niedersachsen. Adresse: Gandhistr. 5A, 3000 Hannover 71)
Eser A, Koch HG (Hrsg) (1988) Schwangerschaftsabbruch im internationalen Vergleich. Nomos Verlag, Baden-Baden
Gesetz über die Beratung von Schwangeren (Schwangerenberatungsgesetz) (1988) Entwurf vom 6. 6. 1988
Häußler M, Holzhauer B (1988) Die Implementation des reformierten § 218 StGB: Empirische Untersuchungen zu Einstellung und Verhalten von Ärzten und schwangeren Frauen. Vortrag, MPI Freiburg, 12. 2. 1988
Kircher V (1988a) Expertise zur Frage, ob Schwangerschaftskonfliktberatung im Sinne des § 218 als fachlich qualifizierte und sinnvolle Form der Beratung durchgeführt werden kann, März 1988, Expertise für BMJFFG/Bonn (Adresse: Prof. Dr. V. Kircher, Propsteistr. 34, 4400 Münster)
Kircher V (1988b) Schwangerschaftskonfliktberatung – Hilfe zur Entscheidungsfindung? Referat, 6. 11. 1988, Schwerte, Katholische Akademie. Tagung: Das Beratungsgesetz – Ausweg zur Entscheiduung

Koschorke M (1988) Abtreibung mit Worten (Die Abtreibungsdiskussion unter der Lupe). Wege zum Menschen 40:328–333

Koschorke M, Sandberger JF (1978) Schwangerschaftskonfliktberatung. Vandenhoeck & Ruprecht, Göttingen

Max-Planck-Gesellschaft (1988) Schwangerschaftsabbruch: Weltweite Tendenz zur Entkriminalisierung. Presse-Information 13. 4. 1988

Modellverband „Psychiatrie" (1988) Ambulante psychiatrische und psychotherapeutisch-psychosomatische Versorgung (BMJFFG). Sozialarbeit und Beschäftigungstherapie in Praxen niedergelassener Nervenärzte, Schlußbericht. Hannover 1988

Naaf S (1988) Kinderwunsch und Lebensplanung ungewollt schwanger gewordener Frauen (Erfahrungen aus der Praxis von Schwangerschaftskonfliktberatungsstellen). Wege zum Menschen 40:316–328 (1988)

Petersen P (1986a) Schwangerschaftsabbruch: Unser Bewußtsein vom Tod im Leben (Tiefenpsychologische und anthropologische Aspekte der Verarbeitung des Schwangerschaftsabbruchs). Urachhaus, Stuttgart 1986

Petersen P (1988b) Schwangerschaftsabbruch und der Mann in der Dreierbeziehung. Frauenarzt 6:69–82

Poettgen H (Hrsg) (1982) Die ungewollte Schwangerschaft. Dtsch Ärzteverlag, Köln

Poettgen H (1987) Aus- und Fortbildung in der ärztlichen Schwangerschaftskonfliktberatung. Frauenarzt 5:39–48

Pro Familia (1987) Die Auswirkungen des geplanten Bundesberatungsgesetzes und die Forderungen der Pro Familia. Dtsch Pro Familia, Frankfurt/M. 1987

Retzlaff I (1988) Schwangerschaftsabbruch und Beratungsgesetz. Hürde oder Hilfe. Schleswig-Holsteinisches Ärztebl 3:134–140

Richter J, Schwartz FW (1987) Begleitforschung zum Einsatz von Sozialarbeitern und Nervenarztpraxen, Endbericht, April 1987. Bericht für Kassenärztl. Vereinigung Niedersachsen

Schmalz-Jacobsen C (1988) Sie sollten es besser wissen. Die ZEIT 23:73 (3. 6. 1988)

Sudmann H (1988a) Warum brauchen wir ein Schwangerenberatungsgesetz? Text des Familienpolitischen Referates, BMJFFG, Bonn

Sudmann H (1988b) Beratung – Wege zum Leben. Text des Familienpolitischen Referates, BMJFFG, Bonn

Wessel W (1984) Zur Wechselwirkung nicht-gewollter Schwangerschaften und Familienprozessen. Z Familiendyn 9:33–70

Wessel W (1987) Finanzielle und rechtliche Fragen bei der Geburt eines Kindes. Informationsschrift Lebensberatungsstelle, 3004 Isernhagen 2, 1987

Zur Diskussion aufgefordert

H. Poettgen

Zu den Ausführungen von Herrn Petersen in seinem Beitrag „Wozu ein neues Beratungsgesetz?", denen ich mich in den wesentlichen Punkten inhaltlich weitgehend anschließen kann, erlaube ich mir, einige ergänzende sowie auch die eine oder andere kritische Anmerkung anzubringen. Zuvor möchte ich jedoch meine Betroffenheit und mein tiefes Bedauern darüber zum Ausdruck bringen, daß die Bundestagspräsidentin, Frau Prof. Rita Süssmuth, quasi in letzter Minute dieser wissenschaftlichen Versammlung eine Absage erteilte. Wenn auch Frau Süssmuth ihre Zusage zu dieser Tagung zu einem Zeitpunkt machte, als sie noch Ministerin des BMJFFG war und sie in ihrem neuen Amt zu überparteilicher Neutralität verpflichtet ist, so hätte ihr selbst gewähltes Thema diesem Anspruch sicherlich keinen Schaden zugefügt. Außerdem bin ich der Ansicht, daß auch ein Politiker das Recht hat, gleichzeitig als freier Bürger dieses Landes zu existentiellen Fragen unserer demokratischen Gesellschaft zu sprechen. Daß keiner der Politiker, in dessen Kompetenzbereich die Thematik unserer wissenschaftlichen Sitzung am heutigen Nachmittag fällt, hier erschienen ist – eine solche Geringschätzung unserer Organisation können wir nur mit Befremden zur Kenntnis nehmen.
Wer sind wir denn eigentlich? Die Deutsche Gesellschaft für Psychosomatische Gynäkologie und Geburtshilfe (DGPGG) ist mit ihren 700 Mitgliedern nicht nur die stärkste Gruppe psychosozial und psychosomatisch orientierter Ärzte in der Bundesrepublik Deutschland sowie in den europäischen Nachbarländern, sondern sie ist auch die ärztliche Fachgesellschaft, in deren Reihen die Ärztinnen und Ärzte anzutreffen sind, die sich in Forschung und Lehre maßgeblich und fachkompetent in den Problembereichen Kontrazeption, Schwangerschaftskonflikte und Schwangerschaftsabbruch seit Beginn ihrer Fortbildungstagungen vor 19 Jahren engagiert haben. Die Arbeit, die auf den genannten gesellschaftspolitisch äußerst relevanten Gebieten geleistet wurde, ist mit den Namen Dmoch, Goebel, Molinski, Oeter, Petersen, Poettgen, Prill, Retzlaff, Schmid-Tannwald und Wille verbunden. Die Ergebnisse ihrer Arbeiten sind nicht nur im medizinischen Schrifttum dokumentiert, sondern fanden ihren Niederschlag auch in Enquêtekommissionen, Forschungsprojekten und Hearings.
Seit 1976 gewinne ich mehr und mehr den Eindruck, daß Forschungsprojekte und Hearings bei etlichen Politikern lediglich der Imagepflege im Sinne einer Alibifunktion gegenüber entgegengesetzten innerparteilichen Intentionen die-

nen. Wie sollte es denn anders zu erklären sein, daß die Diskussion um den
§ 218 im politischen Raum immer wieder von vorne anfängt. Auch der neuer-
liche Ruf nach einer Veränderung des Beratungsgesetzes läßt deutlich erkennen, daß die Forschungsergebnisse der „Kommission zur Auswertung der
Erfahrungen mit dem reformierten § 218 StGB" (Drucksache 8/3630 vom
31. 01. 1980/ Deutscher Bundestag – 8. Wahlperiode) nicht zur Kenntnis
genommen wurden. Das gleiche gilt auch für ein Forschungsprojekt, mit dem
das BMJFFG im Jahre 1987 die DAJEB[1] in Zusammenarbeit mit der Forschungsgruppe Schoenhals, München, betraute. Es diente der Fragestellung,
was das Wesen einer klientenzentrierten Beratung ausmache, und wie auf
diesem Wege eine optimale Schwangerschaftskonfliktberatung im Sinne des
§ 218b erfolgen könne.

Das Ergebnis dieses Forschungsprojekts zeigte Übereinstimmung mit allen
diesbezüglichen wissenschaftlichen Veröffentlichungen der humanistischen
Psychologie und Psychoanalyse: nämlich, daß eine autoritäre, gegenkonditio-
nierende Beratung nicht zu dem gewünschten Ziel führt, Frauen zur Fortsetzung einer ungeplanten, zunächst abgelehnten Schwangerschaft zu motivieren,
sondern daß dieses Ziel sicherlich eher auf dem Wege einer nondirektiven
analytischen Gesprächsführung erreicht werden kann, in welcher der Ambivalenzkonflikt transparent und so erst der Weg für die Erweiterung der Entscheidungsräume freigemacht wurde.

Schwangerschaftskonfliktberatung und soziale Beratung nach § 218b können
nur Hilfe zur Entscheidungsfindung leisten, zu einer Entscheidung, mit der die
Frau bzw. das Paar weiterleben kann (Poettgen 1977).

Im Zusammenhang mit der Diskussion um die Frage „Wozu brauchen wir ein
neues Beratungsgesetz?" möchte ich an dieser Stelle lediglich auf 2 Punkte
eingehen:

1) Was verstehen wir unter einer qualifizierten Schwangerschaftskonfliktberatung und ist es sinnvoll, ärztliche Beratung und Indikationsstellung zu trennen?
2) Welches Rollenverständnis haben Frauen in diesem Zusammenhang, und
welche Rollenerwartung hat unsere Gesellschaft an sie?

Es ist zu vermuten, daß die Initiatoren der Neufassung des Beratungsgesetzent-
wurfs von der begrifflichen Vorstellung des konventionellen Beratungsvorgangs
ausgegangen sind, wo zwischen dem Berater und dem bzw. der zu Beratenden
ein Gefälle vom konsultierten Experten zum sich Rat holenden Laien, also von
oben nach unten besteht.

Auf die Schwangerschaftskonfliktberatung ist dieses Modell jedoch nicht
anwendbar. Die Kompetenz für die Konfliktlösung liegt hier nämlich letztlich
bei der Klientin bzw. bei ihr und ihrem Partner. Sie, die Betroffene, ist es
doch, die – allerdings unter einfühlsamer und fachkundiger Begleitung, aber
letztlich authentischer als jeder andere – ihre kontroversen Gefühle und Motive
in ihrem ureigensten Erleben nur selber wahrnehmen kann.

„Einfühlsam und fachkundig" – das heißt, Ratsuchende zur Verbalisierung
ihrer Gefühle und Konflikte anzuregen. Und dazu bedarf es einer zurückhal-

---

[1] Deutsche Arbeitsgemeinschaft für Jugend- und Eheberatung.

tenden sensiblen Wahrnehmungsfunktion des Beraters, die auf jedes penetrierende Vordringen, auf voreiliges Begreifen- und Handelnwollen sowie Belehrungen verzichtet. Andernfalls wird sich die zu Beratende verschließen und sich der Anregung, das Für und Wider ihrer Ambivalenz abzuwägen, nicht öffnen. Letzteres aber ist die unabdingbare Voraussetzung für die Erweiterung der Entscheidungsräume und damit für die Entscheidungsfindung. Denn nur nach Erhellung des Ambivalenzkonflikts kann die Konditionierung der für die Fortsetzung der Schwangerschaft vorhandenen Potentiale in der „Ambivalenzwaage" von Erfolg sein. Erst dann können alle innerpsychischen Ich-stärkenden Maßnahmen sowie familiäre und gesellschaftliche Hilfsaktionen greifen. Hilfe zur Selbsthilfe! Nach diesem Konzept haben wir in unseren Seminaren der DGPGG und GPS[1] in den vergangenen 13 Jahren Schwangerschaftskonfliktberatung eingeübt. Und dieses Konzept finden wir im seriösen Schrifttum, soweit es sich mit Beratungspraxis befaßt, bestätigt. Unter anderem entspricht es auch in seinem Tenor dem Ergebnis eines Forschungsauftrags, den das BMJFFG im Jahre 1987 an die DAJEB im Zusammenwirken mit der Forschungsgruppe Schönhals in München vergab. Aus mehreren Gründen glaube ich nicht, daß eine Trennung von ärztlicher Schwangerschaftskonfliktberatung und Indikationsstellung von Nutzen sein könnte. Dabei würden m. E. Chancen zur Fortsetzung der Schwangerschaft ungenutzt bleiben: denn 1) hat der nicht als Berater ausgebildete im vorhinein indizierende Arzt ja nicht die Möglichkeit, die in der Ambivalenzwaage zu entdeckenden Potentiale für die Fortsetzung der Schwangerschaft zu konditionieren, und 2) wird die Mehrzahl der Frauen aus verständlichen Gründen eine zweite Aussprache über die für sie mit großen inneren Ängsten und äußeren Peinlichkeiten besetzte Auseinandersetzung zu vermeiden suchen. Was bei diesem Splitting herauskommt, haben wir doch in den ersten Jahren nach 1976, insbesondere von vielen größeren Beratungsstellen erfahren. Die Berater und Beraterinnen beklagten sich nämlich darüber, daß eine große Zahl von Frauen in diesen Beratungsstellen mit möglichst wenig Aufwand nur noch den sog. Persilschein abholen wollten, nachdem die Indikation vorher gestellt worden war. Die psychologische Argumentation der Befürworter des Splittings lautet: Wenn die Frauen erst einmal ihre Indikation in der Hand hätten, dann wären sie von dem Druck befreit, in der nun folgenden Beratung erst einmal eine Hürde nehmen zu müssen und könnten sich besser öffnen. Dieses Argument wird durch die im Beratungskontrakt enthaltenen Zusicherungen gegenstandslos. Der Beratungskontrakt, der am Anfang der Beratung Rahmenbedingungen, Inhalte und Ziele der Beratung abklärt, ist deshalb von großer Wichtigkeit (Poettgen 1987).
Es ist ebenso unentbehrlich wie hilfreich, die eigentliche Beratung mit einem Beratungskontrakt zu beginnen. Frauen kommen nämlich mit sehr unterschiedlichen Erwartungen zu dieser Beratung. Viele vermuten, daß sie nun einen Rechtfertigungshindernislauf antreten müssen, und lassen sich dadurch verleiten, falsche Argumente vorzuschieben. Dies läßt sich dadurch verhindern, daß der latente Gesetzesauftrag verbalisiert wird, selbstredend in indirekter Form. Ich pflege in diesem Zusammenhang darauf hinzuweisen, daß die

---

[1] Gesellschaft für praktische Sexualmedizin.

Ratsuchende nicht zu befürchten braucht, von mir in einer der beiden Richtungen für oder gegen einen Schwangerschaftsabbruch manipuliert zu werden und daß die Entscheidung für oder gegen die Fortsetzung der Schwangerschaft bis zur definitiven Beendigung der Beratung – und falls erforderlich auch mehrerer Beratungen – offen bleiben soll. Wird von emanzipationsbewußten Frauen der Charakter der gesetzlichen „Zwangsberatung" angesprochen, so gebe ich ihnen gegenüber zu, daß dies auch nach meiner Meinung keine gute Voraussetzung für eine Beratung ist, ich aber auf der anderen Seite aufgrund meiner Erfahrung erleben konnte, daß die Beratung für viele die erste Gelegenheit war, über ihre eigentlichen Probleme nachzudenken und oft zu einer Wende in ihrer Auseinandersetzung mit dem Partner oder der elterlichen Familie wurde, die hilfreich für ihren weiteren Lebenslauf war.

Die Schwangerschaftskonfliktberatung konnte so in sehr vielen Fällen zur Aufhebung der verbalen Tabuisierung von den Themenbereichen beitragen, die um Sexualität, Kontrazeption und Partnerschaftskonflikte kreisen (Poettgen 1988).

Im Hinblick auf das Thema des Referates von Frau Süssmuth ist es notwendig, sich einmal das Selbstverständnis von Frauen und die ihnen von seiten der Gesellschaft zugewiesene Rolle zu überdenken. Die Zuweisung der Sündenbockrolle an die Frauen in einer Notlage sowie an die Ärzte, die mit der Beratung oder Abruptio betraut sind, muß ja wohl eine Funktion haben. Von den Verfechtern einer restriktiveren Gesetzgebung werden immer wieder 3 Hauptargumente vorgetragen:

1) Bei den heutigen Möglichkeiten von Empfängnisverhütung dürfe es doch eigentlich keine ungewollte Schwangerschaft mehr geben! Offenbar übersehen die so Argumentierenden, daß Empfängnisverhütung bis zum heutigen Tage durch eine mangelhafte oder tabuisierende Sexualpädagogik in den Familien, durch kirchliche Verdikte und neuerdings zusätzlich noch durch die Arzneimittelfeindlichkeit aus dem ökologischen Lager blockiert oder zumindestens gestört wird. Dies hat zu erheblichen Verunsicherungen auf dem Gebiete der Kontrazeption geführt. Hinzu kommt noch, daß die partnerschaftlichen Modelle der Eltern in der Mehrzahl der Familien nicht in der Lage sind, bei jungen Menschen die Erziehung zur verantwortlichen Partnerschaft zu leisten, sondern vielmehr Bindungsängsten und Trennungskonflikten Vorschub leisten. Des weiteren verkennen die so Argumentierenden, daß menschliche Verhaltens- und Handlungsweisen eben nicht nur von der Bewußtheit, von Intelligenz und Vernunft gesteuert werden, sondern daß sexuelles und damit auch kontrazeptives Verhalten weitgehend von unbewußten Impulsen und Motivationen abhängen. Diese Impulse stammen ebenso aus den Tiefen unbewußter Triebdynamik wie aus dem Bereich der Psyche, in welchem Schuldgefühle und Bestrafungsängste „zu Hause" sind.

In der Beziehung zwischen kontrazeptivem Verhalten und ungewollter Schwangerschaft sind Konflikthaftigkeit zwischen Triebimpulsen im Unbewußten und den im Über-Ich internalisierten Normen der Leibfeindlichkeit und sexueller Verdikte und damit Fehlverhalten sowie Fehlhandlungen so gut wie vorprogrammiert. Je mehr menschliches Verhalten von unverarbeiteten Konflikten determiniert ist, desto mehr tritt das Übergewicht unbewußter Faktoren in den Vordergrund. Wer also glaubt, daß kontrazeptives Verhalten ausschließlich von der menschlichen Vernunft gesteuert würde und somit unerwünschte Schwangerschaften doch vermeidbar wären, der verkennt das auf Spontaneität angelegte Wesen menschlicher Sexualität und befindet sich mit seiner Einstellung in einem geistesgeschichtlichen Anachronismus; denn längst wurde von Freud und seinen zahlreichen Epigonen die Metakritik zu „Kritik der praktischen Vernunft" geschrieben. Freud erfaßte die Begrenztheit, die sich ergibt, wenn man von der ausschließlich bewußten Motivation des Menschen ausgeht. Dies dürfte einer der bedeutendsten Beiträge Freuds zum Verständnis der menschlichen Natur sein.

Die Geschichte des 19. und 20. Jahrhunderts hat Kants These von der Vernunft, die Willen und Verhalten des Menschen bestimmen und die daraus entwickelte Ethik vom „kategorischen Imperativ" nicht bestätigt (Pfeiffer 1942).

2) Die Verfechter einer restriktiven Gesetzgebung argumentieren weiter, eine soziale Indikation dürfe es in einem so reichen Land wie der BRD doch eigentlich nicht geben. Dies verrät doch, daß die so Argumentierenden offenbar nicht einmal den Gesetzestext gelesen haben. Aber das weitaus schlimmere an diesem Argument ist dieser unreflektierte, reduktionistische Begriff des „Sozialen", der die in unserem Kontext so bedeutungsvolle Dimension des „Psychosozialen" überhaupt nicht wahrzunehmen scheint.

Sind es doch je nach Region bestenfalls 8–12 % der sog. Notlagenindikationen, bei denen die finanzielle Notlage im Vordergrund steht. Dennoch wird dieses Argument notorisch wiederholt und das nicht nur von Dauerleserbriefschreibern in Ärztejournalen, sondern leider auch von maßgeblichen Politikern und Kirchenführern. In der Realität stehen Ehe- und Partnerschaftskonflikte mit ihren aus Rollenklischees resultierenden Machtkämpfen und zwanghafter Unterwerfung, dazu oft noch die Doppelbelastung der Frau als Hausfrau, Mutter und Berufstätige oder der Verlust von Ausbildungs- oder Arbeitsplatz an erster Stelle. Neulich berichtete mir eine junge Kollegin, die gerade ihr 1. Kind bekommen hatte, daß sie zwischendurch 4mal täglich von der Klinik einige Straßen weiter nach Hause eile, um ihr Kind zu stillen. Mutterschaftsurlaub wagte sie nicht zu nehmen.

Ich will mich an dieser Stelle nicht weiter über sonstige soziale Mißstände wie fehlende Kindergartenplätze, kinderfeindliches Vermieterverhalten, die noch immer bestehende soziale Diffamierung unehelichschwangerer und adoptionswilliger Frauen verbreiten: Dies alles hat seine Ursache in psychosozialen Mißständen unserer Gesellschaft, die sich in Zahlen niederschlagen, wie sie jüngst aus einem – was das Familienleben anbetrifft – doch sicherlich konservativen Land, aus Bayern, nachzulesen waren.

Demnach ist die Zahl der Familiengründungen von 1972 bis 1985 um 20 % zurückgegangen; die Zahl der Familien mit Kindern ist sogar um 30 % seltener geworden. Während 1960 nur 6944 Ehescheidungen vollzogen wurden, waren es 1982 schon 116.538. Die stärkste Zunahme weist die Zahl der Einpersonenhaushalte auf. Sie stieg in den letzten 10 Jahren um 37 % (Schmidbauer 1985).

Diese psychosoziale Realität, die in Verbindung mit einer weltweit gefährdeten Ökologie nicht zu unterschätzende Zukunftsängste geweckt hat, wird von den Gegnern einer Liberalisierung des § 218 StGB verdrängt und verleugnet. Ergebnisse dieser Abwehr sind einmal die eben erwähnte Fehleinschätzung der Notlagenindikation im Sinne einer kompensierbaren finanziellen Notlage und zum anderen unterdessen unerträglich gewordene Iterationen eines auf biologistische Fakten reduziertes Verständnisses von der Menschwerdung.

3) Das 3. Argument der Verfechter einer restriktiven Gesetzgebung ist die Klage über den Wandel oder Verlust traditioneller Werte im Sinne eines fortschreitenden Sittenverfalls. Genau dieses Argument legimitiert uns, einmal darüber nachzudenken, welchen Anteil denn die Gesellschaft an den Schwangerschaftskonflikten hat. Während die funktionalen Konflikte, die eine gewisse Substitutfunktion aufweisen – wie z. B. Identitäts-, Ablösungs-, Trennungs-, Schwellen- und Alterskonflikte – einer Konfliktbearbeitung zugängig sind, die auch eine Lösung im Sinne der Fortsetzung der Schwangerschaft ermöglichen könnte, bleibt der zentrale Schwangerschaftskonflikt unauflösbar. „Es gibt kein Mittel, um völlig gerecht und unschuldig zu entscheiden", schreibt V. von Weizsäcker 1947 in seinen *Fällen und Problemen,* „immer bleibt die Entscheidung hinter der höchsten Forderung des Gewissens zurück; selbst das Unterscheidungsvermögen, welches der beiden Übel, zwischen denen zu wählen war, das geringere war, kann durch menschliche Unzulänglichkeit im Ungewissen bleiben."

Das nicht gelebte Leben des Embryo steht evtl. ungelebtem Leben der Frau antagonistisch gegenüber. Diejenigen Stimmen in unserer Gesellschaft, die nun Schwangerwerden und Kindergebären als primäre oder gar ausschließliche Rolle der Frau definieren, werden bei einer Frau, die ihre Schwangerschaft nicht akzeptieren kann, für das in ihrem prospektiven Lebensentwurf von dieser Frau Geträumte, Gedachte, aber noch nicht Verwirklichte, kein Verständnis haben.

Dieses „ungelebte Leben" weist nach von Weizsäcker eine höhere Potenz an Pathogenität auf als die durch Traumata erlittenen Noxen des tatsächlich gelebten Lebens (Zacher 1984). Nach seiner Auffassung steht der gelebten Vergangenheit ein nicht faktisch gewordener Anteil der Vergangenheit gegenüber, dessen Ausmaß die historische Wirklichkeit bei weitem übertrifft und der durch eine sich bewahren wollende Wartestellung für die unerschöpflichen Möglichkeiten kreativer Selbstverwirklichung gekennzeichnet ist. Dies ist der Inhalt dessen, was in der Diskussion um den Schwangerschaftsabbruch immer wieder unter dem Begriff „Zukunftsperspektive der Frau" angesprochen wird. Viele Frauen mögen die in ihnen schlummernde Möglichkeit mehr unbewußt und unscharf ahnen, sind aber durch die ihnen seit Jahrhunderten zugewiesene Rolle der „Nur"-Hausfrau und „Nur"-Mutter daran gehindert, diese im Verborgenen schwelenden Bedürfnisse bewußt werden zu lassen und zu artikulieren.

Frauen nehmen zu sehr unterschiedlichen Zeiten eine Beziehung zu dem werdenden Kind in ihrem Leib auf. Diejenigen, die sich ein Kind als Erfüllung ihrer Partnerschaft ersehnen, tragen schon lange vor der Konzeption ein Bild dieses Kindes in ihrem Inneren, andere kreieren dieses Bild während oder nach der Empfängnis. Bei ihnen kann gleich eine intakte Ich-du-Beziehung vorausgesetzt werden, indem sie zu diesem werdenden Leben von vorneherein in einen Dialog eintreten und sagen können: „Ich will dich haben, ich nehme dich an, wie auch immer du bist – ich liebe dich schon jetzt – ich brauche dich, denn du bist wichtig, auch für mein Leben."

Die Ich-du-Beziehung ist die Urkategorie menschlichen Seins (Buber 1966). Aber die menschliche Existenz ist – wie Theologie und Philosophie uns lehren – von ihrem Beginn an gegensätzlich, ja oft paradox angelegt. Bedenkt man, unter welch lieblosen, ja menschenunwürdigen Prämissen manch eine Schwangerschaft entstanden sein kann, nimmt es nicht Wunder, daß Frauen dann nicht in der Lage sein können, ja zu ihrer Leibesfrucht zu sagen.

Aus den Phantasien solcher Frauen erfuhr ich in der analytischen Therapie, daß in der frühen Embryonalphase archaische Bilder der Symbiose die klare und bewußte Unterscheidung von 2 Individuen in ihrem Körper selbst nicht zustande kommen ließen und der Embryo als bedrohlicher Fremdkörper empfunden wurde. Diese Frauen haben Schwierigkeiten, die Selbständigkeit dieser embryonalen Existenz als potentiellen Menschen zu erleben, und fühlen sich berechtigt, über ihn verfügen zu können wie etwa über eines ihrer Organe. Das bedeutet jedoch nicht, daß diese Frauen vor einem geplanten Abbruch keinen Gewissenskampf im Sinne des pathischen Pentagrammes durchstehen müßten.

In dem Rollenkonflikt schwangerer Frauen mit ihrer sozialen Umwelt muß aber noch ein weiterer geschlechtsspezifischer Prozeß untersucht werden: Hinter der Forderung nach restriktiveren Gesetzen für schwangere Frauen in einer Notlage unter Ausblendung der Realität ihrer Not und Bedürfnisse wird u. a. auch eine zunehmende Angst von seiten einer bisher durch eine männliche Daseinsthematik determinierten und dominierten Gesellschaft vor einem mehr und mehr Mündigwerden der Frau, vor einer echten Emanzipation spürbar. Der Abwehr dieser Angst dient der Versuch, Frauen im traditionellen Rollenbild des vorindustriellen Zeitalters festzuschreiben. Aber dieses Zurückdrehen des Rollenverständnisses in die Zeiten der Staatsreligionen, in denen individuelle Bedürfnisse immer den Belangen von Volk und Staat geopfert werden mußten, ist angesichts des in der zweiten Hälfte unseres Jahrhunderts aufgetauchten Konsum- und Profitdenkens schlichtweg Anachronismus. Denn unsere Welt ist unterdessen eine andere geworden: Funktionalismus, Effizienz, Produktion und Fortschritt sind die modernen Götter der Industrienationen. Und ihre geistigen und psychischen Auswirkungen strahlen in die Familien, ja bis in das Intimleben der Zweierbeziehung hinein. Und einige ihrer Produkte – Strahlen und Gifte – dringen auch in den Schutzraum des „weiblichen Inneren" ein, wo Frauen angstvoll hoffend ein ungeschädigtes Kind erwarten möchten. Es ist bekannt, daß ein Drittel aller Spontanaborte durch Gifte unserer polytoxikomanischen Gesellschaft verursacht sind. Und diese Zahl korrespondiert interessanterweise mit derjenigen der legalen Schwangerschaftsabbrüche. Weibliche Tugenden – Stillen und Nähren, Versorgen und Dulden, Kultivieren und Bewahren – haben in dieser Welt einen schweren Stand und sind in ihren sozial-schöpferischen Potenzen weder hinreichend erkannt, geschweige denn genutzt.

In der Außenwelt unserer abendländischen Gesellschaft steht ihnen gegenüber
die Bedrohung eines gigantischen Todesarsenals von apokalyptischem Ausmaß. Dieselbe hochtechnisierte Gesellschaft hat aber mit ihrer Anbetung der
Produktion und des Fortschritts ein Lebensgefühl produziert, welches Verhaltensweisen fördert, die der möglichst schnellen, aber auch flüchtigen Befriedigung materialistisch-egoistischer Wünsche dienen. Im Zusammenhang damit
hat der bereits erwähnte Funktionalismus die Fähigkeit, aktiv zu lieben, in
vielen Zweierbeziehungen erkalten lassen.
Sehr deutlich spiegelt sich die Internalisierung mechanistischen Denkens in den
mannigfachen partnerschaftlichen Sexualstörungen wider.
Für den unentbehrlichen Prozeß der Auseinandersetzung und des Wachstums
in einer Partnerschaft fehlen in vielen Fällen die Geduld und der erforderliche
lange Atem. Aber dieses Dilemma hat nichts mit einem leichtfertigen Über-
Bord-Werfen von überkommenen Moralvorstellungen zu tun, wobei hier ohnehin die Frage zu stellen ist, ob die Mehrzahl der überkommenen Moralvorstellungen im Bereich von Partnerschaft und Sexualität eher auf dem Gebiet
bigotter Moral als auf einem ethisch tragenden Fundament anzusiedeln war.
P. Matussek, Leiter der Forschungsstelle für Psychopathologie und Psychotherapie am Max-Planck-Institut München, konnte aufgrund einer dort durchge-
führten Studie Phänomene sichtbar machen, die gerade in Daseinsbereichen,
die oft exemplarisch für einen allgemeinen Sittenverfall galten, als Durchbrü-
che zu einer Höherentwicklung des Sittlichen zu interpretieren sind.

> Im wesentlichen ist dies die heute in Erscheinung tretende Tendenz zu einer ehelichen
> Liebesform, in der Partner und Kinder um ihrer selbst willen akzeptiert und geliebt
> werden können. Im Bereiche des religiösen Glaubens sind es die sich mehrenden Anzei-
> chen einer Distanzierung von ideologischen Glaubenszwängen (Matussek 1968, S. 4–13).

Trotz des hier angedeuteten Umbruchs der Werthaltung bestehen gleichzeitig
neben diesen neuen Impulsen weiterhin überholte Moralvorstellungen und
protestartige Desorientierungen.
In diesen gesellschaftlichen Faktoren scheinen mir die Wurzeln dafür transparent zu werden, warum junge Menschen vielfach in der Fähigkeit behindert
sind, Familie zum einem Hort der Geborgenheit und Stabilität zu machen;
warum so viele Ehen, die nicht „funktionieren", geschieden werden; warum
der Mut, Kinder zu haben, auf die Einkinderehe oder gar Kinderlosigkeit
zurückgegangen ist. Das Kind wird zum „Störfall" im partnerschaftlichen
Funktionssystem.
Hoffnung und Mut zum Sein können ebensowenig wie das immer wieder von
Gesundheitsministern strapazierte Wort von der notwendigen „Bewußtseins-
veränderung" in der Gesellschaft weder auf einer kognitiven Ebene verordnet
noch vermittelt werden. Dafür bedarf es den in der Sozialisation heranwachsenden Menschen vorgelebter Modelle und Verhaltensmuster.
Das Konfliktlösungsangebot des Staates in Form von restriktiver Gesetzgebung
ist jedenfalls nicht dazu geeignet; das ist doch nichts anderes, als die Verschie-
bung des schlechten Gewissens einer vom Konsumdenken beherrschten und
der Produktion dienend gewordenen Gesellschaft auf das schwächste Glied,
nämlich auf schwangere Frauen in Notlagen; mit anderen Worten: „Die Sün-

denbockfunktion in der Großgruppe", die Richter (1970) für die Familie beschrieben hat.

Den Konflikt zwischen den betroffenen Frauen und Ärzten auf der einen Seite und dem Gesetz auf der anderen Seite beschrieb von Weizsäcker 1951 in seiner *Einführung in die Medizinische Anthropologie* mit folgenden Worten:

> Die klare Situation, die Enzykliken und Strafgesetze voraussetzen, ist nämlich in der Realität gar nicht gegeben. Und ich kann bekunden, daß in den meisten, wenn nicht in allen Fällen die Lage, die jene Gesetze voraussetzen, gar nicht vorliegt. Es ist also langweilig, wenn jemand seine Meinungen, zustimmende oder ablehnende, zu jenen Gesetzen bekanntgibt.
>
> Der Arzt, der eine Entscheidung zu treffen hat, hat davon keine Hilfe, es sei denn, daß er mit ihrer Hilfe sich seinem inneren Konflikt entzieht und die Patientin damit zum puren Objekt macht. Blut muß er schwitzen, der Arzt, um jedesmal die Entscheidung zu treffen, für die ihm kein Alibi und kein Asyl in einer allgemeingültigen Vorschrift zur Verfügung steht, wenn er deren Wirklichkeitsferne einmal erkannt hat (S. 314–315).

Dieses Zitat stammt aus dem Jahre 1946, als von Weizsäcker 2 Fälle von illegalem Schwangerschaftsabbruch im Kolleg vorstellte. In einem Fall handelte es sich um den Suizidversuch einer Schwangeren mittels Luminal, im anderen Fall um einen mißglückten Stricknadelversuch, der zu einer foudroyant verlaufenden Sepsis geführt hatte. In letzter Minute konnte damals von der amerikanischen Armee Penizillin besorgt werden, wodurch der tödliche Ausgang verhindert werden konnte. Die erstere der beiden Frauen war von dem Partner, der das Kind gezeugt hatte, verlassen worden. Auch Faust hatte Gretchen verlassen. Die Gretchentragödie ist keineswegs ein museales Ereignis der Vergangenheit. Sie ist in der Schwangerschaftskonfliktberatung unserer Zeit außerordentlich präsent. Erst erliegt dieses Mädchen dem in eine geheuchelte Liebe verpackten phallischen Egoismus, dann wird sie alleingelassen, schließlich von Bruder und Gesellschaft geächtet und zuletzt hingerichtet, nachdem ihre Verzweiflung im Wahnsinn endete. Zwar ist dem heutigen Gericht das Beil des Henkers aus der Hand genommen, aber die scharfen Klingen der Schuldgefühle und Bestrafungsängste im Über-Ich sind vielleicht schmerzhafter als der biologische Sekundentod durch das Beil. Gretchen stirbt drei Tode:

1) den „psychischen Tod", als sie ihre Liebe verraten fühlt, nachdem Faust sie im Stich ließ;

2) den „sozialen Tod", als die Gesellschaft sie ächtete und der eigene Bruder sie sogar verfluchte;

3) den „biologischen Tod" durch den Scharfrichter.

Der erste Tod war der schlimmste für sie; die soziale Ächtung hätte sie überstanden, wenn Faust zu ihr gestanden hätte. Denn nichts bereitet den Weg zur Krankheit des Todes mehr als die Zerstörung der Liebe im Menschen durch den Verrat an der Liebe.

Literatur

Buber M (Ausg 1966) Ich und Du. Hegner, (Hrsg.: L. Schneider, P. Bachem)

Matussek P (1968) Entwicklungstendenzen in der gegenwärtigen Moral. In: Kepp R, Koester H (Hrsg) Empfängnisverhütung aus Verantwortung. Thieme, Stuttgart, S 4–13

Pfeiffer J (Hrsg) (1942) Kant-Brevier. Rauch, Dessau Leipzig, S 65–70, 95–174

Poettgen H (1977) Schwangerschaftskonfliktberatung bei der Notlagenindikation. Dtsch Ärzteblatt 74/8:515–521

Poettgen H (1987) Aus- und Fortbildung in der ärztlichen Schwangerschaftskonfliktberatung. Frauenarzt 5:39–48

Poettgen H (1988) Die konflikthafte Schwangerschaft und der ärztliche Beratungsauftrag. Prax Psychother Psychosom 33:70–76

Richter HE (1970) Patient Familie. Rowohlt, Reinbeck, S 9, 35, 55, 98, 137, 142

Schmidbauer W (1985) Die Angst vor Nähe. Rowohlt, Reinbeck, S 8

Weizsäcker V von (1947) Fälle und Probleme. Enke, Stuttgart, S 163–174

Weizsäcker V von (1951) Der kranke Mensch. Eine Einführung in die medizinische Antropologie. Koehler, S 314–315

Zacher A (1984) Der Begriff des ungelebten Lebens im Werk Viktor v. Weizsäckers. Psychother Med Psychol 34:237–241

Aus Forschung und Praxis II

Warum Frauen nicht stillen wollen

U. Rost

Was bewegt Frauen, ein von der Natur vorgesehenes, praktisches, kostenloses und ideales Nahrungsmittel ihrem Kinde vorzuenthalten? Wie kommen sie dazu, auf den biologischen, von stillenden Müttern auch als beglückend geschilderten körperlichen Austausch mit dem Kinde zu verzichten? Heute noch, nach mehreren Jahren der Arbeit mit eben zu Müttern gewordenen Frauen, nach zahllosen Gesprächen von sachlichem Charakter über die Vorzüge des Stillens, der Technik, Schwierigkeiten und Hindernisse, verbindet sich der Anblick einer Mutter, die hingebungsvoll ihr Kind stillt, für mich mit einem Gefühl, das der Andacht nicht ganz fern ist. Es gibt Frauen, die auf äußere Hindernisse zutiefst unglücklich reagieren, große Strapazen auf sich nehmen, um diese Aufgabe so gut es geht trotzdem zu erfüllen. „Die Mutter ist zum Dauerstillen angelegt. Bei den Naturvölkern wird das Kind immer dann angelegt, wenn es danach verlangt [..] Bei Buschleuten beträgt die Latenzzeit (zwischen Weinen und Anlegen) im Durchschnitt 6 sec." So leitet Eibl-Eibesfeld (1984) seine Ausführungen über das Stillen ein in seinem Buch *Biologie menschlichen Verhaltens*. Er beschreibt das Stillen als eine instinkthafte vorgegebene Interaktion zwischen Mutter und Kind, aus der beide Nutzen ziehen. Newton u. Newton (1972) gehen in ihrem Aufsatz über das Stillen so weit, das Überleben des Menschengeschlechtes abhängig zu sehen von der Befriedigung, die aus den beiden freiwilligen Akten der Liebe zu gewinnen ist. Einer dieser beiden Akte ist das Stillen.
Ich erinnere mich an eine Fortbildungsveranstaltung zum Thema Stillen. Damals trafen sich im Interconti in Düsseldorf etwa 2000 Frauen, die in spektakulärer Weise aufmerksam machten auf diesen doch eigentlich selbstverständlichen Akt fürsorglich-liebevoller Hingabe einer Mutter an ihr Kind.
Aber ist etwas, worüber man einen ganzen Tag lang reden kann, wirklich so selbstverständlich? Beim Stillen, so war zu erfahren, handle es sich um eine komplizierte Beziehung zwischen Mutter und Kind, die äußerst störbar sei durch Geburtshelfer, Hebammen, Kinderschwestern. Muß man eine Frau also nur ermutigen, ihr hilfreich beistehen? Dem widerspricht die Erfahrung, daß an dem einmal gefaßten Entschluß einer Mutter, ihr Kind mit der Flasche zu füttern, kaum etwas zu ändern war; weder durch Unterstützung und Aufklärung noch durch Entlastung im Bereich der klinischen Möglichkeiten. Rationalen Argumenten erscheinen die stillunwilligen Frauen verblüffend unzugäng-

lich. Was also stört den Impuls zum Stillen? Wie kommt es, daß eine Stillbeziehung gar nicht erst aufgenommen wird?

„Warum stillen Sie nicht?", fragte ich die jungen Mütter, die sich im letzten Jahr auf der allgemeinen Wochenstation von den Strapazen der Niederkunft erholten. 57 Antworten wurden aufgeschrieben. Es handelte sich immer um informelle Gespräche, bei der Visite etwa, anläßlich eines Kontakts außerhalb der Visite, wenn ein Anliegen der Wöchnerin, Gelegenheit bot, eine freundliche Beziehung zu ihr zu pflegen. Einige dieser Gespräche fanden im Kreißsaal statt, kurz nach der Entbindung, und viele im Zuge des Entlassungsgesprächs. Wenn auch Psychotherapie weder der Auftrag noch das Anliegen war, folgten diese Gespräche doch immer dem Rat Freuds, von der Oberfläche auszugehen. Die Frauen erzählten, was sie leicht und ohne weiteres von sich wissen und sagen konnten. Ihre Abwehr wurde festgestellt und respektiert. Keinesfalls war es ja beabsichtigt, die junge Mutter zu verunsichern. (Schuldgefühle helfen ja bekanntlich niemandem weiter, und Vorwürfe fördern nicht die Liebe.) Es ging einzig um Information und Verstehen; also wurde die Abwehr nicht in Frage gestellt, sie wurde nicht unterlaufen, und Versuche der Deutung wurden nicht gemacht.

Ähnlich unaufdringlich war der Umgang mit Übertragung und Gegenübertragung. Die dabei erscheinenden Affekte und Affektkorrelate wurden wahrgenommen und registriert. Die zu gewinnenden Erkenntnisse wurden gelegentlich zu Klärung, nicht aber zu Konfrontation oder Deutung benutzt. Die Gespräche waren also beschränkt durch die Grenzen, welche die jungen Mütter der forschenden Neugier setzten. Trotz aller Behutsamkeit war aber die Erfahrung, so gefragt zu werden, für die Frauen ein Infragegestelltsein. Daß dies Anlaß sein kann zu bewußter Selbstexploration und unbewußten Suchprozessen (Erickson u. Rossi 1981), ist vermutlich nicht zu vermeiden.

Die Ergebnisse der schlichten Frage sehen zunächst sehr einförmig aus. Die typische Antwort lautete: „Ich möchte nicht stillen" – „Und ich habe mir das gut überlegt", hieß der Zusatz, der anstelle einer Antwort dem Sachverhalt offenbar ausreichend beschrieb. Gefragt nach dem Inhalt der Überlegungen und nach den Entscheidungskriterien gerieten aber viele der befragten Frauen doch in Bedrängnis. Ein Haus müsse nun gerade noch fertig gebaut und bezogen werden, die Ausbildung sei nicht beendet, das Geschäft des Ehemanns erfordere die Mitarbeit und überhaupt müsse man ja demnächst wieder arbeiten.

Deutlich tritt bei diesen Frauen eine Unfähigkeit zutage, sich Verpflichtungen zu entziehen, still zu werden; „zum Stillen ist keine Zeit und keine Ruhe" sagten die Frauen der eben beschriebenen Gruppe häufig im Nachsatz.

Die genauere Untersuchung dieser Hemmnisse ergab, daß es häufig verbunden war mit der Unfähigkeit zum Verzicht, z. B. auf das Rauchen. Raucherinnen waren die Hälfte der interviewten Frauen, aber nur wiederum die Hälfte von diesen gab Rauchen spontan als Stillhindernis an. Die Aussagen in bezug auf die Rauchgewohnheiten reichten von der Beschreibung süchtiger Abhängigkeit bis zu deren kühler Verleugnung. Die Hälfte der Raucherinnen nannte zunächst andere Gründe für das Nichtstillenwollen. Sie habe keine Zeit, keine

Ruhe, könne sich nicht gut zurückziehen und mit dem Säugling alleine sein, brauche den Kontakt zu anderen Erwachsenen ständig, könne andererseits keinesfalls in Anwesenheit anderer stillen, müsse das Kind auch mal anderen überlassen können, lautete die oft zögerliche und verlegene Antwort auf meine Frage. Neben der Unfähigkeit zum Verzicht scheint hier eine weitere Schwierigkeit vorzuliegen, wo es um Kontakt und Abgrenzung geht, um Eigenständigkeit und Anklammern. Angst vor Hingabe und vor Bindung, und im Falle des Stillens geht es ja tatsächlich um „Anbindung", scheint hier dem bewußt geäußerten Stillunwillen zugrundezuliegen.

In *Ein Fall von hypnotischer Heilung* beschreibt Freud (1924) das umgekehrte Phänomen, wobei sich die Störbarkeit biologischer Vorgänge beim Menschen sehr schön nachvollziehen läßt. In dieser Krankengeschichte beschreibt er, wie er einer jungen Frau, die sich dringend wünschte zu stillen und die über diesen vergeblichen Wunsch in erhebliche Schwierigkeiten geriet – sie konnte nicht mehr essen und aufgenommene Nahrung nicht bei sich behalten –, durch Hypnose helfen konnte, die Stillhemmung zu überwinden.

Während hier Hinweise bestehen, daß orale Fixierungen ursächlich wirksam sind, bringt eine andere Gruppe von Frauen eher hysterische und narzißtische Befürchtungen zum Ausdruck. Eine besondere Empfindlichkeit der Mamillen wird eindrücklich geschildert. So sensibel seien die Brustwarzen, hörte ich von einer Wöchnerin, daß sie kaum das leichteste Seidennachthemd darauf ertragen könne. Aber auch kaum verhohlener Ekel, solch ein saugendes Geschöpf am Busen zu nähren, fand Ausdruck. „Das ist nichts für mich", sagten die Frauen, oder „Stillende Frauen sind mir widerwärtig" oder „Dieses komische Gefühl mag ich nicht". Kaum eine Frau berichtete spontan von der Sorge um die Schönheit ihrer Brust, allenfalls in der Verleugnung kam diese Befürchtung zur Sprache. Ebenfalls zu dieser Gruppe gehörig erschienen mir die Frauen, die sich über ihre Niederkunft unzufrieden äußerten. Das Gebären sei schon so schwer, schmerzhaft, schrecklich, anders als erwartet gewesen. Weitere Unannehmlichkeiten seien ihnen nun wirklich nicht mehr zuzumuten. In emotionaler Nachbarschaft zu diesen Frauen, die von sich sagten, sie seien überfordert und sie wollten keine weiteren Strapazen auf sich nehmen, fand ich jene, die deutlich ihren Entschluß, nicht zu stillen, als gegensätzlich zum erklärten Wunsch des Ehemanns oder auch gegen den Vorschlag der eigenen Mutter durchsetzten. Hier scheint das vorwiegende Problem eines der Autonomie und Abgrenzung zu sein. Gelegentlich wurden auch eigene ungünstige Erfahrungen beim ersten Kind etwa oder die Schilderung von Stillschwierigkeiten durch Freundinnen zum Anlaß erklärt, auf eigene neue Erfahrungen verzichten zu wollen. Selten fürchteten die Frauen, das Kind könne nicht satt werden, könne an oder von der Mutter nicht genug bekommen, wobei darauf verzichtet wurde zu untersuchen, welche Phantasien dieses „Genügen" begleiteten. Unsicherheit über die eigene Kompetenz als Mutter scheint hier eine Rolle zu spielen. Dabei erschien es mir interessant zu erfahren, daß nur etwa ein Drittel der Frauen als Säuglinge selbst an der Brust gestillt worden waren, und einige von diesen gaben an, daß ihre Mutter sie zwar gestillt habe, ihnen aber davon abrate, sich der schwierigen Aufgabe des Stillens zu unterziehen. Welche Bedeutung in diesen Fällen der Neid der Großmutter hat, die die Mütterlichkeit ihrer Tochter damit in Frage stellt, und warum sie das muß, darüber konnte mit den Wöchnerinnen nicht gesprochen werden.

Als weiterer Grund für das Nichtstillen wird das Vorhandensein eines älteren Kindes genannt, dessen Eifersucht quasi von der Mutter übernommen wird. Inwieweit es sich hier um Projektionen der Mutter handelt, wurde nicht untersucht. Nachfragen ergibt aber häufig, daß auch dieses Kind nicht wirklich gestillt worden war. Nachfragen wie etwa „Warum meinen Sie, daß Flaschennahrung einfacher zu handhaben ist?" oder die fragende Bemerkung „Dieses Kind haben Sie gestillt?" nach der bewegenden Darstellung einer innigen Beziehung zum ersten Kind, solche Nachfragen auf rationaler Ebene machen deutlich, daß das, was die Frauen von sich sagen, nicht die eigentlichen Gründe sind.

Die Abwehr funktioniert z. T. über Rationalisierungen und Verschiebungen. Blitzschnell ist man verwickelt in ein Gespräch über den Fluch des Rauchens (dem die junge Frau selbst noch nicht entwöhnt ist), über vielfältige Belastungen eines jungen Haushalts, über Brustpflege, über Erziehungsfragen. Ein anderer Weg ist es, rasch Einsicht in die moralische Verpflichtung und den einzigartigen gesundheitlichen Nutzen des Stillens zu bekunden und zu versichern, das nächste Kind werde man bestimmt stillen. Die gröbste Form ist die Verweigerung. „Ich stille nicht. Im übrigen geht es mir gut, Frau Doktor", was soviel heißt wie „Lassen Sie mich in Ruhe und verschwinden Sie endlich".

Für viele Frauen bedeutete das Gespräch eine beobachtbare emotionale Belastung, die aber immer geleugnet wurde. Zeichen der Unruhe und Fluchtreaktionen, wie Bewegungsunruhe der Beine, Wegrücken im Bett, konnten beobachtet werden, Unruhe der Gesichtszüge, Schweißperlen auf der Oberlippe und auf der Stirn waren nicht selten. Der Blickkontakt konnte nicht gehalten werden, und beim Abschied gab es oft feuchte, kalte Hände.

Aussagen und Abwehrformen sind also fast stereotyp. Das Eigentliche sagen die Frauen nicht. Wollte man dieses erfahren, müßten vertiefte Untersuchungen, auch als detaillierte Einzelfallanalysen, stattfinden. Hinweise auf einen größeren Umfang gestörter Identitätsbildung, bei wechselnden und widersprüchlichen Vorstellungen und inneren Bildern von Mutter und Selbst, liefern einige der längeren Interviews.

Zusammengefaßt ergeben sich folgende Fragen und Hypothesen: Triebdynamische Zusammenhänge scheinen zwar von Bedeutung, die Motive für Nichtstillen werden damit aber nicht ausreichend erfaßt. Es ist zu vermuten, daß Erfahrungen aus den eigenen frühen Objektbeziehungen zu einer konflikthaften Besetzung, teils auch zur Spaltung der Mutterimago führt. Daraus resultiert ein widersprüchliches Bild von Mütterlichkeit und Weiblichkeit, welches zu hohe Anforderungen an die Integrationsfähigkeit der Frau stellt. Die Verweigerung des Stillgeschäfts stellt also zuweilen auch einen Selbstschutz der jungen Mutter dar, freilich um den Preis der Entwicklung voller Mütterlichkeit. Die Überprüfung dieser Frage könnte neue Hilfsmöglichkeiten eröffnen.

Zusammenfassung

Die Untersuchung zeigt, daß der Unwille zu stillen verschiedene Wurzeln haben kann. Orale Konflikthaftigkeit (wer sich arm fühlt, hat es schwer mit Nehmen und Geben) kann der bewußten Abneigung zugrundeliegen. Selbstbehauptungsprobleme, die einerseits Kontaktwünsche und Abgrenzungstendenzen unscharf machen, andererseits die Fähigkeit zu voller Hingabe einschränken, mögen dem Stillunwillen Nahrung bieten. Die Unfähigkeit, eine alte Pflicht nicht mehr als bindend zu betrachten, dafür aber eine neue auf sich zu nehmen und Befriedigung daraus zu gewinnen, scheint eine Rolle zu spielen. Nicht zuletzt scheinen die vorherrschenden inneren Bilder von Weiblichkeit und Mütterlichkeit hemmenden Einfluß auf die Stillfreudigkeit zu haben, wenn sie in sich unvereinbare Widersprüche bedeuten.

Daraus scheint sich folgerichtig zu ergeben, daß es sich nicht um einen Faktor, nicht um einen einzelnen Konflikt handelt, der einer Frau das Stillen unmöglich macht, sondern daß vielmehr ein ganzes Bündel verschiedenartiger Impulse, Hemmungen und Antinomien wirksam ist. Nur genaue Untersuchungen – in diagnostischer und therapeutischer Hinsicht für den Einzelfall und in wissenschaftlicher Hinsicht bei der gesamten Gruppe der stillunwilligen Frauen – scheinen deswegen die Entwicklung von Hilfsstrategien zu ermöglichen.

Literatur

Deutsch H (1952) Psychologie der Frau, 2. Aufl, Bd 1. Huber, Bern, S 190–212
Eibl-Eibesfeld I (1984) Biologie menschlichen Verhaltens. Piper, München
Erickson MH, Rossi EL (1981) Hypnotherapie. Pfeiffer, München, S 20–24, 41–43
Freud S (1924) Ein Fall von hypnotischer Heilung (Gesammelte Werke, Bd 21; Fischer, Frankfurt am Main, 1966 ff)
Fuchs M, Sass U von, Sass A von, Diner L (1985) Die Beeinflussung von Stillwillen und Stillverhalten durch Schwangerenbetreuung und Wochenstation. Z Ges Hyg 31/7:415
Kersting M, Köster H, Wennemann J, Wember J (1987) Stillstudie 1981–1983 in Dortmund und Haltern bei 1500 Müttern. Monatsschr Kinderheilkd 135:204
Kitzinger SH (1987) Alles über das Stillen. Kösel, München
Newton N, Newton M (1972) Lactation – its psychologic components. In: Howells JG (ed) Modern perspectives in psychoobstretics. Oliver & Boyd, Edinburgh, pp 385–405
Voss H, Grützmacher A, Brockerhoff M, Pfahl B, Wegener C (1986) Stillen und Muttermilchernährung. Kohlhammer, Stuttgart (Schriftenreihe des Bundesministers für Jugend, Familie, Frauen und Gesundheit, Bd 185)

Stillvorbereitung

B. Wimmer-Puchinger, B. Pietschnig

Stillen – Ein guter Beginn!

Unter diesem Titel bekommt jede werdende Mutter eine Stillbroschüre des Österreichischen Gesundheitsministeriums überreicht. Daß dieser Slogan keine leere Phrase ist, läßt sich anhand von Statistiken der westlichen Industrieländer deutlich aufzeigen. So stieg die Stillfrequenz im Wochenbett innerhalb von 10 Jahren auf 89,5 % an (Haschke 1985).

Das Beispiel Stillen bzw. Stillhandhabung ist hervorragend geeignet, um die Konsequenzen von Eingriffen von außen, wie sie durch die Klinikroutine gegeben sind, aufzuzeigen. Es kann demnach als hinlänglich erwiesen gelten, daß Stillprobleme und frühe Resignation vor vorübergehenden Schwierigkeiten ganz wesentlich im Wochenbett durch die Stillbetreuung relativiert werden können.

- Information der Mutter in der Spätschwangerschaft
- Anwesenheit des Vaters bei der Geburt
- Frühes Anlegen unter Anleitung der Hebamme
- Kein Zufüttern, besonders von Milchfertignahrungen
- Kein routinemäßiges Abpumpen
- Kein Abwiegen vor und nach dem Stillen

Angeregt durch die Kampagne der WHO zur „breastfeeding promotion (s. obige Übersicht) wurden vom Österreichischen Gesundheitsministerium landesweit Kontakte mit geburtshilflichen Abteilungen aufgenommen; mit dem Resümee, daß dem Thema Stillförderung, Stillberatung und Stillinformation in seiner präventiven Funktion ein noch zu geringer Stellenwert beigemessen wurde.[1] Dies stellte den Anlaß dar, 2 Modellversuche zu Stillförderung im Krankenhaus zu initiieren. Ich möchte nun kurz die 2 Projekte vorstellen, die beide von verschiedenen Ansatzpunkten und Methoden ausgingen:

---

[1] Nicht zuletzt ergab eine Erhebung in ganz Österreich, daß Ärzte als Informanten über Stillfragen nur zu 6,3 % genannt wurden (Haschke 1986).

Projekt A[1] wurde in der geburtenstärksten Klinik der Bundeshauptstadt Wien (Semmelweis-Frauenklinik) durchgeführt, einer Klinik, die seit vielen Jahren durch eine sehr frauen- oder familienorientierte Geburtshilfe bekannt ist und bereits 1982 in einer österreichweiten Erhebung die höchste Stillfrequenz aufwies. Trotzdem wurde die Frage der Stillbetreuung im Wochenbett von seiten der Klinikleitung noch als verbesserungswürdig erachtet.
Projekt B wurde in einem Kreiskrankenhaus einer Kleinstadt mit einem großen Einzugsgebiet initiiert – in einem geburtshilflichen Setting, das in dieser Frage einen eher geringen Standard aufwies. Daher konnten durch dieses Modell viele Impulse gesetzt werden.

Projekt A

Dieses Projekt ist ein Modellversuch, klinikexterne Angebote, die sich auf breiter, privater Basis – vor allem aus der Bewegung der „La-Leche-Liga"[3] – konstituierten, in die Klinik zu integrieren, dabei jedoch den spezifischen Charakter der Semiprofessionalität (stillende Mütter beraten werdende Mütter) und der bedürfnisorientierten Informationsvermittlung (Kleingruppenstruktur) beizubehalten. Ein wichtiges Ziel dieses Projekts stellte die Überlegung dar, dem Pflegepersonal, den Krankenschwestern, Kinderschwestern, Hebammen und Hebammenschülerinnen, durch ein Lernen am Modell Gelegenheit zu geben, eine offenere Gesprächsform mit den Frauen zu finden und einzelne Richtlinien des Hauses dem Wunsch der Frauen mehr anzugleichen. Es ging also um den Versuch, in einer anderen Struktur als bisher, in Frontalvorträgen gehaltenen und professionellen Informationsangeboten (Thematisierung des Stillens im Rahmen des Säuglingspflegekurses durch Kinderschwestern) ein Alternativangebot gegenüberzustellen.
Um die Effizienz dieses Modellversuchs zu überprüfen – im Zentrum stand v. a. die Frage der Informationsaufnahme –, die Akzeptanz dieses Modells sowie die Konsequenz dieser Stillförderung zu objektivieren, wurde eine begleitende empirische Effizienzuntersuchung durchgeführt.

Stillinformationsgruppen

Das Projekt sah einen semiprofessionellen Informationsaustausch vor: Das bedeutete, die beiden Frauen, die mit der Stillinformationsgruppe betraut wurden, waren in erster Linie Mütter von je 2 Kindern mit Stillerfahrung, hatten eine Ausbildung in Pädagogik und Erwachsenenbildung, eine Fortbil-

---

[1] Leitung: Univ.-Doz. Dr. Beate Wimmer-Puchinger unter Mitarbeit von Dr. Chr. Sisel, Dr. H. Weissenböck, Frau Breiss-Vilani, Frau Fennesz.
[2] Leitung: Univ.-Doz. Dr. Haschke (Universitätskinderklinik) unter Mitarbeit von Dr. Pietschnig.
Beide Projekte im Auftrag des Bundesministeriums für Gesundheit und Öffentlichen Dienst.

dung durch die La-Leche-Liga Österreich. Um Reibungspunkte und Widerstände zu minimieren, wurde versucht, möglichst behutsam einen weitgehenden Konsens mit dem übrigen Klinikteam herzustellen. Daher wurde als 1. Schritt in einer Klinikkonferenz das Projekt vorgestellt. Dies brachte einmal den Vorteil mit sich, daß das Thema Stillen, Stillförderung eine inhaltliche Aufwertung erfuhr. Zum anderen wurden bei dieser Gelegenheit Einstellungsunterschiede deutlich und äußerst engagiert vorgetragen – Einstellungsunterschiede, die im wesentlichen berufsgruppenspezifisch waren. Hebammen, Ärzte, Wochenbettschwestern, Kinderschwestern und der Kinderarzt maßen den Fragen des Zufütterns, des Einsatzes von Milchpumpen und des Wiegens des Kindes unterschiedliche Bedeutung bei. Aufgrund der sehr virulenten Diskussion wurden Arbeitsgruppen gebildet und in einer weiteren Klinikkonferenz nochmals die Standpunkte der verschiedenen Berufsgruppen vorgetragen. Parallel dazu wurden in mehreren Gesprächsrunden der Stillinformationsgruppenleiterinnen und der Kinderschwestern die verschiedenen Standpunkte deutlich gemacht:
Ein Still-Stillhalteabkommen wurde beschlossen! Berührungsängste und – ich würde auch sagen – Mißtrauen von seiten der Kinderschwestern gegenüber den beiden stillerfahrenen Müttern konnten nicht gänzlich ausgeräumt werden.
Die Gruppentermine wurden am Vormittag so angesetzt, daß dieses Angebot im letzten Trimenon in Verbindung mit dem letzten Klinikkontrolltermin wahrgenommen werden konnte.

Ablauf

Die Gruppeninformation dauerte 1 1/4 h, im Durchschnitt waren 15–20 Frauen anwesend. Nach dem Vorstellen des Konzepts durch die beiden Gruppenleiterinnen wurde der Gesprächseinstieg über die Frage nach Assoziationen, positiven und negativen Erfahrungen, Erwartungen, Befürchtungen und Ängsten zum Thema Stillen gewählt. Dadurch wurde die Schiene von jenen Frauen, die bereits positive oder negative Stillerfahrungen hatten, zu den Erstgebärenden gelegt. Dann wurde von den Gruppenleiterinnen der natürliche Ablauf einer Stillbeziehung von der Schwangerschaft bis zum Übergang auf die feste Nahrung geschildert, auf konkrete Fragen eingegangen und mögliche Stillschwierigkeiten angesprochen. Haupttenor war, das Gespräch der Frauen untereinander zu fördern und die Frauen auf ihre eigenen Fähigkeiten hin zu sensibilisieren.
Ein weiterer wichtiger Ansatzpunkt für das ganze Projekt war das Angebot der Nachbetreuung, das auch für telefonische Kontakte spätabends und am Wochenende gilt, sowie die Möglichkeit, in den Zeiten der Stillinformation mit dem Kind in die Stillgruppen zu gehen.

Inhaltsvermittlung

– Abklärung der Frage zur Entscheidungsfreiheit der Mutter, ob sie ihr Kind stillen will oder nicht;
– Stillen ist unabhängig von der Größe der Brust;

– Bedeutung der inneren Ruhe, der Entspannung für den Milchfluß;
– daher die Bedeutung von unterstützenden Personen;
– emotionelle und physiologische Vorteile des Stillens;
– das Kind als Maßstab und nicht die Uhr oder die Waage;
– Vertrauen auf das eigene Gefühl und auf Signale, die vom Kind ausgehen.
Über Lust und Frust beim Stillen wurde ebenso gesprochen wie über die
Entscheidung des Abstillens und ihre behutsame Umsetzung. Als zentrale
Thematik verstanden wir die Information, daß sich die Milchproduktions-
menge vor allem durch Anlegen regulieren läßt. Weitere Themen waren:
wunde Brustwarzen, Brustentzündung, Milchstau, harte Brust, Brustverweige-
rung usw.. Auf gängige Vorurteile wurde ebenso eingegangen wie auf angstbe-
setzte Vorstellungen.

Begleitende Effizienzstudie

Hauptanliegen war die Fragestellung, ob und in welcher Form sich eine an der
Semmelweis-Frauenklinik eingerichtete Stillinformationsgruppe auf die Stilldauer und das Stillverhalten der Frauen auswirkt.

Stichprobe

Die Untersuchungsgruppe bestand aus 96 Frauen, die vor der Entbindung den
Stillinformationskurs besucht hatten.
Die Kontrollgruppe bestand aus 120 Frauen, die die Stillinformationsgruppe
nicht besucht, sich aber doch in irgendeiner Form intensiver als der Durchschnitt der Frauen auf die Entbindung vorbereitet hatten (Gymnastik, Aku-
punktur, Partnerkurs zur Geburtsvorbereitung). Damit sollte vermieden werden, daß die beiden Gruppen sich zu sehr voneinander unterscheiden.

Versuchsplan

Die Studie besteht aus 4 Abschnitten mit jeweils einer Befragung mittels
Fragebogen zu 4 verschiedenen Zeitpunkten.
Mit dem *1. Fragebogen* wurden vor der Entbindung und in der Untersuchungs-
gruppe *vor und nach* dem Stillinformationskurs *Wissen* und *Einstellungen der
Frauen zum Stillen* und die Beurteilung der Gruppe erfaßt.
Der *2. Abschnitt* der Studie bestand aus einer Befragung derselben Frauen im
Wochenbett in der Klinik.
Zum *3. Zeitpunkt* der Befragung, *3 Monate nach der Entbindung,* sollten
Stillverhalten, die Schwierigkeiten und Gefühle der Frauen und die genaue
Ernährungssituation des Kindes erfaßt werden.

Tabelle 1. Überblick über die Stichproben zu den 4 verschiedenen Erhebungszeitpunkten (Follow-up-Untersuchung)

	Vorinformation	Wochenbett	3 Monate post partum	6 Monate post partum
Ohne Stillinformation (Gruppe G 1)	120	103	95	50
Stillinformation (Gruppe G 2)	96	84	70	54
Gesamt	216	187	165	104

Jene Frauen, die zum 3. Zeitpunkt noch gestillt hatten, wurden nun ein *4. Mal, 6 Monate nach der Entbindung,* befragt. Zusätzlich wurde das gesamte *Klinikpersonal,* also *Ärzte, Hebammen* und *Schwestern,* nach ihrer Meinung zum Stillen und auch nach ihrem Verhalten den Wöchnerinnen gegenüber interviewt.

Ergebnisse1. Untersuchungsabschnitt: Erhebung in der Schwangerschaft

Die Ergebnisse zeigen erfreulicherweise auf, daß die Frauen bereits vor der Entbindung über einen hohen Informationsstand über die Mechanismen des Stillens verfügen. Überraschend stark allerdings waren Befürchtungen vor Stillproblemen ausgeprägt.
Die beiden Untersuchungsgruppen (Frauen, die die Stillvorbereitung frequentierten, vs. Frauen, die diese Angebote nicht wahrnahmen) unterschieden sich in folgenden Punkten:

Die Frauen, die die Stillinformationsgruppe besuchten,
– wiesen einen höheren Bildungsgrad auf,
– waren schon vorher teilweise besser informiert,
– neigten eher dazu, ihre Informationen aus dem nichtärztlichen Bereich zu beziehen.

Beurteilung der Stillinformationsgruppe

Diese Form der Informationsvermittlung, bei der sich die Kursleiterin in hohem Maße auch selbst einbringt und Frauen ihre Unsicherheiten und Ängste besprechen können, wurde von den Frauen äußerst positiv aufgenommen. Als wichtigste Funktionen dieser Gruppe wurden wahrgenommen:

– die Information, daß das Wesentlichste beim Stillen darin besteht, daß sich Angebot und Nachfrage einspielen (Stillen nach Bedarf) und nicht grundlos durch Zufüttern das Gleichgewicht gestört werden darf;
– praktische Tips zum Stillen;

– die Vermittlung der Sicherheit, daß jede Frau stillen kann und Schwierigkeiten überwindbar sind;
– 25 % der Frauen entschlossen sich daher, diese Gruppe nochmals kurz vor dem Geburtstermin aufzusuchen.

Insgesamt konnten wir feststellen, daß

1) die Zielgruppe bereits schon vorher über einen hohen Informationsstand verfügt,
2) daß die Teilnehmerinnen in wichtigen Bereichen der Fragestellungen eine ähnlich gelagerte Tendenz aufwiesen, wie dies in der Stillinformationsgruppe vermittelt wurde; d. h. man könnte sagen, es wurde nur eine Bestätigung dessen eingeholt, was vorher bereits für richtig befunden wurde.

Die überwiegende Mehrheit (88 %) wünschte sich ein gemeinsames Team (stillerfahrene Mütter als Gruppenleiterinnen, Kinderarzt, Kinderschwester).

2. Untersuchungsabschnitt: Befragung im Wochenbett

Die Befragung im Wochenbett (2. Tag) weist wesentliche Unterschiede zwischen den beiden Gruppen auf:

– Frauen, die die Stillgruppe besucht hatten, legen ihre Kinder häufiger an,
– sind mit den Stillerfahrungen zufriedener und beurteilen auch ihr Kind zufriedener,
– beurteilen ihre Stillerfahrung als angenehme Empfindung,
– haben weniger Ängste vor Milchstau (65 % vs. 86 %),
– sind mit der Ernährungssituation in der Klinik weniger zufrieden,
– wünschen sich eine persönliche, partnerschaftliche Betreuung,
– haben das Gefühl, daß ihnen die Flaschennahrung zu früh angeboten wird,
– fühlen sich dadurch in ihrer Art des Stillens (Einspielen von Angebot und Nachfrage) nicht genügend unterstützt.

Aus diesen Ergebnissen wird deutlich, wie wichtig eine aktive Stillbetreuung nach dem Muster der Stillinformationsgruppe auch im Wochenbett für die Frauen wäre.

3. Untersuchungsabschnitt: 3 Monate post partum

Aus den Ergebnissen der Befragung 3 Monate post partum läßt sich eindeutig ein anhaltend positiver Einfluß der Stillinformationsgruppe auf das Stillverhalten der Frauen erkennen.
Die Frauen der Untersuchungsgruppe
– stillen die Kinder länger und in größerem Ausmaß voll,
– legen die Kinder häufiger an, auch nachts,

Tabelle 2. 3. Untersuchungsabschnitt: Stilldauer 3 Monate post partum

Stilldauer	Gruppe 1 (n = 95) [%]	Gruppe 2 (n = 70) [%]
Bis 6 Wochen	20	7
6– 9 Wochen	9	3
10–12 Wochen	8	10
Länger als 12 Wochen	63*	80**

* $p \leq 0{,}05$.
** $p \leq 0{,}01$.

Tabelle 3. Ernährungssituation 6 Monate post partum

„Wie wird Ihr Kind zur Zeit ernährt?"	Gruppe 1 (n = 50) [%]	Gruppe 2 (n = 54) [%]
Nur mit Muttermilch	42	45
Flasche und Brust	27	35
Nur mit Flasche	31	20

– empfinden das Stillen als angenehmer, weniger belastend und als mit weniger Aufwand verbunden,
– stillen trotz Schwierigkeiten in weit höherem Maße weiter, lassen sich weniger leicht verunsichern und entmutigen,
– stillen lieber,
– haben eine lockerere Einstellung zum Stillen und der damit verbundenen Körperlichkeit, was sich z. B. darin zeigt, daß sie ihre Kinder in verstärktem Maße in jeder Umgebung anlegen,
– neigen bei Stillproblemen eher dazu, sich nichtärztliche Hilfe zu organisieren.

Die meisten Frauen, die früh abstillten, hatten bereits *im Wochenbett* Probleme.

Jene Frauen, die erfolgreich stillen, geben als wichtigsten Faktor für den Stillerfolg die Sicherheit an, die sie durch die Stillinformationsgruppe erhalten haben.

4. Untersuchungsabschnitt: 6 Monate post partum

6 Monate nach der Entbindung sind positive Auswirkungen der Stillinformationsgruppe nachweisbar.

Die Frauen der Untersuchungsgruppe
– stillen länger, beginnen später mit Beikost,
– erleben die Kinder als zufriedener und ruhiger als die Kontrollgruppe.

- Ein wesentlicher Unterschied zeigt sich in einer erhöhten Eigenverantwort-
  lichkeit bei Ernährungsfragen, in einem natürlichen Umgang mit dem Stillen
  und der Art der ersten Beikost (selbst zubereitete statt industrieller Erzeug-
  nisse).

Aus der Follow-up-Studie ist das eindeutige Resümee zu ziehen, daß die
Stillinformation in dieser Form positive Stillförderungskonsequenzen mit sich
bringt.

Expertenbefragung

Eine Expertenbefragung von 10 Hebammen, 24 Schwestern und 20 Ärzten zum
Thema Stillen ergab folgende aufschlußreiche Ergebnisse:

- Das Klinikpersonal befürwortet in hohem Maße ein eher partnerschaftliches
  Verhältnis zu den Frauen.
- Bei auftretenden Stillschwierigkeiten (v. a. zu wenig Milch) tendieren Schwe-
  stern deutlicher dazu, zum Zufüttern zu raten; hingegen raten Ärzte und
  Hebammen zu häufigerem Anlegen.
- Bei Schwierigkeiten des Babys beim Saugen tendieren Kinderschwestern
  dazu, Abpumpen bzw. Flaschennahrung anzuraten. Ärzte und Hebammen
  hingegen plädieren eher für Geduld und häufigeres Anlegen.
- Für die Schwestern steht die Hygiene im Vordergrund; Hebammen und
  Ärzte scheint es wichtiger, die Frauen zu loben und aufzumuntern.

Es zeigt sich, daß sich die Meinungen und Einstellungen der Schwestern von
denen der Ärzte und Hebammen in einigen Bereichen stark unterscheiden.
Auf der Wochenbettstation haben die Schwestern jedoch den häufigsten und
engsten Kontakt zu den jungen Müttern. Daher muß diese Zielgruppe für
weitere Maßnahmen der Intervention vorrangig beachtet werden. Wie von der
WHO angeregt wird, wären Trainingsgruppen für Kinderschwestern in
Gesprächsführung und Beratung ein dringliches Anliegen.

WHO-Empfehlungen für das medizinische Personal
- Kurse und Trainingsprogramme
- Gute und übereinstimmende Information der Mütter
- Aufbau von Stillgruppen mit Müttern, Arzt, Hebamme, Schwestern

---

Projekt B

Aufbau

Auch in diesem Projekt wurde zunächst mit Informationsabenden für das
Klinikpersonal begonnen. Die Mütter wurden in der Wochenbettstation des
Krankenhauses Tulln in einem persönlichen Gespräch mit dem Kinderarzt

über die Ziele der Studie unterrichtet und um ihre Zustimmung zur Teilnahme am Stillförderungsprogramm gefragt.

Zur optimalen Betreuung der Mütter in der Interventionsgruppe wurden in einem Informationsabend praktische Ärzte und Gynäkologen eingeladen und mit dem Stillförderungsprogramm vertraut gemacht.

Zusätzlich wurden mit dem geburtshilflichen Personal folgende Punkte als stillfördernde Maßnahmen in der Interventionsgruppe vereinbart:

- Anwesenheit des Vaters im Kreißsaal,
- Hautkontakt im Kreißsaal,
- Anlegen des Kindes in den ersten Lebensstunden,
- Zufüttern mit Milchfertignahrung nur auf Kinder beschränken, die mehr als 10 % Geburtsgewicht verloren hatten oder bei denen eine andere medizinische Indikation mit Frühgeburtlichkeit oder Erkrankungen vorlag.

Die Mütter der Interventionsgruppe wurden postpartal regelmäßig telefonisch von einer für die Projektdauer engagierten Kinderärztin kontaktiert. In den Telefongesprächen hatten die Mütter die Möglichkeit, Fragen zu besprechen und in ihrem Stillverhalten bestärkt zu werden. Diese Telefongespräche wurden in regelmäßigen Abständen so lange fortgesetzt, bis die Mutter abgestillt hatte.

Dokumentation und Auswertung der Studie erfolgte mittels Fragebögen, die an der geburtshilflichen Abteilung von den Müttern und von der für das Projekt engagierten Kinderärztin im Verlauf der Telefonkontakte ausgefüllt wurden.

88 Mütter der Kontrollgruppe und 129 Mütter der Interventionsgruppe beendeten die Studie. Als wesentlicher Informant wurde von den Müttern der Kinderarzt angegeben, der durch die gesetzten Maßnahmen eine wesentliche Aufwertung erfuhr (in der Interventionsgruppe 47 %), auch das medizinische Personal stieg in der Bedeutung als Informationsträger um das Doppelte.

Stilldauer

Die Stilldauer konnte durch die gesetzten Interventionen verbessert werden. In der Kontrollgruppe betrug die mediane Stilldauer 10 Wochen, in der Interventionsgruppe 15 Wochen.

Der Mittelwert der Gesamtstilldauer betrug in der Kontrollgruppe 16 Wochen, in der Interventionsgruppe 20 Wochen. Dieselben Ergebnisse gelten für die Vorstilldauer, die in der Interventionsgruppe 13 Wochen betrugen.

Abstillgründe

- Milchmangel war zu 61 % in der Kontrollgruppe, zu 53 % in der Interventionsgruppe gegeben.
- Problematische Abstillgründe wie Mastitis oder Milchstau wurden von den Müttern der Kontrollgruppe zu 13 %, in der Interventionsgruppe nur zu 6 % angegeben.

Das Ziel, ein problemloses und befriedigendes Stillen zu ermöglichen, solange die Mütter wollen und Abstillgründe nicht nur auf externe Faktoren verlagern, scheint erreicht.

Die Autoren resümieren, daß insgesamt durch das Modell im Krankenhaus stillfreundliche Maßnahmen verbessert werden konnten und dem Stillklima mehr Beachtung beigemessen wurde, als dies vorher der Fall war.

Schlußfolgerung

Fassen wir beide Modellansätze stillfördernder Maßnahmen im Krankenhaus zusammen, so machen beide Projekte deutlich, daß durch gezielte Informationen bereits in der Schwangerschaft sowie durch emotional stützende und von Empathie geleitete Interventionen im Wochenbett Stillbarrieren und Handicaps drastisch zu senken sind.

Beide Projekte weisen aber auch darauf hin, daß Kinderschwestern als die wesentliche Zielgruppe unterstützende Beratung (im Sinne der WHO-Empfehlungen) noch zu wenig in ihr Rollenselbstverständnis integrieren konnten. Psychologische Aus- und Fortbildung, die diese Öffnung erleichtern, wären daher wesentliche stillfördernde Maßnahmen. Es scheint, daß im Zuge der Sensibilisierung auf Kommunikation im Krankenhaus, die in den letzten Jahren Balint-Gruppen für Ärzte sowie für Hebammen in einem breiten Rahmen vorsahen, Kinderschwestern bisher ausgegrenzt wurden.

Literatur

Gerstner G, Grünberger W (1980) Stillergebnisse aus Wien im internationalen Vergleich. Sozialpädiatrie 2/2:68–70
Haschke F (1985) Säuglingsernährung in Österreich. Bundesministerium für Gesundheit und Umweltschutz, Wien (Originalarbeiten, Studien, Forschungsberichte, Bd 1)
IFES Institut (1980) Das Stillverhalten österreichischer Mütter. Wien
Wimmer-Puchinger B (1986) Auswirkungen vorbereitender Stillinformation im Krankenhaus auf Stilldauer und Stillschwierigkeiten, Modellversuch mit begleitender Effizienzkontrolle. Forschungsendbericht im Auftrag des Bundesministeriums für Gesundheit und Umweltschutz, Österreich

Erfahrungen mit der psychosozialen Versorgung Krebskranker

K. Schanzer, A. Sellschopp

Auch wenn die psychosoziale Versorgung von Krebskranken heute vielfach praktiziert wird, bleibt dieser Begriff nach wie vor nebulös. Viele verbinden mit ihm wenig konkrete Vorstellungen – das geht Experten nicht anders als dem Großteil der Patienten. Wir werden vermutlich in unserem Beitrag diesen Begriff nicht endgültig klären können, möchten dennoch versuchen, eine Teilantwort zu geben, indem wir über neue Erfahrungen in der psychoonkologischen Arbeit berichten. Hierzu ist es nötig, kurz auf die Entwicklung der psychoonkologischen Arbeit in der Bundesrepublik Deutschland einzugehen. Begonnen hat die psychoonkologische Arbeit im stationären Bereich. Dies ist bis heute ihr Hauptarbeitsfeld geblieben. Hier findet ein Großteil der therapeutischen Begegnungen des Psychoonkologen zweigleisig statt: Er mobilisiert alle an der Behandlung des Patienten Beteiligten für dessen psychische und soziale Probleme und für das besondere Umfeld der Station. Zum anderen betreut er Problempatienten, wobei er das Personal im Sinne einer therapeutischen Gemeinschaft einbezieht. Dies geschieht in der Annahme, daß dadurch spezifische Belastungen weniger werden, die wir alle im Umgang mit Krebskranken kennen und die kurz gefaßt als Burn-out-Syndrom beschrieben werden (z. B. von Meerwein, 1985).

So hat die Psychoonkologie im stationären Rahmen im Laufe der Zeit verschiedene Angebote entwickelt:

- Fortbildungsmodelle der Supervision: spezifische Teambesprechungen, gemeinsame klinische Visiten u. a.,
- stationär-praktikable Formen von Einzel- und Gruppensitzungen,
- Kriseninterventionen,
- Sterbehilfe,
- Körpertherapie u. a. als Entspannungs- und Visualisierungstechniken,
- Sozialberatung,
- Einbeziehung von Selbsthilfeinitiativen.

Es scheint uns ein auffälliges Merkmal der psychosozialen Versorgung Krebskranker in der Bundesrepublik Deutschland zu sein, daß diese immer als Kranke eine Sonderstellung eingenommen haben. Nur zögerlich hat man sich entschlossen, sie in die Gruppe der chronisch Kranken „aufzunehmen". Tod und Sterben blieben Stigma, das besonders diese Kranken trugen. Glücklicherweise hat sich die Entwicklung der vergangenen Jahre dahingehend gewendet, daß sich der Hiatus zwischen Krebskranken und anderen Kranken zu schließen beginnt. Hierzu haben sicherlich auch die verbesserten medizinischen Möglichkeiten der Krebstherapie beigetragen.

Die Verlängerung der Überlebenszeit vieler Patienten hat wie auch bei anderen chronischen Erkrankungen die Bewältigung eines Lebens *mit* der Krankheit zur Aufgabe werden lassen. Bis vor nicht allzu langer Zeit war die weitergehende Versorgung des Kranken nach der Entlassung weitgehend eine Phantasie. Eine Versorgung zum Leben hin gab es kaum – wenn, dann wurde diese zu sehr dem Patienten, seiner Familie und dem Hausarzt aufgebürdet. Dies führte u. a. auch oft zur Randgruppenexistenz von Selbsthilfegruppen und ist als Abschieben der ärztlichen Verantwortlichkeit zu sehen.

Das Stichwort der Versorgung heißt heute „integrierte Psychosomatik". In diesem Zusammenhang gehen die Überlegungen weg von der stationären Einzelfallhilfe und wenden sich einem integrierten Behandlungskonzept zu. Möglichst früh wird die Zeit nach der Entlassung mit in den therapeutischen Blick gerückt und von Anbeginn die familiäre und soziale Situation des Kranken in die insgesamt systematischere Nachsorge miteinbezogen.

Das Modellprojekt der Münchner Tagesklinik stellt, wie wir finden, einen Schritt in Richtung der beschriebenen Entwicklung dar.

Voraussetzung für die Ermöglichung eines solchen Modells sind auf jeden Fall interessierte Geldgeber. So wird die Tagesklinik von mehreren Seiten gefördert und finanziert: durch die Robert-Bosch-Stiftung, durch das Bundesforschungsministerium und das Sozialministerium Bayern. Neuartig an unserer Förderung ist – was in der Bundesrepublik Deutschland im Gegensatz zu den USA bisher in der Regel nicht der Fall war –, daß durch die Förderkopplung von Robert-Bosch-Stiftung und Bundesforschungsministerium Versorgungsgelder mit Forschungsauflagen verbunden wurden. Dadurch wurde vorgegeben, daß das therapeutische Tun gleichzeitig reflektiert und kritisch bewertet werden sollte, was nicht immer ganz einfach ist. Ziel ist auf jeden Fall auch, daß z. B. „Fehler" oder „Sackgassen" in der Arbeit nicht zum persönlichen Scheitern und damit zur schleichenden Resignation werden, sondern gleichsam zum Gegenstand gemeinsamer Reflektion, was unserer Erfahrung nach die Motivation fördert, auch in schwierigen Situationen miteinander weiterzumachen.

Im folgenden möchten wir uns auf die Beschreibung der Organisationsform der Tagesklinik und die ersten dort gemachten klinischen Erfahrungen konzentrieren.

Die Tagesklinik arbeitet als sog. interdisziplinäre Tumorpoliklinik (Abb. 1). Es werden Patienten aus der inneren, chirurgischen, gynäkologischen und strahlentherapeutischen Abteilung des Klinikums rechts der Isar der Technischen Universität München versorgt. Die Mitarbeiter der psychoonkologischen Versorgungseinheit gehören der psychosomatischen Abteilung an.

Die Behandlung innerhalb der Tagesklinik erfolgt von medizinischer Seite durch 2 Ärzte mit internistischer Ausbildung und 2 Onkologieschwestern, von psychosozialer Seite durch eine Sozialarbeiterin und mich als Ärztin mit psychotherapeutischer Zusatzausbildung. Hauptbindeglied des Teams soll die tägliche Morgenbesprechung sein, in der alle wichtigen und aktuellen Informatio-

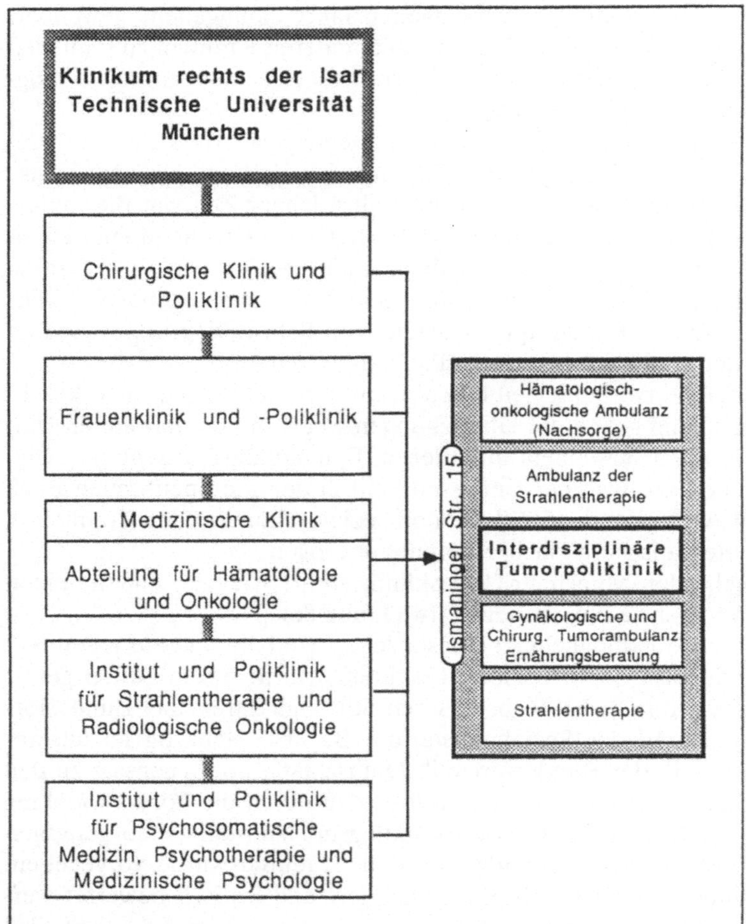

Abb. 1. Einbindung der Tagesklinik in das Klinikum rechts der Isar

nen, auch Problemsituationen, zur Sprache kommen. Seit 2 Jahren besteht eine Balint-Gruppe, die auf Initiative des Projekts ins Leben gerufen wurde. Diese in 14tägigem Rhythmus stattfindende Supervision hat sich für viele Mitarbeiter als sehr hilfreich für die gemeinsame Arbeit mit den Patienten entwickelt.

Versorgungskonzept

In der Tagesklinik findet die Behandlung der Patienten also in einem halbstationären Rahmen statt. Dadurch, so hoffen wir, bleiben Belastungen erspart, die aus langfristigen Krankenhausaufenthalten und der damit verbundenen Trennung von Familie und anderen sozialen Bezügen resultieren. Unser Ziel ist es, möglichst frühzeitig Familien in den Behandlungsablauf einzubeziehen.

Tabelle 1. Verteilung der aufgenommenen Patienten nach Geschlecht und Alter

Geschlecht	n	[%]
Weiblich	114	60
Männlich	76	40
Gesamt	190	100

Alter (Jahre)	n	[%]
Unter 30	7	3,7
30–39	15	8,0
40–49	53	28,3
50–59	54	28,9
60–69	36	19,3
70 und älter	22	11,8
Gesamt	187	100

Abb. 2. Altersverteilung

Wir möchten das familiäre Selbsthilfepotential unterstützen und dadurch die Beziehung zwischen dem Krebskranken und seiner Umwelt erhalten, evtl. sogar fördern.

Patienten

Eine Übersicht über die Verteilung der Patienten hinsichtlich Geschlecht und Alter gibt Tabelle 1. Es wurden bisher insgesamt 190 Patienten aufgenommen, 114 Frauen und 76 Männer. Die Altersverteilung (Abb. 2) zeigt die größten Gruppen im Alter zwischen 40 und 50 Jahren bzw. 50 und 60 Jahren mit 28 bzw. 29 % aller aufgenommenen Patienten.

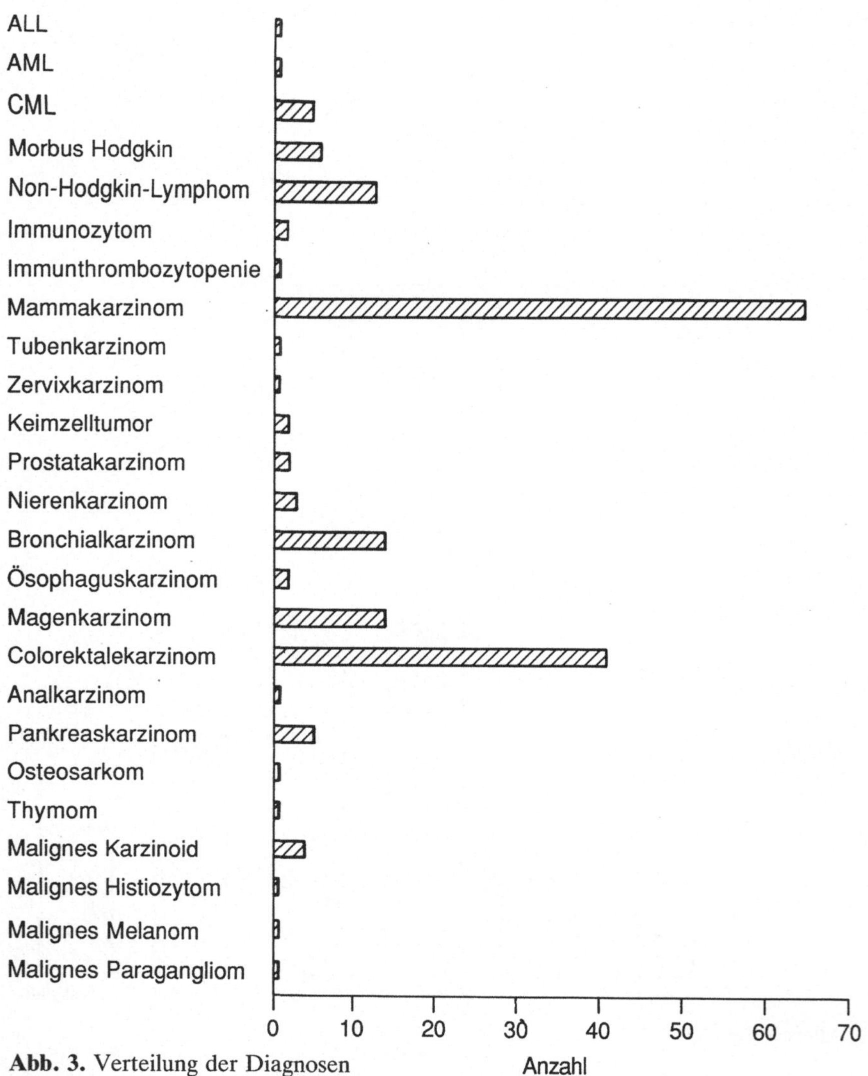

Abb. 3. Verteilung der Diagnosen

Die Verteilung der Diagnosen (Abb. 3) zeigt, daß ein sehr breites Spektrum an Krebserkrankungen in der Tagesklinik behandelt wird. Zahlenmäßig deutlich im Vordergrund stehen Mammakarzinome und kolorektale Karzinome.

Versorgungsangebot Erstgespräch

Bei allen Patienten, die in die Tagesklinik aufgenommen werden, wird ein psychosomatisches Erstgespräch durchgeführt. Dieses dient neben der Erhebung einer spezifischen Anamnese vor allem der Einschätzung der Belastungen des Patienten durch die Erkrankung, seines Bedarfs an psychosozialen Hilfen und damit zusammenhängend der Formulierung von Therapiezielen.

Bei den Aufnahmegesprächen ist unserer Erfahrung nach eine direkte und strukturierende Gesprächsführung nötig (vgl. auch andere Autoren: Meerwein 1985, Buddeberg 1985; Wirsching 1988), Probleme müssen oft aktiv angesprochen werden. Es ist wichtig, stützend und wenig konfliktbetont zu arbeiten, um einen frühzeitigen Abbruch der Kontakte zu vermeiden. Ein in dieser Weise geführtes Erstgespräch hat unserer Erfahrung nach bereits therapeutischen Charakter in der Hinsicht, daß es ermöglicht wird, offen und direkt miteinander zu reden. Über die Tatsache, daß bei Krebskranken eine konfliktaufdekkende Gesprächsführung eher zum Abbruch führt, wurde viel spekuliert. Die Kranken wurden sogar in die Nähe der ebenfalls sehr schwer zu behandelnden psychosomatischen Kranken gerückt. Wir vermuten, daß dieses Phänomen einfacher zu erklären ist, und zwar dadurch, daß Patienten, die oft schwerst krank sind und intensiv organmedizinisch behandelt werden müssen, ihre gesamten Energien zur Bewältigung dieser Maßnahmen brauchen und keine Ressourcen zur Verfügung haben, um sich mit zusätzlichen persönlichen Konflikten auseinanderzusetzen (selbst wenn diese zugegeben und vorhanden sind).

Paar- und Familiengespräche

Wir boten allen Patienten nach dem Erstgespräch ein Paar- oder Familiengespräch an. Noch immer besteht die Schwierigkeit, *regelmäßig* die Angehörigen einzubeziehen. Es nahmen 31,4 % der Patienten (bezogen auf Patienten mit Partner) dieses Angebot wahr. Unsere Erfahrung zeigte, daß ein Paargespräch als entlastend und hilfreich empfunden wird, v. a. wenn die Funktion des Therapeuten vorwiegend die eines „Dialog-Ermöglichers" ist. Er soll es dem Paar oder der Familie erleichtern, miteinander ins Gespräch zu kommen (Stierlin 1983; Buddeberg 1985).
Andererseits möchten einige Patienten ihre Angehörigen eher „schonen", nicht durch Einbeziehung in die Behandlung „noch mehr belasten". Es wurde deutlich, daß das Angebot zum Familiengespräch bei manchen Patienten und Angehörigen auch Ängste, Verunsicherungen und Widerstände hervorruft. Diese „Verleugnung auf der Beziehungsebene" (Buddeberg 1985) zwischen den Partnern kann vielleicht auch als notwendiger Schutzmechanismus gesehen werden, v. a. in den ersten Monaten nach Auftreten der Erkrankung. Gegenseitige Verlust- und Verletzungsängste sind zu groß, als daß sie offen angesprochen und schnell bewältigt werden könnten. Hier wird es im weiteren Verlauf des Projekts wichtig bleiben, den Familien noch mehr entgegenzukommen und sich noch geeignetere Interventionsformen zu überlegen, um diese Widerstände und Ängste zu entkräften.
Mit Ausnahme einzelner Familien zeigt sich die Tendenz, daß von den betroffenen Paaren vor allem kleine und jugendliche Kinder aus den Gesprächen ausgeschlossen werden. Erwachsene Kinder nahmen in der Regel das Angebot zum Familiengespräch zunächst nicht wahr, kamen jedoch später häufig mit der Beratung, v. a. über konkrete Hilfen (sozialrechtliche Fragestellungen). Diese konnten dann oft als Einstieg in ein Familiengespräch dienen.

Maligne Erkrankungen betreffen also immer die Familie als Ganzes. Letztlich hängt es unserer Meinung nach im wesentlichen von 2 Faktoren ab, wie die einzelnen Mitglieder einer Familie einander helfen können:

1) von der angemessenen Information *aller* Beteiligten,
2) von der Möglichkeit miteinander zu sprechen. Wichtig ist hier v. a. auch die Äußerung negativer Gefühle wie Trauer und Enttäuschung.

Das Gespräch mit den Angehörigen kann vor allem in der terminalen Krankheitsphase und nach dem Tod des Kranken bedeutsam werden. Im letzteren Fall sollte vor allem auch die Diagnose der Krankheit, die zum Tod geführt hat, möglichst genau geklärt werden. Sonst können eventuelle Selbstvorwürfe über eine Mitschuld an der Krankheit und am Tod nicht ausgeräumt werden. Ein Gespräch ca. 4–5 Monate nach dem Tod ist hier oft hilfreich, um alle Probleme der Erkrankung und des Sterbens noch einmal zu erörtern. Ziel muß es sein, den Angehörigen die Chance zu geben, sich über ihre neue Realität, d. h. auch die Endgültigkeit des Verlustes klar zu werden. Dies ist die wichtigste Trauerhilfe und kann Angehörige ermutigen, sich schuldgefühlsfrei wieder neuen Beziehungen zuzuwenden.

Gesprächsgruppen bieten durch ihr Angebot an Solidarität einen geeigneten Weg, der Furcht vor sozialer Stigmatisierung und Isolierung zu begegnen. Die wichtigsten Wirkfaktoren sind hierbei: Identifikation mit dem Leiden eines anderen, der Gruppenzusammenhalt sowie die Möglichkeit, Gefühle und Ängste auszusprechen. Wie auch in den Familien trägt besonders die Äußerung negativer Affekte – etwa Aggression, Spannung oder Scham – wesentlich zur Gruppenwirkung bei.

Unter unseren Gruppenangeboten fand eine thematisch freie Frauengruppe guten Anklang. An ihr nehmen sowohl Frauen teil, die sich in aktuell chemotherapeutischer Behandlung befinden, als auch Frauen, die in der Phase der Nachsorge sind. Diese Mischung hat sich als besonders hilfreich erwiesen, da Patientinnen nach abgeschlossener Therapie anderen oft Mut machen können. Unsere Erfahrung hat gezeigt, daß eine begleitete Gesprächsgruppe u. U. hilfreicher ist als eine reine Selbsthilfegruppe. Die Begleitung durch mich als Ärztin bringt Kontinuität und Schutz sowie eine Vermittlung zum medizinischen System. Uns scheint sich insgesamt als Erfahrung zu bestätigen, daß die Autonomie, die manchen Gruppen zugemutet wird, oft eine Überforderung für die Patienten darstellt.

Problematischer gestaltet sich dagegen eine 14tägig stattfindende Gesprächsgruppe für Männer. Ein attraktives Angebot für sie zu entwickeln, ist oft schwieriger. Ein offenes Gesprächsangebot wird eher nicht angenommen, weil bei Männern vielleicht eher die Tendenz besteht, daß das damit verknüpfte Angebot emotionaler Öffnung als Gefahr erlebt wird. Diese Gruppe erfolgt daher stärker themenzentriert (z. B. alternative Behandlungsverfahren, Ernährung, körperliches Training, Auswirkung auf Beruf, Berentung und Freizeit). Die größte Nachfrage bei unseren Patienten hat derzeit ein Gruppenangebot, das aus Entspannungs- und Meditationselementen gemischt ist und gleichzeitig themenzentrierte Gespräche beinhaltet. Dieses Entspannungsprogramm hat

seine besondere Indikation auch als Hilfe für die Bewältigung der Chemotherapie. Bei Patienten mit antizipatorischer Übelkeit bzw. Erbrechen können die
Entspannungsübungen auch in Einzelarbeit angewendet werden. Das Programm, das ursprünglich von Simonton entwickelt wurde und inzwischen von
Beitel und Mitarbeitern der Universität Bochum modifiziert wurde (Beitel u.
Niesel 1986), besteht im wesentlichen in der Visualisierung positiver Vorstel-
lungsbilder mit dem Ziel, das Abwehrsystem zu stärken. Andere Themen sind
bewußte Lebensplanung, Zugang zu geistig-schöpferischen Kräften, Umgang
mit Ärger, Feindseligkeit und Kränkung, Auseinandersetzung mit Krankheits-
rückfällen. (Im Gruppenprogramm dieses Kongresses wird eine derartige
Gruppe von Herrn Dipl.-Psych. Haupt vorgestellt.) Als Ergebnis der Gruppen-
teilnahme berichteten unsere Patienten, daß bei ihnen sowohl eine Stimmungs-
aufhellung stattfand als auch körperliche Symptome (Schlaflosigkeit, Schmerz,
Unruhe, Anspannung) sich besserten bzw. ganz verschwanden.

Ein wichtiges Angebot sei als letztes erwähnt das *Familienwochenende,* das wir
halbjährlich durchführen. Solche Wochenenden sollen Familienmitgliedern
helfen, sich in Anwesenheit von Fachleuten zu informieren, sich untereinander
kennenzulernen und auf diesem Wege Austausch und Kontakt zu verbessern.
Dies hat nach unserer Erfahrung eine starke Entlastung betroffener Familien
zur Folge, die oft durch ihre Erkrankung soziale Bindungen verlieren. Es
fanden bisher 3 solcher Wochenenden statt. Wir ändern z. Z. noch Inhalt und
Organisationsform, da sich diese Seminare noch in einem Entwicklungsprozeß
befinden.

Themen der Wochenenden sind z. B. die Rolle der Angehörigen bei der
Bewältigung einer Krebserkrankung, der Aufbau positiver Lebensenergien, die
Bewältigung von Chemotherapie.

Als persönliche Ergebnisse des Wochenendes nannten die Teilnehmer: besseres Verständnis ihrer Krankheit und der Situation des Partners, Abbau von
Angst, Unruhe und Unsicherheit, Erleichterung des Gesprächskontakts in der
Familie, Verbesserung der positiven Einstellung zur Krankheit und dem Leben
mit der Erkrankung.

Kritische Bewertung und Zusammenfassung

Die größten Schwierigkeiten bestehen v. a. in der Zusammenarbeit zwischen
Ärzten, Schwestern und psychosozialen Mitarbeitern. Da bei uns auch eine
Trennung zwischen Arzt und Psychotherapeut in verschiedene Personen
besteht, ist die gegenseitige Toleranz und das Wohlwollen aller beteiligter
Mitarbeiter von entscheidender Bedeutung. Besonders häufiger Wechsel auf
seiten der Onkologen bedeutet immer wieder neue Motivationsarbeit und
wiederkehrende, oft anstrengende Bemühungen um Integration. Das psychosomatische Modell ist wohl mehr als in der somatischen Medizin abhängig von
Einzelpersönlichkeiten, bleibt damit verletzlicher und ist größerer Willkür ausgesetzt. Natürlich stellt sich hiermit die Frage, wie weit ein solches Modell auf

die Routineversorgung übertragbar ist. Die Erforschung der spezifischen Wirkfaktoren in der Tagesklinik, z. B. auch der Bedeutung der Familie für die Krankheitsverarbeitung, wird – so hoffen wir – weitere Aufschlüsse geben.

Literatur

Beitel E, Niesel W (1986) Bochumer Gesundheitstraining. Ruhr-Universität Bochum
Buddeberg (1985) Ehen krebskranker Frauen. Urban & Schwarzenberg, München Wien Baltimore
Meerwein F (1985, [1]1981) Einführung in die Psychoonkologie. Huber, Bern
Stierlein H et al. (1983) Familienmedizin mit Krebskranken. Familiendynamik 8:48–68
Wirsching M (1988) Krebs im Kontext. Klett-Cotta, Stuttgart

Pubertät und Adoleszenz

Endokrine Reifungsschritte in Pubertät und Adoleszenz

A. S. Wolf, G. Keckstein, W. Hütter

Während der Pubertät und Adoleszenz durchläuft ein junges Mädchen erhebliche Gestaltveränderungen vom Kind zur jungen Frau. Die äußerlichen Entwicklungen des jungen Mädchens sind durch die Summe biologischer Abläufe bedingt, deren primäre Mechanismen in einer Änderung der zentralnervösen Regulation des Zyklus bestehen. Die Reifungsschritte während der Pubertät verlaufen fließend, dauern etwa 4–5 Jahre und beginnen bei den Mädchen etwa 2 Jahre früher als bei den Knaben. Der Zeitablauf der pubertären Reifungsvorgänge von Hypothalamus, Hypophyse und Ovar sind nicht einem bestimmten Lebensalter zugeordnet, sondern haben eine individuelle Zeitskala (Tabelle 1). In der Regel beginnen die Veränderungen ab dem 8.–10. Lebensjahr, mit der Präpubertät. Während dieser Phase ist eine Aktivitätssteigerung der Nebennierenrinde (Adrenarche) zu verzeichnen, welche DHAS-(Dehydroepiandrosteron-)Sulfat bildet. Während der Präpubertät beginnen sexuelle Prägung und Reifungsinduktion der hypothalamischen Zentren, insbesondere des für die Zyklusregulation wichtigen Pulsgenerators. Ferner beginnen Achselbehaarung und Pubeshaare zu sprossen. In dieser Phase wird auch der erste signifikante Anstieg von FSH registriert, während Östradiol erst mit dem 10. Lebensjahr meßbar wird.

Diesem Zeitraum schließt sich fließend die Pubertät an, meistens ab dem 10.–11. Lebensjahr.

Neuroendokrine Reifung

Für den zeitlichen Beginn und endokrinen Ablauf der Pubertät tragen Hypothalamus und Hypophyse eine bedeutende Schlüsselrolle. Während der Prä-

Tabelle 1. Zeitabschnitte der körperlichen Entwicklung von der Kindheit bis zur Adoleszenz

Bezeichnung des Zeitabschnittes	Zeitraum	
Kindheit (K)	1.–6. (8.)	Lebensjahr
Präpubertät (PP)	6.(8.)–10.(12.)	Lebensjahr
Pupertät (P)	10.(12.)–15.	Lebensjahr
Adoleszenz (A)	15.–18.	Lebensjahr

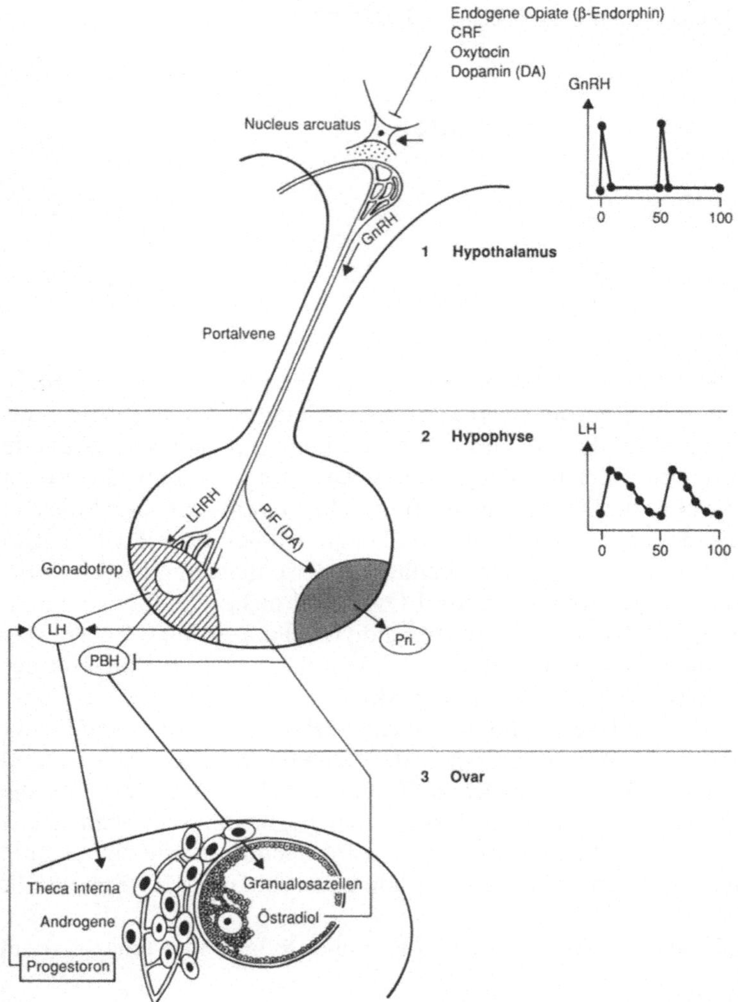

Abb. 1. Funktionseinheit Hypothalamus–Hypophyse–Ovar mit Darstellung der zu ihrer Funktion wichtigen Neurotransmitter und Hormone

pubertät und vermutlich durch die Aktivität der Nebennierenrinde angeregt, erwacht der im Hypothalamus gelegene zentrale Pulsgenerator im Nucleus arcuatus, einem neuroendokrinen Zellsystem, welches das Steuerungshormon GnRH produziert. Während Präpubertät und Pubertät nehmen die zentral-hemmenden Faktoren wie endogene Opiate, CRF, Oxytozin und Dopamin in ihrer Aktivität schrittweise ab und geben somit den endogenen Rhythmus zur Freisetzung von GnRH frei (Abb. 1). Zunächst werden einzelne, dann vorwiegend schlafassoziierte GnRH-Pulse entstehen, die Frequenz der GnRH-Episoden wird während der Pubertät so weit gesteigert, bis der sog. zirkho-

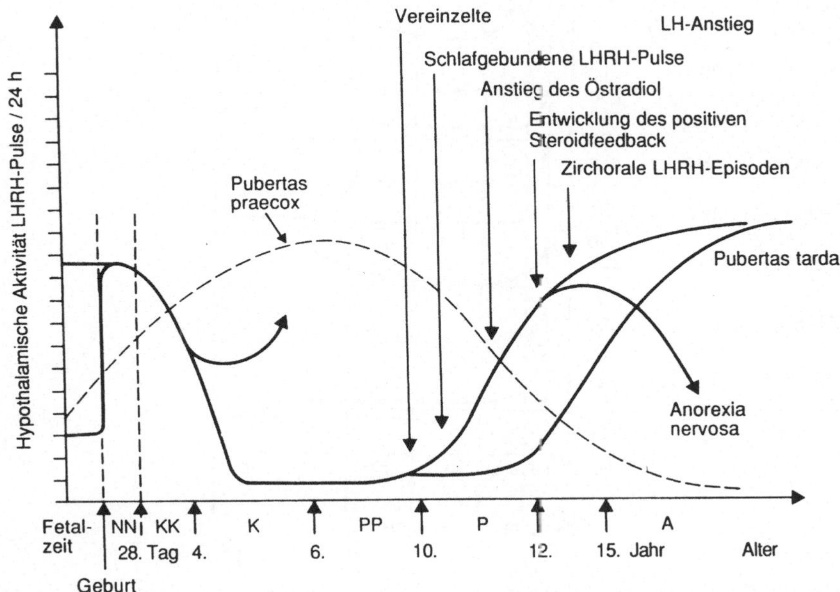

Abb. 2. Hypothalamische Aktivität (LHRH-Episoden; ——) und negative Feedbacksensibilität (----) von Hypothalamus–Hypophyse von der Fetalzeit bis ins Alter. (Nach Grumbach et al. 1974)

rale adulte Rhythmus von einem GnRH-Puls von 90–120/min erreicht ist (Abb. 2).

GnRH gelangt über das Pfortadersystem des Hypophysenstiels in die gonadotrope Hypophysenzelle und ist der physiologische Reiz zur Produktion und Freisetzung von FSH und LH. Die pulsspezifische Sekretion von GnRH läßt sich in der Peripherie durch signifikante pulsartige Anstiege von LH nachweisen. FSH und LH sind wiederum die physiologischen Stimulatoren für die beiden Zellpopulationen des Ovars, wobei FSH vornehmlich die Granulosazellen, LH wiederum die Theca-interna-Zellschicht funktionell aktiviert. Ovar und Hypophyse sind in ein Rückkopplungssystem eingebunden, wobei die steigenden Östrogenkonzentrationen des Ovars die LH-Synthese steigern, die FSH-Freisetzung jedoch blockieren.

Am Ende dieser kontinuierlichen Entwicklung steht die Menarche, als Zeitpunkt der ersten vom Ovar gesteuerten Regelblutung. Ungeklärt ist bis heute, durch welche Mechanismen die zentralen Hemmfaktoren, wie endogene Opiate, CRF, Oxytozin und Vasopresin, abgeschwächt werden (Yen 1986).

Die Kenntnisse der neuroendokrinen Vorgänge in der Pubertät beruhen auf Experimenten von Wild et al. (1980), die bei präpuberalen Rhesusäffinnen durch pulsatile GnRH-Infusion einen Anstieg von FSH, LH und Östradiol (E_2), mit Bildung des positiven Feedback von E_2 auf LH erzielten. Nach zunächst inkompletten Zyklen mit Lutealinsuffizienz kommt es zu regelrechten ovulatorischen Zyklen und pubertärer Reifung. Dieser Effekt kann an jeder Stelle unterbrochen und die Reifung beendet werden.

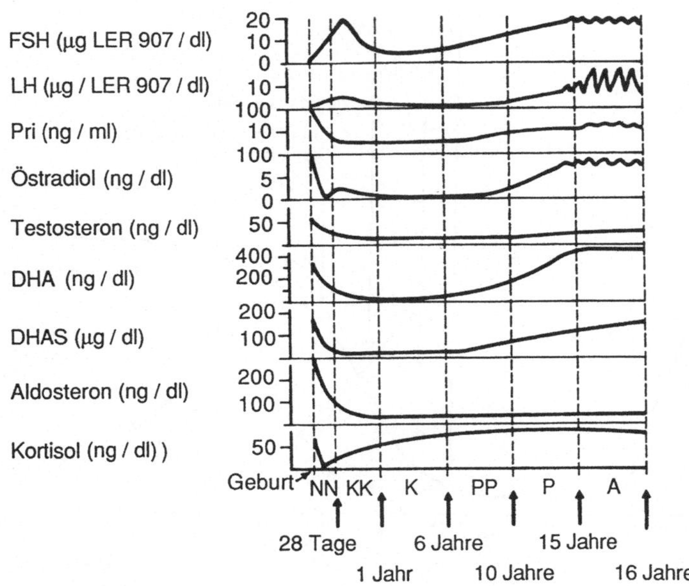

Abb. 3. Darstellung der hormonellen Veränderungen von der Geburt bis zur Adoleszenz (Mittelwerte). (Nach Schindler 1983)

Ist dieser natürliche Ablauf beschleunigt, resultiert durch vorzeitige Aktivierung der GnRH-Aktivität eine Pubertas praecox; entsprechend findet man bei Verzögerung der natürlichen Reifung eine Pubertas tarda, Regressionen sind zu jedem Zeitpunkt und bei jedem Niveau der GnRH-Aktivität möglich. Das beste Beispiel dafür sind die schwere psychosexuelle Regression bei der Anorexia nervosa oder die idiopathische (psychogene) hypothalamische Amenorrhö (Abb. 2).

Die Kenntnisse über die dominierende permissive Kontrolle des Zyklus durch GnRH als Sekretionsprodukt des hypothalamischen Pulsgebers stammen von Knobil et al. (1980) sowie Wild et al. (1980).

Klinische Pubertätsstadien

Obgleich die physiologischen endokrinen Veränderungen fließend sind (Abb. 3) unterscheidet der Kliniker mit zunehmender Pubertätsdauer Entwicklungsstadien, die von Tanner (1975) anhand der morphologischen Entwicklung von Brust und Pubes klassifiziert worden sind und die mit steigenden FSH- und LH-Werten korrelieren (Abb. 4, Tabelle 2).

Zahlreiche endogene und exogene Faktoren können den Zeitpunkt des Beginns sowie die Dauer der Pubertät beeinflussen: Anteil des Körperfettes (Adipositas, Mangelernährung), chronische Erkrankungen, freiwilliger Gewichtsverlust, intensives Leistungssporttraining. Allerdings muß der Ein-

Tanner-Stadium	Brust	Pubes	LH-Werte Basal	WHO-Gruppe	LH-Episoden
I				I	0
II				I	vereinzelt, schlafassoziiert (kleine Amplitude)
III			normal	II	schlafassoziiert, vereinzelte episodische LH-Pulse (kleine Amplitude + Frequenz)
IV			normal	II	Zunahme von Amplitude und Frequenz
V			normal	II	Adulte zirchorale LH-Episoden (Frequenz 1 Puls /90-120´)

Abb. 4. Zusammenfassende Darstellung von Pubertätsstadien, Gonadotropinwerte (basal nach WHO-Klassifikation) und LH-Episoden. (Nach Tanner 1975)

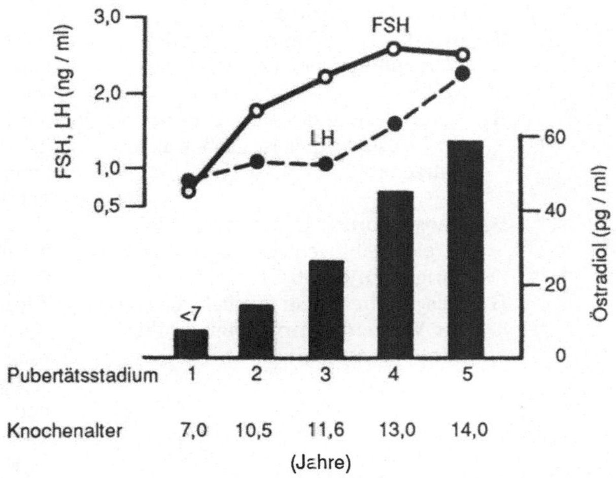

Abb. 5. Zuordnung von Pubertätsstadium, Knochenalter 17ß-Östradiol (Plasma) LH und FSH. (Nach Grumbach et al. 1974)

fluß von Ernährungsfaktoren bzw. Körpergewicht als Ursache von Reifungs-verzögerung ernstlich bezweifelt werden: So hat man bei Ballettänzerinnen während einer Trainingssaison beobachtet, daß nach einer trainingsbedingten Amenorrhö und gleichzeitigem Gewichtsverlust bei Verletzungspause die Menstruation wieder eintrat, obgleich die Gewichtsminderung andauerte (Warren 1980). Auch ist es möglich, bei ausbleibender Pubertät unabhängig von der physischen Konstitution und selbst bei Anorexia nervosa, durch eine pulsatile Injektion von GnRH die Pubertät einzuleiten (Hoffmann u. Crowley 1982).

Das Pubertätsalter hat sich während des letzten Jahrhunderts erheblich ver-früht. Allgemein werden die veränderten sozioökonomischen Bedingungen, die verbesserte Ernährung und allgemeine Gesundheit, sowie das höhere Reiz-niveau dafür verantwortlich gemacht. In den Industrienationen hat sich dieser Akzelerationstrend verlangsamt und scheint nun einem Endwert entgegenzuge-hen. Die einzelnen Pubertätsstadien zeigen mäßigen Zusammenhang zum chronologischen Alter, jedoch bessere Korrelation zum Knochenalter (Abb. 5). Die zeitlich determinierten Stadien haben jeweils eine mittlere Standardabwei-chung von ± 1 Jahr.

Erstes sichtbares Zeichen der Pubertät ist meist die *Thelarche,* d. h. die begin-nende Brustentwicklung. Trotz aller Unterschiede in Form, Konsistenz und Größe lassen sich 5 Stadien (B_1–B_5 nach Tanner) definieren (Abb. 3, Tabelle 2). Meist parallel dazu verläuft die *Pubarche,* d. h. Entwicklung der Schambe-haarung, welche meist an der Labia majora beginnt und sich kontinuierlich weiter ausbreitet.

Tabelle 2. Pubertätsstadien (Tanner-Stadien). (Nach Tanner 1975; Marshall u. Tanner 1969)

Tanner-Stadium	Brust (B)	Pubes (P)
I	B_1: Fehlende Brustentwicklung palpabler Drüsenkörper	P_1: Keine Schambehaarung
II	B_2: Brustknospe: Vergrößerung des Warzenhofes, der Drüsenkörper wölbt sich vor	P_2: Vereinzelte leicht pigmentierte lange Haare an den großen Schamlippen oder am Mons pubis
III	B_3: Vergrößerung des Brustgewebes, der Drüsenkörper ist größer als der Warzenhof	P_3: Stärkere und dunklere Behaarung, die sich in der Mittellinie über der Symphyse ausbreitet und auf Fotos sichtbar ist
IV	B_4: Knospenbrust: Drüse im Warzenbereich hebt sich gesondert von der übrigen Drüse ab	P_4: Kräftige Behaarung wie bei der erwachsenen Frau, aber in geringerer Ausdehnung
V	B_5: Ausgereifte Brust: Zurückweichen der Warzenhofvorwölbung in die übrige Brustkontur	P_5: Kräftige Behaarung wie bei der erwachsenen Frau, wobei die Behaarung bis zu den Leistenbeugen reicht und auf die Oberschenkelinnenseite übergreifen kann. Nach oben ist die Behaarung horizontal abgegrenzt

Ein weiteres Charakteristikum der Pubertät ist der Wachstumsschub. Er wird durch Wachstumshormone synergistisch bewirkt und ist etwa 1–2 Jahre nach der Menarche beendet.

Die Menarche, das wichtigste Signal für ein junges Mädchen, steht nahezu am Ende der Pubertätsentwicklung. Sie ist in der Regel eine Entzugsblutung nach einer ersten Endometriumproliferation, für die Mindestwerte von 30–40 pg/ml Östradiol im Plasma notwendig sind.

Störungen der pubertären Reifung

Pathologische Veränderungen der neuroendokrinen Reifungsschritte führen zur Verzögerung von Pubertät (= Pubertas tarda) und Menarche (primäre Amenorrhö).

Die Störungen nach bereits abgeschlossener Reife resultieren Zyklusstörungen, mehr oder minder ausgeprägt, je nach Intensivität und Dauer der zugrundeliegenden Störung (sekundäre Oligomenorrhö, sekundäre Amenorrhö).

Im folgenden sollen die wichtigsten der oben genannten Pathologien aus klinischer Sicht besprochen werden.

Primäre Amenorrhö

Die primäre Amenorrhö ist ein Symptom zahlreicher zugrundeliegender Erkrankungen. Neben dem Symptom Amenorrhö weisen typische Leitsymptome auf das Wesen des zugrundeliegenden Defekts. Leitsymptome sind:

Infantilismus (die sexuelle Entwicklung ist bis zum 15./16. Lebensjahr ausgeblieben, als Zeichen der fehlenden oder nicht stimulierten Gonaden),

Intersexualität (die äußere Konfiguration der sekundären Geschlechtsmerkmale läßt eine klare Zuordnung in männlich oder weiblich nicht zu),

Minderwuchs (Körpergröße < 140 cm),

Hirsutismus (Behaarungsverteilung vom männlichen Typ) oder

Entwicklungsstörungen allgemeiner Art (bereits vorher beschrieben).

Die Orientierung an Leitsymptomen ermöglicht eine gezielte Diagnostik unter Vermeidung aufwendiger z. T. sinnloser Prozeduren. Im Hinblick auf Reifungsstörungen sind 2 Leitsymptome besonders bedeutsam:

Leitsymptom:

● *Verzögerte Pubertät (Pubertas tarda).*
Die Pubertät beginnt zeitlich verzögert, die Gesamtdauer der Reifung ist verlängert.
Ursachen:
– idiopathisch (familiär vorkommend),

– bei leistungssporttreibenden Mädchen insbesondere der Disziplinen Kunstturnen, rhythmische Sportgymnastik, Ballett sowie jegliche Form von Ausdauersport. Pro Jahr Leistungssport vor der Menarche wird diese um ca. 5 Monate verzögert.

● *Normale Pubertätsentwicklung, ausbleibende Menarche.*
Notwendige Untersuchungen: Inspektion, Vaginoskopie, Ultraschalluntersuchung.
Wesentliche Erkrankungen:
● Uterovaginale Agenesien und Atresien: Hymenalatresie (häufig mensuelle Beschwerden ohne Blutung, typischer, sonographisch nachweisbarer Hämatokolpos, Hämatometra) oder Vaginalaplasie (häufig beim Mayer-Rokitansky-Küstner-Hauser-Syndrom).
● Testikuläre Feminisierung („hairless woman"), gekennzeichnet durch ausgesprochen feminine Entwicklung, meist hochgewachsene schlanke Frauen, chromosomal XY, Fehlen der Pubes und Axillarbehaarung, Fehlen von Uterus und gelegentlich Vagina.

Leitsymptom:

● *Infantilismus (fehlende sexuelle Entwicklung).*
Notwendige Untersuchungen zur Abklärung: GnRH-Test (mit Messung von FSH und LH, basal und nach 25 ug GnRH i.v.), Messung von Östradiol, Prolaktin, Röntgenuntersuchung der Sella, Computertomographie des Schädels, Chromosomenanalyse.
Mögliche Ursachen:
Ovarialdysgenesie (selten Ovarialtumoren), Anorexia nervosa (inklusive anderer typischer Merkmale), Prolaktinom (sehr selten), ZNS- bzw. Hypophysentumor, wie Craniopharyngeom, Meningeom), Turner-Syndrom (chromosomal XO, meist mit anderen typischen Stigmata vergesellschaftet), Swyer-Syndrom (chromosomal XY, testikuläre Dysgenesie).
Sonderform: Infantilismus und Anosmie (olfactogenitale Dysplasie oder Kallmann-Syndrom).
Die Diagnose ergibt sich meist zwangsläufig aus der Kombination der Befunde und macht entweder eine operative (bei uterovaginalen Agenesien, neurochirurgische Therapie bei ZNS-Tumoren) oder endokrine Behandlung erforderlich. Eine Sondertherapie in Form von psychotherapeutischer Intervention benötigen die psychosexuellen Regressionen, wie z. B. bei der Anorexia nervosa.

Oligomenorrhö und sekundäre Amenorrhö

Oligomenorrhö (Zyklusintervall mehr als 35 Tage) und sekundärer Amenorrhö (Ausbleiben der Menstruation länger als 4–6 Monate) liegen meist funktionelle Ursachen zugrunde. Diese Formen von Zyklusstörungen sind in den ersten Jahren nach der Menarche häufig und erfordern meist erst ab dem 17./18. Lebensjahr ein ärztliches Vorgehen (Tabelle 3).
Beide Formen entstehen selten schlagartig und plötzlich, sondern durchlaufen in mehreren Schritten, zunächst graduell leichtgradige, dann schwergradige funktionelle Störungen. So entsteht zunächst eine Corpus-luteum-Insuffizienz, dann Oligomenorrhö, Anovulation und zuletzt eine Amenorrhö. Die früher beherrschenden deskriptiven Einteilungsformen, wie z. B. Postpill-Amenorrhö, postpartale Amenorrhö, sind heute verlassen und werden nach funktionellen Ursachen charakterisiert. Unter diesen funktionell kausalen Gesichtspunkten kann auch bei Adoleszentinnen eine rationelle Diagnostik die Ursache der Zyklusstörung bestimmen.

Tabelle 3. Zyklusfunktionen in verschiedenen Altersstufen. (Nach Bickenbach u. Döring 1969)

	12–14	15–17	18–20
Lebensalter (Jahre)	12–14	15–17	18–20
Gynäkologisches Alter (Jahre nach der Menarche)	0– 1	2– 3	6– 7,5
	[%]	[%]	[%]
Anovulation	60–80	43–50	15–27
Corpus-luteum-Insuffizienz	30	40	37
Ovulation	10	17	36

Klinisch-praktisch benötigt man 5 Hormonbestimmungen, um 6 wichtige Ursachen der Amenorrhö zu klassifizieren (s. Übersicht und Abb. 6):

Hormonbestimmung	*Werte pathologisch*
1) Prolaktin	hyperprolaktinämische Amenorrhö
2) Androgene (Testosteron, DMAS)	hyperandrogenämische Amenorrhö
3) FSH	primäre Ovarialinsuffizienz
4) Schilddrüsenparameter, Gewicht (T_3, T_4, TSH)	hypo-/hyperthyreote oder metabolische Amenorrhö
5) Röntgen der Sella turcica (a.p. oder seitlich)	tumoröse Amenorrhö

Sind sämtliche 5 Parameter regelrecht, liegt eine hypothalamische Amenorrhö vor. Diese Form ist durch Veränderung von Frequenz und Amplitude des hypothalamischen Pulsgebers mit Alteration der GnRH-Episoden charakterisiert. Ursache dieser Fehlsteuerungen sind chronischer Streß, ZNS-wirksame

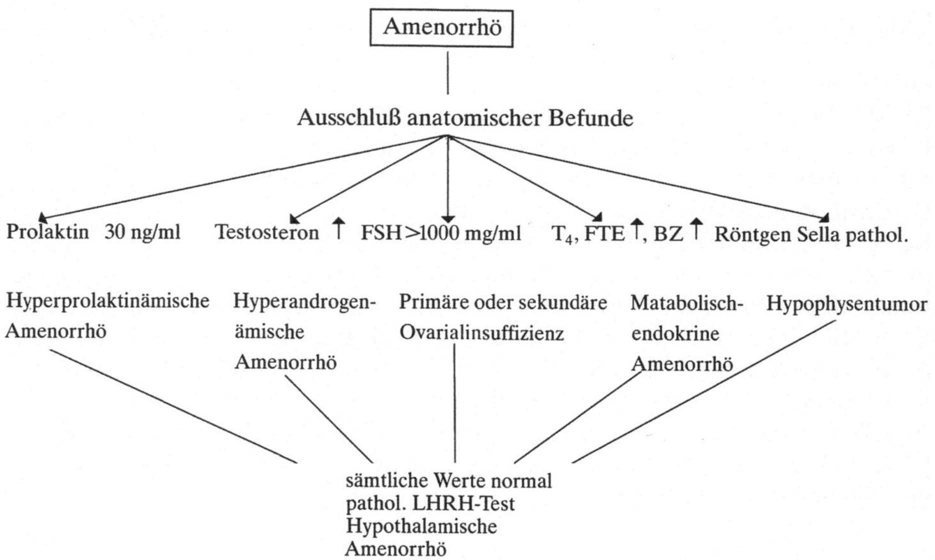

Abb. 6. Untersuchungsgang bei (sekundärer) Amenorrhö: 5 Befunde sollten abgeklärt werden für 6 Diagnosen. (Nach Wolf 1988)

Pharmaka, anatomische Defekte des pulsgebenden Kerngebiets (meist kombiniert mit Anosmie und fehlendem Tractus olfactorius, als Kallmann-Syndrom) oder idiopathisch-psychisch, psychosomatische Erkrankung. In diesem Zusammenhang sind Sonderformen von Amenorrhö mit Eßstörungen wie bei Anorexia nervosa, Bulimia, Grossesse nerveuse beschrieben, die eine dringende psychotherapeutische Intervention erfordern.
Eine Sonderform stellt die Sportleramenorrhö dar, die bei 30–50 % der ausdauerbelasteten Leistungssportlerinnen gefunden wird.

Therapie der adoleszenten Amenorrhö

Die Behandlung muß zunächst stets die Ursache der Störung beheben. Fehlen ausgesprochen endokrine Ursachen, wie bei der hypothalamischen Amenorrhö oder der primären Ovarialinsuffizienz, so gelten folgende Richtlinien: Bei notwendiger Kontrazeption werden orale Kontrazeptiva empfohlen, ansonsten sollte durch eine frühzeitige Substitution mit Östrogen und Progestagen in Form einer sequentiellen Therapie (z. B. Trisequens, Cycloprogynova, Presomen compositum, Cyclo-Menorette) bald nach Diagnosestellung die Pubertätsentwicklung eingeleitet werden. Dies ermöglicht eine rasche „Nachreifung" mit Wiederherstellung psychosozialer Bindungen zu Gleichaltrigen während der sensiblen pubertären Entwicklungsphase. Eine größere Bedeutung hat die Substitution für das Wachstum von Knochenmasse zur Erreichung der „pealebone-mass", die während der Pubertät und bis zum 25. Lebensjahr aufgebaut wird. Diese Ausgangsknochenmasse ist für das spätere Osteoporoserisiko einer Frau grundsätzlich wichtig. Durch Wirkung der Östrogene baut eine junge Frau mehr Knochenmasse auf, der Knochen wird zudem maturisiert, differenziert und damit das Osteoporoserisiko vermindert.

Zusammenfassung

Pubertät und Adoleszenz sind wichtige vehemente Phasen in der Entwicklung eines Kindes zur jungen Frau. Während dieser Zeit erlangt das reproduktive System seine volle funktionelle Integrität, mit einem zirkhoral funktionierenden Pulsgeber, einer zyklisch variablen Freisetzung hypophysärer Gonadotropine und ovarieller Steroide, mit dem Ziel der Follikelreifung und Freisetzung einer befruchtungsfähigen Eizelle. Die Ausbildung der Brüste und Schambehaarung sowie die Menarche sind die einzigen zeitlich faßbaren phänotypischen Veränderungen, die das junge Mädchen an sich erfährt. Die augenfällige Verflechtung von körperlichen und seelischen Veränderungen während der Pubertät und Adoleszenz zeigt aber auch, daß die meisten Erscheinungen nur Symptome tiefergreifender Prozesse darstellen. Ziel muß es deshalb sein, bei Kenntnis der endokrinen Reifeprozesse, diese tieferliegenden Veränderungen zu erkennen und im weiteren Sinne prophylaktisch zu behandeln.

Literatur

Bickenbach W, Döring GH (1969) Die Sterilität der Frau. Thieme, Stuttgart
Grumbach MM, Grave GD, Mayer FE (1974) Control of the onset of puberty. Wiley, New York
Hoffmann AR; Crowley WF (1982) Induction of puberty in men by long-term pulsatile administration of lowdose gonadotropin-releasing hormone. N Engl J Med 307:1237
Knobil E (1980) The neuroendocrine control of the menstrual cycle. Recent Prog Horm Res 36:53
Knobil E, Plant TM, Wildt L, Belchetz PE, Marshall G (1980) Control of the rhesus monkey menstrual cycle: Permissive role of hypotalamic gonadotropin-releasing hormone (GnRH). Science 207:1371
Marshall WA, Tanner JM (1969) Variations in pattern of pubertal changes in girls. Arch Dis Child 44:291
Schindler AE (1983) Endokrine und morphologische Veränderungen während Pubertät und Adoleszenz. Gynäkologie 16:2
Tanner JM (1975) Growth and endocrinology of the adolescent. In: Gardner L (ed) Endocrine and genetic discases of childhood. Saunders, Philadelphia London
Warren MP (1980) The effect of exercise on pubertal regression and reproductive function in girls. J Clin Endocrinol 51:1150
Wildt L, Marshall G, Knobil E (1980) Experimental induction of puberty in the infantile female rhesus monkey. Science 207:1373
Wolf AS (1988) Zyklusstörungen bei jungen Mädchen. Sozialpädiatrie 10:632
Yen SC (1986) The human menstrual cycle. In: Yen SC, Jaffe RB (eds) Reproductive endocrinology. Saunders, Philadelphia London Toronto 1986

Zur Entwicklung der weiblichen Identität in der Pubertät und Adoleszenz

J. Zauner

Zwei Zitate mögen als Einführung in das Problem dienen, das erste:
„Die Jugend? Daß sie den Luxus liebt, schlechte Manieren hat, die Autorität verachtet und schwatzt, wo sie arbeiten sollte."
Dieses Zitat ist über 2 Jahrtausende alt und offensichtlich schon damals so typisch für die ältere Generation wie heute. Die Klage stammt übrigens von Sokrates.
Zum Zeitpunkt des Erscheinens des Shell-Jugendberichts im Herbst 1985 führt Matthias Horx in einer Besprechung in der *Zeit* eine kleine Auswahl von Schlagzeilen über die Jugend aus der bundesdeutschen Presse an. Ich zitiere:
„Junge Leute zieht es zu den Rüben und Radieschen." – „Jugend technikfeindlich." – „Jugend 84: immer mehr junge Leute glauben an die Zukunft." – „Die depressiven jungen Menschen." – „Versoffene Jugend." – „Umfrage: Die Mehrheit der Jugend zufrieden." – „Jugend heute: Das gute Aussehen ist wichtig." – „Jugend ohne Hoffnung." – „Junge Leute halten nicht viel von Ehe und Familie." – „In: Häuschen, Ehe und Familie." – „Out: Gammeln, Hasch, Alkohol." – „Das ist eine Voll-Bock-Generation."
In einem soziologischen Beitrag über „Individualismus als Hoffnung und als Verhängnis. Adoleszenz, Bedrohung der Subjektivität" schreibt M. Baethge: „Die nicht unbeträchtliche Zahl wissenschaftlicher Fehlgriffe sollte uns vorsichtiger darin werden lassen, jede neue empirische Momentaufnahme jugendlichen Bewußtseins und jugendlicher Verhaltensweisen eines neuen Jugendtyps oder eines grundsätzlichen Wertewandels zu interpretieren" (1985, S. 3). Er meint dann, daß die öffentlichen Erscheinungsbilder jugendlichen Verhaltens so schnell wechselten, zu kurzlebig erschienen bestimmte in der öffentlichen Diskussion hochgespielte Trends im sozialen Bewußtsein von Jugendlichen.
Diese Aussagen geben Einstellungen, Urteile und Ansichten von Erwachsenen über die Angehörigen der heranwachsenden Generation wieder, beide jedoch unterscheiden sich in einem Gesichtspunkt grundsätzlich: Sokrates Meinung ist sozusagen „geschichtslos", sie gibt ein Urteil gegenüber dem jeweiligen Nachwuchs wieder, an dem sich nie etwas geändert hat und auch nicht ändern kann. Die Titel aus der Presse weisen auf Konträres: auf Uneinheitlichkeit und Wechsel, und sie sagen gleichzeitig mehr über ihre Schöpfer als über die Jugendlichen aus. Ja selbst die Forschung kann dem Einfluß dieser Spannung auf ihre Ergebnisse nicht völlig entgehen.

Verfolgt man diese beiden Tendenzen des Adoleszenzprozesses, so wird man immer wieder auf unveränderliche Gesetzmäßigkeiten einerseits und auf ständigen Wandel andererseits stoßen. Die zeitunabhängigen und zeitabhängigen Variablen gehen ein dialektisches Verhältnis zueinander ein. Die zeitunabhängigen Variablen sind weitgehend genetisch festgelegt, wie die Veränderungen des Körperschemas, die Zunahme an genitaler Reife und die Lösung von der Familie mit ihren potentiellen Krisen; aber auch gewisse Gesetzmäßigkeiten des inneren Adoleszenzprozesses folgen einer Prägung.

Die zeitabhängigen Variablen werden durch die jeweilige gesellschaftliche und ökonomische Kultur bereitgestellt. Durch die Krisen im Verhältnis der Generationen zueinander aber wird sowohl die Erhaltung der Kontinuität als auch der Keim stetigen Wandels bestimmt. Dieser Prozeß ist in einer dedizierten Ausprägung auch bei der Entwicklung der weiblichen Identität zu beobachten. Bei der Betrachtung der unterschiedlichen Kulturmuster des Erwachsenwerdens stößt man auf 2 grundsätzliche Möglichkeiten: einerseits die Integration der Adoleszenten durch „Initiationsriten", andererseits die Integration, die mit einer besonderen Anstrengung verbunden ist, um mit den gesellschaftlichen Verhältnissen fertigzuwerden. Mario Erdheim (1983) hat in seinem grundlegenden Buch *Die gesellschaftliche Produktion von Unbewußtheit* die beiden Modalitäten der Adoleszenz in den „kalten Kulturen" denen in den „heißen Kulturen" gegenübergestellt. Auch die sog. kalten Kulturen sind durch ein Gefälle zwischen den Generationen und durch Ungleichheit ausgezeichnet. Die Differenz des Wissens, das z. T. vor dem Nachwuchs geheimgehalten wird, schafft soziale Unterschiede. Die Priester und Schamanen sind Kristallisationspunkte für neue Machtbildungen. Nun identifiziert Erdheim die Initiation als eine Art kulturelles „Kühlsystem", um die „heißen Quellen", also die Folgen der Machtverteilung und der mit ihr verbundenen Konflikte, zu neutralisieren. Ein Mensch wird nur der, der durch die Initiation hindurchgegangen ist, d. h. der die Werte der Kultur akzeptiert hat. Er erfährt, daß er nun wie die anderen ist, eine Neutralisierung des Kulturwandels durch totale Identifikation mit der Rolle in der Kultur. Die Entwicklung ist also zyklisch, kehrt immer wieder zum Ausgangspunkt zurück. Es muß immer so bleiben, wie es schon immer war. Für heiße Kulturen, z. B. für die Industriegesellschaften, sind die Dynamik der Adoleszenz und der Kulturwandel charakteristisch. Der Antrieb, die Kultur zu verändern, ist im Menschen angelegt, wie auch die Fähigkeit sich einzufügen und zu bewahren. Die Adoleszenz treibt den Menschen einerseits also dazu, das Überlieferte in Frage zu stellen und neue Perspektiven zu suchen, andererseits stellt sich ihm die Aufgabe, sich nicht zu verlieren und die Kontinuität zu wahren.

Weil der Mensch eine Adoleszenz hat, ist die Welt eine geschichtliche, nämlich durch die Geschichtlichkeit der Erfahrung. Durch die sich wandelnde Kultur hat der Jugendliche somit eine Chance, seine Kreativität experimentierend einzubringen.

Der kurzen, aber intensiven und mit emotionalen Grenzbelastungen und Grenzerfahrungen verbundenen Initiation entspricht in unserer Kultur der lange Adoleszenzprozeß. Obwohl wir es mit einem integrierten Ganzen beider Komponenten zu tun haben, unterscheidet man aus praktischen Gründen zwischen

Adoleszenz, wenn die psychosozialen Aspekte betrachtet werden, und Pubertät, wenn es um die somatischen Abläufe geht.

Während die Gesetze der somatischen Entwicklung deutlich zu verfolgen sind, zeigt aber auch der psychosoziale Anteil eine gewisse Regelhaftigkeit; sie erlaubt bei allen individuellen Unterschiedlichkeiten ihre Vergleichbarkeit.

Mit Beginn der Adoleszenz setzen allmählich Veränderungen auf dem Weg zum Erwachsenen ein, wie die Infragestellung der infantilen Abhängigkeit und der außenorientierten Wertregulation. Die innere Ablösung von den kindlichen Elternbildern macht den Weg frei für Veränderungen in Richtung einer eigenen Identität. Die kindliche strukturelle Bindung regressiver Triebbedürfnisse läßt nach, es entwickelt sich dann das für diesen Entwicklungsabschnitt so prägende Nebeneinander von progressiven und regressiven Bedürfnissen und ihren sozialen Repräsentanzen. Die Wiederbelebung der ödipalen Konflikte konfrontiert die Heranwachsenden nicht nur mit der individuellen aggressiven Auseinandersetzung, sondern auch mit der Frage der Bedeutung von Macht und Gewalt überhaupt.

Allmählich erfolgt dann die Übernahme der sexuellen Rolle und die Lösung der Kernfragen: „Wer bin ich?", „Was bin ich?" und „Wo komme ich her?", die die Entwicklung als Basis für die Identität als Erwachsener abschließen. Der zentrale Kern- und Angelpunkt scheint dabei die Lösung von den inneren infantilen Elternbildern zu sein, um ein reifes Verhältnis zu den realen Eltern möglich zu machen.

Die innerpsychische Einheitlichkeit, das Gefühl, „Ich" zu sein in der Kontinuität mit der Vergangenheit, den Aspekten der Gegenwart und des zukünftigen Lebensplanes sind Ziel dieses komplizierten Weges. Ihn kennzeichnen bestimmte Erfahrungs-, Wachstums- und Krisenmomente, die sich in der Präadoleszenz, in der eigentlichen Adoleszenz und in der Spätadoleszenz in spezifischer Weise konstellieren.

Die mittlere Adoleszenz ist durch eine Labilisierung gekennzeichnet und von einer Lockerung alter Strukturen begleitet; es geht darum, die Normen der Erwachsenen in Frage zu stellen, deren infantile Überschätzung zurückzuziehen und sich vorübergehend stellvertretend aufzublähen; der Wechsel von Trauer und Hochgefühl schafft die vielbeschriebene Pubertätsverwirrung. Während dieser Zeit geht die mehr oder minder stabile Einheitlichkeit des Kindes der Latenzzeit verloren, um Neuem Platz machen zu können. Kreative Ansätze, das Experimentieren mit Rollen und eine neu erworbene Fähigkeit vorauszudenken lassen zunächst im Ansatz oft spielerisch so etwas wie einen neuen Lebensentwurf entstehen. Jetzt ist es an der Zeit, den Begriff der Identität zu beleuchten, so wie ihn Erikson (1966) geprägt hat. Sie beruht, seiner Definition folgend, auf 2 gleichzeitigen Beobachtungen: auf der unmittelbaren Wahrnehmung der eigenen Gleichheit und auf der Kontinuität der Zeit.

Damit verbunden ist die Wahrnehmung, daß auch andere diese Gleichheit und Kontinuität erkennen, womit sich nun eine greifbare Aussicht auf eine „Laufbahn" anzeigt. An einer anderen Stelle weist er auf die schon erwähnte Historizität der menschlichen Entwicklung hin, nämlich darauf, daß die Identität sowohl den Aspekt der Vergangenheit des Erlebten, den der Gegenwart und den des zukünftigen Lebensplanes enthält. Die Problematik der Adoleszenz gipfelt nun im Spannungsverhältnis zwischen Identität und Rollenkonfusion und der Tugend dieser Phase, der Treue, d. h. der Suche nach Identität und nach Treue.

In den letzten Abschnitten der Adoleszenz, der Spät- und Postadoleszenz geht es wiederum um Identität und Krise. Dieser Abschnitt stellt den entscheidenden Wendepunkt dar, hier ist auch die eigentliche „Krise" in der Adoleszenz zu suchen. Wenn man übrigens in diesem Zusammenhang von Krise spricht, sollte man immer zwischen einer unvermeidlichen und positiv zu wertenden Entwicklungskrise und einer Krise im klinischen Sinn sprechen. Erikson (1966) hat sich besonders mit dieser Frage beschäftigt und für diesen per se krisenhaften Entwicklungsabschnitt die Bezeichnung „normative Krise" vorgeschlagen, in der Abgrenzung zu neurotischen und psychotischen Krisen des Heranwachsenden. Er sagt:

> Hier muß man sich darauf besinnen, daß die Adoleszenz trotz all ihrer Ähnlichkeiten mit neurotischen und psychotischen Symptomen und Phasen nicht eine Krankheit, sondern eine normative Krise ist, das heißt, eine Phase vermehrter Konflikte, charakterisiert einerseits durch scheinbare Labilität der Ich-Stärke, andererseits aber auch durch hohes Wachstumspotential (s. 144).

Diese Entwicklungsschritte sind ja letzten Endes nicht nur für Störungen verantwortlich, sondern viel häufiger für die Lösung von Konflikten, die die Entwicklung begleiten. Sie treten v. a. dann auf, wenn die Integrationsfähigkeit des Individuums dauernd überfordert wird. Oft kommt es dann zum Symptom der verlängerten Adoleszenz, wenn aus dem psychosozialen Moratorium ein Dauerzustand wird. In der Spätadoleszenz geht es nicht mehr darum, von den durch alte Konflikte bestimmten rückwärtsgewandten Tendenzen loszukommen wie in der mittleren Adoleszenz, sondern darum, den Schritt ins Leben zu wagen. Es geht um die Selbstfindung durch Integration und Harmonisierung der verschiedenen Ich-Aspekte, um eine Synthese der auseinanderstrebenden Kräfte im Adoleszenzprozeß. Der Ausgang dieses Ausgleichs prägt dann wesentlich die letzte Phase, nämlich die Postadoleszenz. Inzwischen erreicht die Heranwachsende die innere und soziale Struktur einer Erwachsenen, und es kommt jetzt auf die weitere Harmonisierung der verschiedenen in den Pubertätskämpfen errungenen Potenzen und Fähigkeiten der Persönlichkeit an. Dazu gehören auch die endgültige Aussöhnung mit den Elternimagines, die Fähigkeit, auf die begrenzten Zielsetzungen einzugehen und die Übernahme von dauerhaften Bindungen und Rollen. Die Abhängigkeit vom Über-Ich wird allmählich zugunsten von Würde, Selbstachtung und Einsicht ersetzt. Die Zeit des Abschlusses der Adoleszenz gilt aber auch als Phase, in der das Auftreten von Erkrankungen, seelischen Störungen und Suizid seinen Gipfel erreicht, ein Zeichen dafür, daß postadoleszente Organisation der Persönlichkeit in diesen Fällen nicht gelungen ist.

Identität bedeutet also das fundamentale Lebensgefühl des „Man-selbst-Seins", das jeder Mensch auf seine spezifische Art und Weise erreicht, das durch eine mehr oder minder ungebrochene Kontinuität ausgezeichnet ist. Zu dieser Zeit beginnen die jungen Menschen, ihre Probleme auf eigene Weise zu betrachten, und zwar durch die Erkenntnis ihrer selbst, durch die neue Fähigkeit, sich selbst losgelöst zu betrachten und verantwortlich zu werden für sich selbst als Person und für ihre zukünftige Erfahrung. Die sexuellen und gesellschaftlichen Identitätsinhalte werden festgelegt, stabile Arrangements aufgebaut.

Die abschließende Periode der Spät- und Postadoleszenz wird auch als psychosoziales Moratorium bezeichnet, d. h. daß „der junge Erwachsene durch freies Experimentieren mit Rollen einen passenden Platz in einem Ausschnitt der Gesellschaft finden soll, der fest umrissen ist, und trotzdem für ihn gemacht zu sein scheint" (Erikson 1966, S. 137). Eine Periode des Aufschubs, in der die unerschütterlichen Grundlagen der Wahrheit geprüft werden können, ehe man die Kräfte des Geistes und des Körpers einem Segment der bestehenden Ordnung widmet. Ein echtes Moratorium wird durch eine zeitliche Grenze und einen Abschluß definiert. Bei der verlängerten Adoleszenz besteht die Gefahr, daß der Betroffene das Moratorium sozusagen als ökonomische Nische benutzt und nicht mehr herauskommt, z. B. eine Frau, die die Veränderungen ihres Körpers nicht akzeptieren kann und so an infantile Muster gebunden bleibt.

Die Aufgaben, die sich jedem Heranwachsenden stellen und die er individuell zu lösen hat, betreffen spezielle Aspekte der Entwicklung zum Erwachsenen, z. B. jene, die mit dem veränderten Körperbild, den neuen Beziehungen zu Altersgenossen und dem sozioökonomischen Status als Erwachsener zusammenhängen. Weiterhin spielen die innere und äußere Ablösung von den Eltern und die Findung eines eigenen Wertsystems im Zusammenhang mit den gesellschaftlichen Normen eine entscheidende Rolle.

Die vorhin dargestellte Identität erlaubt auf dem Niveau der entsprechenden Entwicklungsstufe eine Integration der neuen Erfahrungen. In diesem Prozeß werden die biologischen, die sozialen und die psychischen Einschlüsse deutlich. Wenn vorhin Identität als „Man-selbst-Sein" beschrieben wurde, so hieße das auf den Körper bezogen, sich in ihm zu Hause zu fühlen und mit ihm in den sozialen Bezügen ein sicheres Gefühl zu haben. Dieser Prozeß wird durch die körperlichen Veränderungen induziert (Reifung der Gonaden) und von gesellschaftlichen Normen über die Beziehung zur nächsten Umgebung beeinflußt. Die Einheitlichkeit der körperlichen Wahrnehmungen, das sog. Körperschema, setzt sich aus 2 Komponenten zusammen: aus der Körperwahrnehmung und aus der Körpervorstellung. Während sich die Körperwahrnehmung als eine Integration vielfältiger Einzelwahrnehmungen entwickelt, hängt die Bildung der Körpervorstellung von internalisierten Erfahrungen aus psychischen Prozessen ab, die in Interaktionen erlebt werden. In diesem gewissermaßen psychosozialen „Niemandsland" zwischen kindlicher und erwachsener Geschlechtsreifeidentität des Körperselbst verstärkt sich die pubertäre Unsicherheit um so mehr, als die somatischen Veränderungen auch von einer gewandelten sozialen Signalwirkung begleitet werden. Die heterosexuelle Aufmerksamkeit, die das Mädchen erregt, wird nicht selten als Ambivalenz in bezug auf die Wirkung der äußeren Erscheinung erlebt. Dabei spielen u. a. in der mittleren Adoleszenz Haartracht, altersspezifische Kleidung und entsprechende Ausdrucksgesten eine integrierende Rolle.

So wird beim Mädchen die innere Erfahrung mit der Veränderung der sekundären Geschlechtsmerkmale ergänzt durch eine äußere als Folge der Reaktion der Umgebung. In diese können dann aktuelle gesellschaftliche Normen einfließen, wie in unserer Zeit das Schlankheitsideal. Das Erleben der Menarche nimmt ebenso Einfluß auf die Herausbildung des sexuellen Körperschemas, ein Vorgang, der in seinem Ausgang von der Art abhängen wird, in der die Mutter und andere Frauen der näheren Umgebung darauf reagieren: Diese Interaktionen führen aber in dieser prägsamen Phase nicht nur zu Identifikationen, sondern sie wirken auf die Bildung der Körperidentität als bleibender Aspekt des eigenen Frauenbildes.

Eine Veränderung des Ausdrucksverhaltens und der Bewegungsabläufe leitet diesen Vorgang ein. Die Revolutionierung des kindlichen Körperbildes, verbunden mit dem Verlust seiner gesicherten Identität sowie dem „Zerfall der Bewegungsabläufe und ihrer Schablonen" (Spiel), kann Krisen und Beeinträchtigung in unterschiedlicher Intensität hervorrufen. Der Heranwachsende ist körperlich nicht mehr Kind, aber auch noch nicht Mann oder Frau.

Ein Beispiel zur Erläuterung soll folgen. Ein 12jähriges Mädchen verläßt den Schulbus, es trägt seine Tasche unterm Arm, hat an den Füßen hochhackige Pumps und die Lippen ziert ein dezentes Rot. Sie geht stolz die Straße entlang, man merkt jedoch deutlich eine Unsicherheit und eine gewisse Schlaksigkeit, die auch Mädchen in der Latenzzeit auszeichnet. Jungen, die den Bus nach ihr verließen, laufen hinter ihr her und versuchen, sie zu ärgern. Plötzlich verwandelt sich das junge Mädchen von einer in Entstehung begriffenen jungen Dame in eine Range, streift die Pumps ab, wirft die Schultasche in den Straßengraben und stürzt sich auf den ersten Jungen, um sich mit ihm zu prügeln. Als die Auseinandersetzung gewonnen war, zog sie die Pumps wieder über, rieb sich die Hände, um den Straßenstaub loszuwerden, nahm die Tasche unter den Arm und stolzierte in der alten Form weiter. An diesem Bild fällt zunächst die Diskrepanz zwischen den beiden Verhaltensweisen auf, der Verhaltensweise des Latenzkindes und der des heranwachsenden Mädchens. Sie stellt sich deswegen deutlich dar, weil das eine Muster noch nicht im anderen aufgegangen war; zur Harmonie der Bewegungen einer Jugendlichen fehlte noch die Einheitlichkeit des Körperschemas.

In unserer Zeit ist der Prozeß des Heranwachsens durch die schnelle sozioökonomische Entwicklung deutlich verändert worden. Während in natürlichen Gesellschaften oder auch in ländlichen Bereichen der Eintritt der Geschlechtsreife und der der sozialen Reife in etwa zeitlich übereinstimmen, stellt sich in hochindustrialisierten Gesellschaften ein Problem besonderer Art, da in ihnen der zeitliche Abstand zwischen biologischer und sozialer Reife von Generation zu Generation zunimmt. Biologische Reife, seelische Entwicklung und soziales Wachstum verlaufen also nicht synchron. Bringt man z.B. „Erwachsensein" mit beruflicher Emanzipation in Verbindung, so findet man ein breites Band von sozialen Reifungsprozessen, das sich zwischen diesen beiden Polen erstreckt: Ein ungelernter Arbeiter hat mit 16 Jahren seinen sozialen Status erreicht, ein Akademiker dagegen erst gegen Ende des 3. Lebensjahrzehntes. Diese Verlängerung der sozialen Unselbständigkeit bleibt in der Regel nicht ohne Einfluß auf die psychosoziale Entfaltung Heranwachsender, da dadurch nicht selten ein Haften an vergangenen, überwunden geglaubten Beziehungsmustern provoziert wird. So zeigen soziologische Untersuchungen, daß Eltern von höheren Schülern und Studenten ihre Verhaltenskontrolle viel stärker durchhalten als solche von jugendlichen Arbeitern. Ein zusätzliches Problem zeigt sich häufig darin, daß sich Mütter von heranwachsenden Mädchen nicht vorstellen können, daß diese zu einem selbstverantwortlichen Umgang mit ihrer Sexualität fähig sind, solange sie ihre soziale Unabhängigkeit noch nicht erreicht haben. Überkommene soziale und moralische Einstellungen aus der eigenen Genese werden hier wirksam. Latente eigene Wünsche der Mutter können mehr oder weniger unbewußt im Sinne von Delegationen das Frauenbild, das sie ihrer Tochter vermitteln, beeinflussen. Spezielle Seiten des weiblichen Selbstverständnisses und zukünftigen Verhaltens haben ihre Wurzeln in der Adoleszenz. Als Beispiel sei das Bild von der „guten Mutter" herangezogen. In der Praxis des Jugendtherapeuten begegnet man kaum einer Mutter, die nicht mehr oder weniger ausgeprägte Schuldgefühle erkennen läßt, in ihrer Rolle als Mutter versagt zu haben. Das Bild von der guten Mutter stellt offensichtlich ein normatives Muster dar, das für viele Frauen das Wachsen einer stabilen Identität irritiert. Diese Überbetonung der frühen Mutterrolle einerseits, der Rollenzwang nach Selbständigkeit und Unabhängigkeit andererseits läßt kaum noch Platz für ein autonomes Selbstverständnis als Frau. Man hat den Eindruck, daß der Wandel mancher Krankheitsbilder, z. B. das plötzliche Auftreten und die massive Verbreitung der Bulimie, mit diesem wandelnden Frauenbild in Zusammenhang steht. Ivonne Schütze (1986) hat eine wichtige Untersuchung zu diesem Thema durchgeführt, in der sie die sog. Ratgeberliteratur der letzten 200 Jahre analysierte. Sie stellte bestimmte normative Muster fest, die jeweils einen nicht unbedeutenden Anteil an der Entstehung der jeweiligen Identität der Frauen beitrugen und natürlich von Männern erdacht worden waren.

Zusammenfassung

Im ersten Teil dieses Beitrags wurde versucht, die Identitätsentwicklung als Basis des späteren Gefühls von Kontinuität und Unverwechselbarkeit aus eigener Sicht und aus der Sicht anderer darzustellen. Erst auf dem Boden dieser Identitätsentwicklung ist es möglich, daß sich wesentliche Veränderungen in der Adoleszenz allmählich in das Gesamtbild der Persönlichkeit integrieren können. Besonderer Wert wurde auf den körperlichen Aspekt gelegt, der ja für die Entwicklung von entscheidender Bedeutung ist. Man sollte nicht vergessen, daß ein bleibendes, andauerndes Grundgefühl nur dann möglich ist, wenn es auf diesem Wege entstanden ist. Analog dazu vollzogene oder später ergänzend aufgenommene Identifikationen können immer nur auf dieser Basis wirksam werden, aber nicht verändern. Ein Mädchen leidet z. B. an einer schweren Dysmorphophobie, sie erlebt ihr Gesicht trotz schönen Ebenmaßes als abstoßend und häßlich und ist weder vom Spiegel, noch von den Eltern oder vom Arzt vom Gegenteil zu überzeugen. Ja, sie gerät sogar in Verzweiflung, wenn ihre Selbstwahrnehmung in Frage gestellt wird. Auf dem Boden der Entwicklung einer gestörten Körperidentität können in der Adoleszenz und im jungen

Erwachsenenalter eine ganze Reihe von Beeinträchtigungen entstehen. Man denke nur an die Pubertätsmagersucht, an die Bulimie, an sexuelle Beziehungsstörungen und an verzerrte Entwicklungsphänomene oder der sie begleitenden oder von ihnen ausgehenden Störungen immer wieder den 3fachen Ansatz, den gesellschaftlichen, den biologischen und den psychischen, in Betracht zu ziehen.

Literatur

Baethge M (1985) Individualisierung als Hoffnung und als Verhängnis. Bedrohung der Subjektivität. Sofi Mitteilungen 2–23, Göttingen
Erdheim M (1983) Die gesellschaftliche Produktion von Unbewußtheit. Eine Einführung in den ethnopsychoanalytischen Prozeß. Suhrkamp, Frankfurt am Main
Erikson E (1966) Identität und Lebenszyklus. Suhrkamp, Frankfurt am Main
Horx M (1985) Eltern unter Einfluß. Die neue Shell-Studie. Zeit, Nr 40 (27.09.1985)
Schütze J (1986) Die gute Mutter. Zur Geschichte des normativen Musters Mutterliebe. Schriften des Instituts für Frau und Gesellschaft, Bielefeld
Spiel W (1974) Phasen der kindlichen Entwicklung. Vandenhoeck & Ruprecht, Göttingen
Zauner J (1980) Erziehung und Psychotherapie des Jugendlichen in psychoanalytischer Sicht. Psychologie des XX. Jahrhunderts, Band XII (Hrsg. W. Spiel). Kindler, München Zürich
Zauner J (1987) Phantasie – Masturbation – Körperschema. Aspekte der Geschlechtsentwicklung in der Adoleszenz. In: Massing A, Weber J (Hrsg) Lust und Leid. Springer, Berlin Heidelberg New York Tokyo

Zur Psychosomatik der Pubertät und Adoleszenz – Blutungs- und Zyklusstörungen

D. Richter

Einführung

Es sind ganz überwiegend 3 Problemfelder, welche die adoleszente Frau zum Frauenarzt führen: Kontrazeptionsberatung, Sexualberatung, Blutungs- und Zyklusstörungen. Nicht selten sind alle 3 Problemkreise miteinander verwoben und müssen dann in ihrer Zusammenschau erkannt und behandelt werden. Kontrazeptionsprobleme und Sexualberatung in der Adoleszenz werden an anderer Stelle dieses Bandes dargestellt. Die nachfolgenden Ausführungen beschränken sich daher auf die Blutungs- und Zyklusstörungen und hier insbesondere auf die Zyklusstörungen, die – erfahrungsgemäß – hinsichtlich Diagnostik und v. a. Therapie noch am meisten Schwierigkeiten machen, nämlich: die Regeltempostörungen wie Anovulation, Oligomenorrhö und sekundäres Amenorrhösyndrom.

Wesentlich ausgeprägter und – anders als beim Mann – gibt es im Leben der Frau Zeitabschnitte, die mit enormen Umstellungsprozessen, mit körperlichen, hormonellen, psychologischen und sozialen Reaktionen einhergehen: Pubertät, Adoleszenz oder auch Schwangerschaft, Geburt, Wochenbett und Klimakterium.

Diese Lebensphasen, die von jeder Frau ganz persönlich gelöst werden müssen, was im Einzelfall mehr oder weniger gut gelingt, können auch Krisen darstellen, zu Störungen oder Krankheit führen. Grundsätzlich muß man sich klar machen, daß diese Lebensphasen, die mit größeren hormonellen Veränderungen einhergehen, immer auch eine psychische Labilisierung mit sich bringen können, auch wenn dies nach außen hin nicht immer bemerkbar sein muß.

Die Adoleszenz umfaßt den Übergang von der Jugend zum Erwachsenenalter. Von der Pubertät ausgehend, stellt sie einen Entwicklungsprozeß dar, bei welchem kontinuierliche Entwicklungsschritte schließlich zu einer autonomen, gefestigten Persönlichkeit führen sollen. Auf neuroendokriner Ebene kommt es beim heranwachsenden Mädchen zu einer Ausreifung des zyklischen Sexualzentrums im Zwischenhirn, wobei von der ersten Blutung, der Menarche, ausgehend über einen Zeitraum von Monaten und Jahren sich allmählich der fertile ovulatorische Zyklus ausbildet. Dieser ovulatorische Menstruationszyklus ist abhängig von einem ungestörten Zusammenspiel des zentralen Nervensystems, des Hypothalamus, der Hypophyse und des Ovars.

Unbestritten ist, daß psychische Faktoren diese funktionelle Einheit beeinflussen können. Symptome einer Störung dieser Funktionsachse können sein:

Corpus-luteum-Insuffizienz, Anovulation, Oligomenorrhö. Auffälligstes Symptom ist allerdings die sekundäre Amenorrhö. Eine sekundäre Amenorrhö kann im Verlaufe zahlreicher Organerkrankungen oder als Folge einer allgemeinen gravierenden Streßsituation auftreten. Darüber hinaus ist eine sekundäre Amenorrhö häufiges Begleitsymptom psychiatrischer Erkrankungen. Am häufigsten findet sich dieses Symptom allerdings als Ausdruck einer konflikthaften Persönlichkeitsproblematik in der Adoleszenz.

Der normale ovulatorische Zyklus kann jederzeit durch suprahypothalamische Beeinflussung in alle verschiedenen funktionellen Entwicklungsstadien bis hin zur Amenorrhö zurückfallen. Es ist eine klinische Erfahrung, daß junge Frauen mit einem „labilen" Zyklus leichter unter Belastungen amenorrhöisch werden als solche Frauen, die bereits einen stabilen biphasischen Zyklus entwickelt haben. Der „labile" Zyklus nach der Pubertät kann somit bereits ein erstes psychosomatisches Symptom darstellen.

Junge Frauen fühlen sich i. allg. beunruhigt, wenn ihre Regelblutung unregelmäßig wird oder gar für Wochen oder Monate ausbleibt. Sie wenden sich mit diesem Problem häufig zunächst an ihre Mütter. Nicht selten sind es daher die Mütter dieser jungen Frauen, die – in Sorge einer ernsteren Erkrankung – zum Arztbesuch drängen und zusammen mit ihren Töchtern den Frauenarzt aufsuchen. Dieser kann eine organische Erkrankung oder andere gravierende Entwicklungs- oder Hormonstörungen durch einfache Untersuchungen rasch ausschließen. Die dann aber als therapeutische Konsequenz bei Oligo- oder sekundären Amenorrhön leider noch immer häufig eingeleitete Hormonbehandlung bleibt unbefriedigend, da sie nur symptomatisch wirksam ist. Darüber hinaus müßte es gelingen, gemeinsam mit der jungen Patientin den das psychosomatische Symptom Zyklusstörung auslösenden Grundkonflikt zu lösen oder zumindest zu erhellen. Dies setzt allerdings voraus, daß der Frauenarzt sich zunächst einmal überhaupt bewußt ist, daß es sich bei den Zyklusstörungen adoleszenter Frauen ganz überwiegend um psychosomatische Symptome handelt, deren psychologischen Hintergrund er kennen sollte, und das setzt weiter voraus, daß der Frauenarzt in der Lage sein sollte, psychosomatisch, d. h. ganzheitlich zu diagnostizieren und zu behandeln.

Die folgenden Ausführungen werden daher die Notwendigkeit der Zusammenschau von gynäkologisch endokrinologischen und psychosomatischen Untersuchungsschritten bei der Behandlung von Zyklusstörungen betonen. Im folgenden werden wir uns dabei mit dem gravierendsten Symptom, mit der sekundären Amenorrhö beschäftigen, weil hier die psychosomatischen Probleme am deutlichsten zutage treten, die im übrigen in abgeschwächter Form aber auch bei den leichteren Funktionsstörungen, z. B. bei der Anovulation oder der Oligomenorrhö, nachgewiesen werden können.

In Notzeiten unter gravierenden Belastungen wie Krieg, Flucht, Lageraufenthalt, Gefängnissituation kann die Amenorrhörate bis zu 80 % ansteigen (Whiteacre u. Barrera 1944; Sydenham 1946).

Diese durch innere oder äußere existenzielle Bedrohung entstandenen Notstandsamenorrhöen stellen eine Art Schutzmaßnahme des Organismus dar. Die fertile Zyklusfunktion wird eingestellt. Selbsterhaltung hat Vorrang vor Arterhaltung (Elert 1952).

Tabelle 1. Situation vor Behandlungsbeginn (n = 100)

Vorbehandlungszeitraum in Monaten	0 ►	17,5	► 72
Zahl der vorbehandelnden Ärzte	0 ►	3,1	► 8
Zahl der eingesetzten Hormonpräparate	0 ►	2,9	► 8

In Friedenszeiten zeigt die psychosomatisch bedingte über 3monatige sekundäre Amenorrhö bei Adoleszenten eine Prävalenzrate von 3,8 %, die über 6 Monate dauernde sekundäre Amenorrhö eine Prävalenzrate von 1,4 %; sie stellt also ein nicht seltenes psychosomatisches Problem dar (Petterson et al. 1973).

Das sekundäre Amenorrhösyndrom

Wir haben in den vergangenen 17 Jahren verschiedene Studien über adoleszente Patientinnen mit sekundärer Amenorrhö durchgeführt. Von über 200 Patientinnen liegen umfangreiche endokrinologische und tiefenpsychologische Befunde vor. Schon die Anamnese zeigt, daß es sich um Problempatientinnen handeln muß, sonst wären z.B. die zahlreichen polypragmatischen Behandlungsversuche bzw. der häufige Arztwechsel nicht erklärbar (Tabelle 1).
Da es sich bei diesen jungen Frauen – was bisher kaum beachtet wurde – außer den endokrin nachweisbaren auch regelhaft eine ganze Reihe zusätzlicher psychischer und/oder psychosomatischer und sexueller Symptome findet, haben wir für diese psychosomatische Störung den Begriff „sekundäres Amenorrhösyndrom" (SAS) eingeführt (Richter 1982). Tatsächlich können bei diesen jungen Patientinnen endokrine Störungen vom unterschiedlichsten Schweregrad zusammen mit verschiedensten psychischen oder psychosomatischen oder sexuellen Störungen vorliegen. Die Korrelation dieser unterschiedlichen endokrinen mit den psychischen bzw. psychosomatischen Befunden erlaubt – wie wir noch sehen werden – die Beschreibung verschiedener Funktionsstörungen mit unterschiedlichem Krankheitswert, was gerade für das therapeutische Vorgehen von Bedeutung ist. Dabei ist es interessant festzustellen, daß sich körperliche und seelische Beschwerden nahezu komplementär zueinander verhalten, d.h. klagt eine junge Patientin überwiegend über körperliche zusätzliche

Beschwerden, so werden seelische Probleme kaum angegeben und umgekehrt. Da für viele dieser jungen Frauen von ihrem Erleben her zwischen dem Ausbleiben der Regelblutung und den übrigen Beschwerden kein Zusammenhang zu bestehen scheint, ist es wichtig, diese Begleitsymptomatik anamnestisch systematisch zu erfassen.

Bei der *körperlichen Begleitsymptomatik* fällt die hohe Zahl an Störungen im Bereich des Verdauungstrakts auf (82%), insbesondere Obstipation (57%) und Magenfunktionsstörungen (45%). Bei 37% waren in der Vorgeschichte ausgeprägte Gewichtsschwankungen festzustellen. Auf phasenhaftes Abmagern folgten Phasen kontinuierlicher Gewichtszunahme bis weit über das Normalgewicht hinaus und umgekehrt. Ausschließlichen Gewichtsverlust von mehr als 20% des Körpergewichts, sog. anorektische Reaktionen, fanden wir bei 16% der Patientinnen. 23%, d.h. fast jede 4. Patientin, klagten über Herz-Kreislauf-Störungen, 21% über rezidivierende Anginen und Pharyngitiden, welche meist nicht im Verlauf typischer Erkältungskrankheiten auftraten. Als weitere Beschwerden im mehr körperlichen Bereich fanden sich Myalgien (11%), häufige Kopfschmerzen (9%), Schlafstörungen (9%), häufiges Frieren (3%).

Bei der *psychischen Begleitsymptomatik* überwiegen depressive Verstimmungen (49%) und bewußt erlebte Minderwertigkeitsgefühle (42%) bei weitem. Sie werden ebenso wie Konzentrations- und Arbeitsstörungen (17%) recht offen und spontan mitgeteilt, sofern man danach fragt. Mangelndes Durchsetzungsvermögen (25%) und Kontaktstörungen (15%) sind Erlebens- und Verhaltensweisen, die meist nicht sofort ins Auge springen, eher indirekt ausgedrückt werden, im Verlauf eines psychosomatisch orientierten Umgangs mit der Patientin sich aber zu erkennen geben. Auch über hyperorektische Impulse (11%), diffuse Angstzustände (10%), Versagensängste und Suizidgedanken (7%) berichten die Adoleszenten meist nicht von selbst.

Sexualstörungen fanden sich bei 84% der untersuchten jungen Frauen. Die Sexualanamnese zeigt, daß über die Hälfte von ihnen sexuell nicht aufgeklärt, überwiegend von der Menarche überrascht wurde und diese negativ erlebte. Nur jede 4. Patientin berichtet über Coituserfahrungen und dann meist ablehnend. Die Cohabitarche liegt mit ca. 19,5 Jahren deutlich höher im Vergleich zum Durchschnitt eines Vergleichskollektivs junger Frauen in der BRD.

Endokrinologische und psychologische Diagnostik

Wie beim folgenden Behandlungskollektiv von 30 jungen Patientinnen repräsentativ dargestellt wird, finden sich immer wieder bestimmte Korrelationen zwischen den endokrinen und psychologischen Befunden. Die endokrinologische Diagnostik umfaßt den Ausschluß einer hyperprolaktinämischen und hyperandrogenämischen Ovarialinsuffizienz, einen Gestagentest mit 10 mg Medroxyprogesteronacetat über 10 Tage und danach einen GnRH-Test mit 25 μg GnRH. Blutentnahmen erfolgen 15 min unmittelbar vor der i.v.-Injektion von GnRH sowie 15, 20, 25, 30, 45 und 60 min danach. LH und FSH werden radioimmunologisch bestimmt.

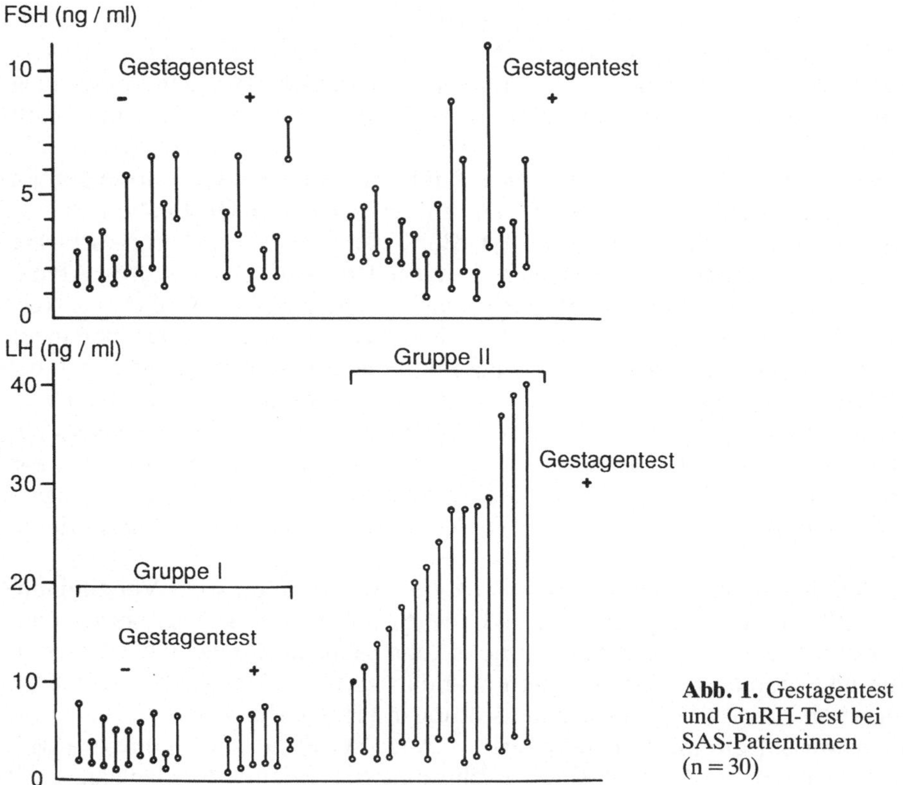

Abb. 1. Gestagentest und GnRH-Test bei SAS-Patientinnen (n = 30)

Zur Beurteilung der psychogenen Faktoren wurde eine tiefenpsychologische Exploration durchgeführt.

Aufgrund der GnRH-Teste und der tiefenpsychologischen Befunde ließen sich die SAS-Patientinnen in 2 Gruppen einteilen:

Gruppe I:

(15 Patientinnen, durchschnittliche Amenorrhödauer 10,4 Monate)

Bei 9 dieser jungen Frauen fiel der Gestagentest negativ aus. Der maximale LH-Anstieg im GnRH-Test überschritt in keinem Fall 8 ng. Auch bei 6 weiteren Patientinnen blieb die maximale LH-Antwort unter 8 ng. Diese Patientinnen hatten jedoch auf den Gestagentest mit einer Blutung reagiert. Der mittlere LH-Basalspiegel lag bei 1,5 ± 0,4 ng/ml.

Gruppe II:

(15 Patientinnen, durchschnittliche Amenorrhödauer 7,6 Monate)

Bei allen diesen Patientinnen war der Gestagentest positiv. Im GnRH-Test erreichten die maximalen LH-Konzentrationen Werte zwischen 10 und 37 ng/ml. Der mittlere LH-Basalspiegel war mit 2,7 ± 0,9 ng/ml wesentlich höher als bei Gruppe I.

Die FSH-Spiegel zeigten in beiden Gruppen ein gleichartiges Reaktionsmuster, sowohl in den Basalwerten als auch nach GnRH-Stimulationen (Abb. 1).

Bei der tiefenpsychologischen Exploration wirkten die Patientinnen der *Gruppe I* aus psychosomatischer Sicht am deutlichsten gestört. Sie klagten zusätzlich fast ausschließlich über körperliche Beschwerden. Seelische Probleme wurden kaum angegeben. In auffallender Weise blockten diese jungen Frauen ihre Gefühle stark ab oder konnten Gefühle nicht ausdrücken. Ihr betont intellektuell wirkendes Verhalten war von emotionaler Leere. Seelische Affekte wurden verdrängt, Konflikte nicht wahrgenommen. Das Fehlen der Regelblutung störte im Grunde nicht, wenn überhaupt, dann wurde eine Regelblutung aus eher rationalen Gründen gewünscht: „...weil man vielleicht später mal Kinder haben möchte..." – Ein Leidensdruck fehlte fast völlig oder war nur gering ausgeprägt.

Die Patientinnen der *Gruppe II* mit den hohen LH-Werten im GnRH-Test fühlten sich durch die fehlende Periodenblutung in ihrem weiblichen Selbstwertgefühl deutlich beeinträchtigt und berichteten hauptsächlich über seelische Probleme wie Minderwertigkeitsgefühle und/oder depressive Verstimmungen bzw. Kontaktstörungen. Eine körperliche Begleitsymptomatik wurde kaum angegeben und trat als Krankheitsgefühl hinter die seelisch erlebten Schwierigkeiten zurück. Diese Patientinnen ahnten gleichsam einen Zusammenhang von seelischer Konfliktsituation und fehlender Regelblutung und teilten diese Vermutung z.T. auch spontan mit. Für einzelne Patientinnen bedeutete das psychosomatisch-orientierte Erstinterview bereits eine so intensive Form der Zuwendung, daß sich kurzfristig danach eine spontane Menstruation einstellte.

Die Zyklusstörungen verursachenden Konfliktsituationen

Überraschenderweise wird die eigentliche Pubertätsphase von diesen jungen Frauen überwiegend ohne größere Schwierigkeiten überstanden. So tritt beispielsweise die Menarche wie auch bei anderen Mädchen zum üblichen Zeitpunkt, also etwa mit 13 Jahren, auf. Erst wenn die weiblichen Funktionen voll erreicht und ins Bewußtsein gekommen sind, können Ängste, Frustrationen, Konflikte, Enttäuschungssituationen eine Zyklusstörung bzw. eine Amenorrhö auslösen. Wie kommt es dazu? – Das Bild, das man sich vom Erwachsensein gemacht hat, stimmt nicht mit der Realität überein. Die eigene Vorstellung von sich selbst als Frau kann zunehmend negativer werden.

Es fanden sich überwiegend 3 psychodynamisch wirksame Problem- bzw. Konfliktkreise, die zum Auftreten der sekundären Amenorrhö führten:

1) Unbewußte Angst vor Verlust von Sicherheit, Geborgenheit und Wärme (wobei Sicherheit, Geborgenheit und Wärme in erster Linie durch die Eltern oder einen Partner repräsentiert werden):
Infolge frühkindlicher Erfahrungen spielen Sicherheits- und Geborgenheitswünsche im Erleben dieser Patientinnen eine überwertige Rolle. Andererseits wird das heranwachsende Mädchen in der Adoleszenz mit neuen Erlebnisdimensionen konfrontiert, wie Streben nach persönlicher und sozialer Unabhängigkeit. Das Ausprobieren bzw. Einüben solcher Autonomiebestrebungen kann nicht angstfrei bewältigt werden, kann zu intrapsychischen Spannungen, zur Mobilisierung unbewußter Trennungs- und Verlustängste führen. Vor die-

sem psychodynamischen Hintergrund erklären sich die von uns gefundenen, die sekundäre Amenorrhö unmittelbar auslösenden Konfliktsituationen, z. B. Trennung von den Eltern, Konflikte mit den Eltern, Ehekonflikte bzw. Scheidung der Eltern, Tod eines Elternteils oder berufliche Existenzprobleme der Eltern. In modifizierter Weise lag diese Problematik auch gewissen Partnerkonflikten zugrunde. Eine sekundäre Amenorrhö trat immer dann auf, wenn diese Partner die von ihnen unbewußt erwartete Rolle eines „ständigen Spenders von Nestwärme" nicht übernehmen konnten oder wollten oder gar ihrerseits Geborgenheitswünsche gegenüber ihren Partnerinnen zum Ausdruck brachten. Auch die von Rosenkötter et al. (1968) als charakteristisch für das SAS behauptete „Ablehnung der Mutterschaft" gehört zu diesem Problemkreis. Bei diesen Frauen kollidieren die mit Schwangerschaft, Geburt und Kindererziehung verbundenen mütterlichen Aufgaben mit erheblichen eigenen noch uneingestandenen Wünschen nach Versorgt- bzw. Beschütztwerden.

2) Ablehnung oder Abwehr des Sexualtriebs:
Die zunehmende Ausreifung des adoleszenten weiblichen Körpers bedeutet das Auftreten sexueller Triebreize. Hat die vorausgegangene psychosexuelle Entwicklung bereits ungelöste Konflikte zurückgelassen, kann die Auseinandersetzung mit den eigenen andrängenden Triebimpulsen zu unlösbaren Spannungen führen. Sexuelle Gefühle können generell als bedrohlich oder schuldhaft erlebt werden. Durch sexuelle Triebimpulse können auch Ängste mobilisiert werden, Angst vor Verlust der eigenen Autonomie, vor Abhängigkeit vom Mann oder vor der eigenen Leidenschaft. Sexualität kann nicht als Bereicherung oder Erweiterung der eigenen psychosozialen Existenz erlebt werden, sondern vielmehr als gefährliche Abhängigkeit. Ausgangspunkt für derartige Entwicklungen ist häufig eine prüde, asketische, allgemein triebfeindliche Familiensituation. Diese Triebfeindlichkeit steht im Kontrast zur sexuellen Liberalisierung unserer heutigen Zeit, so daß für die heranwachsende Frau Versuchung und Zwang zur Triebabwehr konflikthaft nebeneinander bestehen können. Über die sekundäre Amenorrhö hinaus treten – unserer Erfahrung nach – anorektische Reaktionen bevorzugt bei den Adoleszenten auf, die in einer Familienatmosphäre aufwuchsen, die neben einer allgemeinen Triebabwehr durch eine vorherrschende Leistungshaltung geprägt war. Die Auseinandersetzung mit den eigenen andrängenden sexuellen Impulsen bedeutet für diese Mädchen die Zuspitzung eines Trieb-Geist-Konflikts. Als Folge verstärkter Triebabwehr werden körperliche Reifezeichen, v. a. die sichtbaren wie Brust und Hüften, zurückgedrängt und ungeschehen gemacht. Bei depressiver Grundproblematik kann so die sexuelle Triebabwehr auf die orale Stufe transformiert werden.

3) Männliche Rollenidentifikation:
Unter Vernachlässigung anderer Möglichkeiten weiblicher Selbstverwirklichung erleben sich diese Frauen überwertig in ständiger Konkurrenz zum Mann. Alle Kräfte werden für das Ziel eingesetzt, „den Mann" zu erreichen bzw. zu überholen. Infolge kindheitsbedingter ödipaler Fixierungen stellen

Tabelle 2. Psychotherapeutisch behandelte SAS-Patientinnen gegenüber einer nicht behandelten Kontrollgruppe

	Psychothera- peutische Behandlung	Spontane Blutungen	Ohne Behandlung	Spontane Blutungen
Gestagentest –	20	+	21	–
GnRH-Test < 8 ng/ml	25	+	23	–
n = 9 (Alter in Jahren)	18	+	23	–
	24	+[a]	19	–
	23	+		
Gruppe I				
Gestagentest +	20	+	23	+
GnRH-Test < 8 ng/ml	20	+	27	–
n = 6 (Alter in Jahren)	22	+[a]	19	–
Gestagentest +	23	+[a]	21	–
GnRH-Test 8–20 ng/ml	25	+	20	+
n = 5			20	+
Gruppe II				
Gestagentest +	20	+	26	–
GnRH-Test > 20 ng/ml	20	+[a]	21	–
n = 10 (Alter in Jahren)	21	+	20	+
	23	+	18	+
	20	+	19	+

[a] Schwangerschaft spontan eingetreten.

Eros, Sexualität und Mutterschaft weniger erstrebenswerte weibliche Lebensperspektiven dar. Überkompensatorisch findet sich bei diesen Frauen eine ausgeprägte allgemeine Ehrgeiz- und Leistungshaltung.

Zusammenfassend fand sich also keine einheitliche, spezifische symptomauslösende Konfliktursache beim SAS, allerdings zeigten sich regelhaft die 3 eben beschriebenen psychologischen Konstellationen.
Im 2. Teil dieser Untersuchungen wurden die Patientinnen randomisiert (Tabelle 2): 8 Patientinnen der Gruppe I bzw. 7 Patientinnen der Gruppe II wurden einer psychotherapeutischen Behandlung zugeführt. 7 Patientinnen der Gruppe I bzw. 8 Patientinnen der Gruppe II blieben unbehandelt. Bei allen Patientinnen wurden in 3monatigen Abständen über einen Zeitraum von 18 Monaten GnRH-Tests durchgeführt, um die Frage zu klären, ob sich ein psychotherapeutischer Behandlungserfolg auch endokrinologisch nachweisen läßt. Als allgemeines Erfolgskriterium wurde das Wiederauftreten spontaner Menstruationsblutungen betrachtet. Die Katamnesen wurden 1–2 Jahre nach Behandlungsende erhoben.
Alle psychotherapeutisch behandelten Patientinnen der Gruppe I erlangten während der Therapiephase wieder ihre spontane Menstruation, die 5 Patientinnen mit negativem Gestagentest nach 9,6 Monaten, die 3 Patientinnen mit

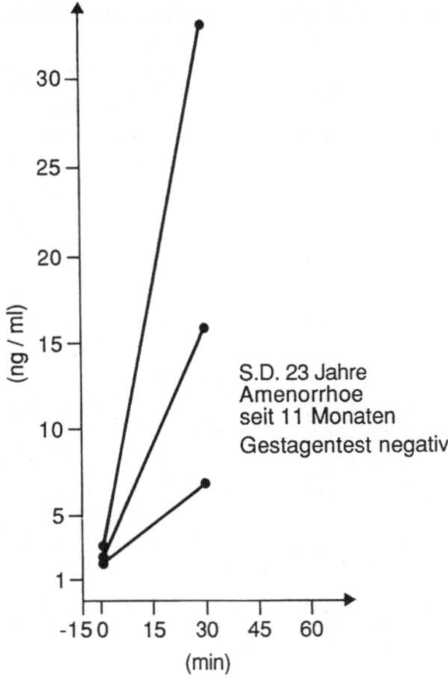

Abb. 2. Sekundäres Amenorrhösyndrom: Maximale LH-Response im GnRH-Test zu verschiedenen Zeitpunkten der psychotherapeutischen Behandlung

positivem Gestagentest nach 5 Monaten. Die Zweijahreskatamnese ergab, daß alle psychotherapeutisch behandelten Patientinnen weiterhin regelmäßig menstruierten. Zwei Patientinnen waren ohne jede zusätzliche Behandlung schwanger geworden. Bei allen nichtbehandelten Patientinnen der Kontrollgruppe blieb die Amenorrhö bestehen. Bei der Nachuntersuchung (2 Jahre später) fand sich die gleiche Situation. Lediglich bei einer Patientin hatten sich zwar spontane, aber seltene Menstruationen eingestellt.

Bei den behandelten Patientinnen stiegen die LH-Antworten im GnRH-Test im Verlauf der psychotherapeutischen Behandlung an, bis wieder Werte erreicht wurden, die spontane Menstruationen ermöglichten. Bei den nicht behandelten Patientinnen blieb die hypophysäre Reaktion auf GnRH unverändert.

Abbildung 2 zeigt, wie bei einer 23jährigen Patientin während der Psychotherapie die Funktionsreserve der Hypophyse ständig zunimmt, bis schließlich Werte erreicht werden, die wieder zyklische Regelblutungen ermöglichen.

Abbildung 3 zeigt aus der nicht behandelten Kontrollgruppe die GnRH-Tests einer 21jährigen Patientin, die nach Alter und Amenorrhödauer der vorgenannten Patientin vergleichbar ist. Ohne psychotherapeutisch ausgerichtete Behandlung blieben im weiteren Verlauf die GnRH-Tests konstant niedrig als Ausdruck des Andauerns der psychosomatischen Störung.

Auch alle 7 Patientinnen der Gruppe II bekamen während der Psychotherapie wieder regelmäßige Periodenblutungen.

Die 1. spontane Blutung trat innerhalb von 3 Monaten auf; 2 Patientinnen mit Kinderwunsch wurden schwanger. Aber auch 5 von 8 nicht behandelten Patientinnen aus der Kontrollgruppe fingen an, spontan zu menstruieren und wiesen bei der Zweijahreskatamnese regelmäßige Zyklen auf.

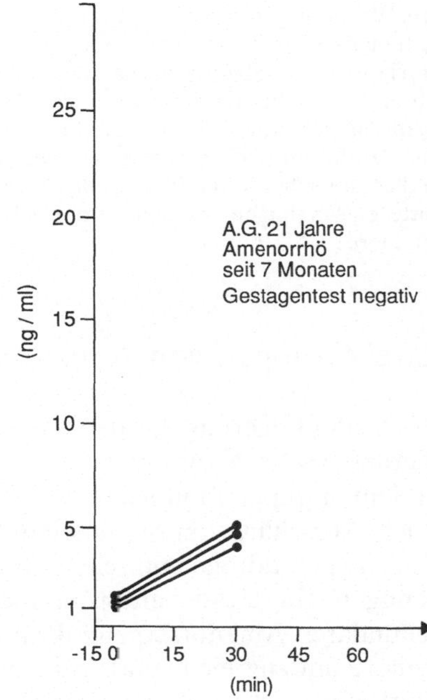

Abb. 3. Sekundäres Amenorrhösyndrom:
Maximale LH-Response im GnRH-Test ohne
psychotherapeutische Behandlung

Alle 15 behandelten Patientinnen erlangten also wieder ihre spontane Blutung
und blieben im weiteren Verlauf eumenorrhöisch. Es traten 4 Schwangerschaften bei Patientinnen mit Kinderwunsch ein, die sich gegen eine Hormonbehandlung mit Gonadotropinen bzw. der GnRH-Pumpe ausgesprochen hatten.
Von den 15 nichtbehandelten jungen Frauen hatten 9 auch 3 Jahre später noch
keine spontane Menstruation erlebt.

Fallbeispiel 1:
Eine dieser Patientinnen, eine 24jährige Germanistikstudentin, schrieb uns Jahre nach der
Erstuntersuchung bei uns einen Brief, aus welchem ihr weiterer Lebensweg hervorgeht.
Solche Verlaufsgeschichten sind leider kein Einzelfall. Sie zeigen eindrücklich die Notwendigkeit einer psychosomatischen Fortbildung des Frauenarztes auf.
Die Patientin schrieb: „... Dieses Problem, weswegen ich damals zu ihnen kam, ist bis heute
nicht gelöst, es stellt die einzige, aber riesige Wunde in meiner Seele dar ... Ich probierte
daraufhin also weiter verschiedene Frauenärzte durch, die ihren Glauben, mir mit Moorbä-
dern und Mikrowellen usw. helfen zu können, alle nicht länger als ein 1/2 Jahr aufrechterhal-
ten konnten. Dann ging ich zum nächsten. Dann bekam ich die Adresse von Prof. X in Y.
Die Leute dort waren sehr gelassen, hilfsbereit und verständnisvoll zu mir. Ich war erfüllt
von Zutrauen. Im Oktober wurde ein Hypophysenbelastungstest gemacht. Weihnachten
schluckte ich Dyneric, erfolglos, und im März wurde ich für 12 Tage stationär aufgenommen
zu einer Gonadotropinbehandlung. Das beobachtete Fadenspinnen, Eierstöcke im Ultraschall usw., außer der Temperatur, die stieg nicht sehr an, wies auf einen Eisprung hin. In
der Hoffnung – ich hätte fliegen können vor Freude – jetzt eine Spontanblutung angeregt zu
haben und wenn nicht, sie medikamentös leicht aufbauen zu können – und, das Wichtigste,
doch möglicherweise Kinder bekommen zu können, wurde ich entlassen. Es blieb bei der
einen Blutung 14 Tage später. Ich schrieb wieder verzweifelte Briefe nach Y, bekam das eine
oder andere Medikament und blieb so stumm wie vorher. Das traurigste Ereignis war im
September 1980, als Prof. X schrieb, er könne mir nicht mehr weiterhelfen, er riet mir, mich
in psychologische Behandlung zu begeben. Das tat ich. Seit November rede ich also 1 Stunde

pro Woche gegen eine Person an, die mich nicht kennt, in ihren Mutmaßungen über mich systematisch meilenweit danebengreift, den Kopf voller „klassischer" Typologien und psychologischer Spielregeln hat, aber eigentlich kaum verarbeitet, aufnimmt oder behält, was ich erzähle. Aber da dies der einzige Haken ist, der mir bleibt, meine Hoffnung festzumachen, und ich innerlich sehr bereit bin, mich jeden Tag von dem eintretenden Erfolg überwältigen zu lassen und überhaupt so etwas wohl viel Geduld braucht, gehe ich hin jede Woche und es ist leicht, das Gefühl in mir zu wecken, dies sei der Schlüssel zu der großen Wendung. Bitte entschuldigen Sie den Pathos, aber darin verfalle ich immer, wenn ich *Existentielles* schildere..."

Zwei Gruppen von Amenorrhöpatientinnen

Als Schlußfolgerung aus den dargestellten Untersuchungen und als bedeutsame therapeutische Konsequenz ergibt sich die Existenz von 2 unterschiedlichen Patientengruppen mit sekundärem Amenorrhösyndrom.

Nach Ausschluß von organischen Ursachen der Zyklusstörung und Ausschluß einer hyperandrogenämischen und hyperprolaktinämischen Ovarialinsuffizienz genügen ein Gestagentest und ein GnRH-Test, um den Schweregrad der sekundären Amenorrhö endokrinologisch ausreichend zu dokumentieren. Eine weitere umfangreiche und teure endokrine Diagnostik – wie sie häufig durchgeführt wird – ist nicht erforderlich.

Charakteristische Hormonprofile korrelieren mit gleichartigen psychologischen Merkmalen. Folgende 2 Patientinnengruppen lassen sich deutlich voneinander unterscheiden:

Sekundäres Amenorrhösyndrom. Patientinnengruppe I: endokrinologische und psychosomatische Charakterisierung

Endokrin:	schwere suprahypothalamische Blockierung, Gestagentest: meist negativ oder noch positiv, GnRH-Test: geringe Stimulierbarkeit der Hypophyse (< 8 ng);
Psyche:	Abwehr überwiegt, Patientinnen fühlen sich durch das SAS nicht gestört, fehlende Einsicht in die eigene Konflikthaftigkeit, PS: zwangsneurotisch $\leftrightarrow$ depressiv;
Begleitsymptomatik:	überwiegend körperlich.

Sekundäres Amenorrhösyndrom. Patientinnengruppe II: endokrinologische und psychosomatische Charakterisierung

Endokrin:	leichte suprahypothalamische Blockierung, Gestagentest: positiv, GnRH-Test: deutliche Stimulierbarkeit der Hypophyse ($> 8 \rightarrow 40$ ng);

Psyche: Psychogenieverständnis,
                          Patientinnen fühlen sich durch das SAS gestört,
                          Patientinnen berichten spontan über psychische
                          Schwierigkeiten;
Begleitsymptomatik: überwiegend seelisch.

Die Patientinnen der Gruppe II reagieren mit einem positiven Gestagentest.
Sie zeigen im GnRH-Test eine noch deutliche Stimulierbarkeit der Hypophyse.
Die maximalen LH-Werte liegen zwischen 10 und 40 nG/ml.
Sie fühlen sich durch die Amenorrhö in ihrem weiblichen Selbstwertgefühl
beeinträchtigt und berichten relativ offen – sofern man danach fragt – über
psychische Schwierigkeiten. Eine körperliche Begleitsymptomatik findet sich
kaum oder tritt im Krankheitsgefühl deutlich hinter die seelischen Probleme
zurück. Da diese Patientinnen einen Zusammenhang von seelischer Konfliktsituation und fehlender Menstruation oftmals ahnen, überrascht es sie nicht,
wenn sie vom Arzt in diesem Sinne angesprochen werden. Auf die Frage, ob es
sie stört, keine Menstruation zu haben, bekommt man folgende Antwort:
„...ja, es belastet mich, ich möchte, daß sich das wieder normalisiert, ich fühle
mich nicht als vollwertige Frau..." – Der mehr situativ und nicht tiefer liegen-
den Konfliktproblematik entspricht eine endokrine Störung leichteren Grades.
Infolge des Leidensdruckes und des zumindest in Ansätzen vorhandenen
Psychogenieverständnisses werden psychotherapeutische Hilfen von diesen
jungen Frauen bereitwillig angenommen.
Weitaus schwieriger gestaltet sich die Therapie mit den SAS-Patientinnen der
Gruppe I, welche eine endokrine Störung größeren Ausmaßes aufweisen. Im
GnRH-Test finden sich niedrige LH-Antworten von deutlich unter 10 ng/ml.
Der Gestagentest ist negativ oder eben noch positiv, die niedrige Funktionsre-
serve der Hypophyse, als Ausdruck ungenügender Stimulierbarkeit durch
GnRH, muß hier als somatische Fixierung einer tief verdrängten psychischen
Konfliktlage verstanden werden. Neben der Amenorrhö finden sich regelhaft
fast ausschließlich körperliche Beschwerden. Über psychische Schwierigkeiten
wird kaum geklagt. Diese Amenorrhöpatientinnen verhalten sich im Vergleich
zur erstgenannten Gruppe in ihrer Begleitsymptomatik zur Amenorrhö nahezu
komplementär. Sie blocken die Gefühle stark ab, können Gefühle nicht ausdrücken, seelische Affekte sind tief verdrängt, Konflikte werden nicht wahrgenommen. Das Fehlen der Periode stört nicht, sie wird allenfalls aus rationalen
Gründen gewünscht. Infolge mangelnder Einsichtsfähigkeit in die eigene Konflikthaftigkeit fehlt ein Leidensgefühl fast völlig. Die Therapieerwartung an
den Arzt besteht in einer hormonalen Behandlung. Ein direkter Hinweis auf
die kausalen Zusammenhänge der Amenorrhö und ein psychotherapeutisches
Angebot wird von diesen Patientinnen meist verständnislos aufgenommen. Die
Reaktionen reichen von ungläubigem Fragen bis zur offenen oder empörten
Ablehnung eines solchen „Ansinnens". Bei diesen Patientinnen kann sich
schon die psychosomatische Exploration als sehr schwierig erweisen, bzw. es
kommt gar nicht dazu, weil sie infolge andersartigen Therapieerwartungen ein

solches Vorgehen von seiten des Arztes abblocken. Andererseits ist aber gerade bei diesen Patientinnen eine psychosomatische Behandlung um so mehr angezeigt, weil auch auf Jahre hinaus mit einem Wiederauftreten der spontanen Regelblutung nicht zu rechnen ist, das Krankheitsbild des SAS sich vielmehr fixiert und chronifiziert, eine Situation, die viel zu wenig Beachtung findet.

Beschreibung eines neuen psychosomatisch orientierten Diagnostik- und Therapiekonzepts für Patientinnen mit Zyklusstörungen

Ausgehend von bereits dargestellten Erfahrungen stellten wir uns die Aufgabe, ein Diagnostik- und Therapiekonzept für junge Frauen mit Regeltempostörungen zu entwickeln. Drei Aspekte erschienen uns hierbei vorrangig wichtig:

1) Die Behandlung sollte möglichst von jedem Arzt durchgeführt werden können.
2) Die Behandlung sollte im üblichen Sprechstundensetting stattfinden, ohne den zeitlichen Rahmen einer üblichen gynäkologischen Praxis zu sprengen.
3) Die Behandlung sollte natürlich erfolgreich sein.

Voraussetzung für ein solches Vorgehen ist eine psychosomatische Ausrichtung bzw. Fortbildung des einzelnen Frauenarztes. Erfreulicherweise ist gerade unter Frauenärzten – wie übrigens bei keiner anderen Facharztgruppe – eine ständig steigende Zahl von fortbildungswilligen Kolleginnen und Kollegen zu beobachten. Durch Balint- und Selbsterfahrungsgruppen, durch besondere Fortbildungsprogramme der Deutschen Gesellschaft für psychosomatische Geburtshilfe und Gynäkologie sowie im Rahmen von psychotherapeutischen Zusatzausbildungen haben zahlreiche Frauenärzte inzwischen eine ausreichende psychosomatische Kompetenz erworben, um solche psychosomatischen Störungen erfolgreich behandeln zu können. Dabei handelt es sich nicht um formale Psychotherapie, sondern es wird ein Auseinanderklaffen zwischen gynäkologisch-endokrinologischer Behandlung einerseits und psychotherapeutischer Behandlung andererseits vermieden; es handelt sich um eine psychosomatische Vorgehensweise im echten Sinne des Wortes. Diese Behandlungstechnik verlangt nur geringfügig mehr Zeitaufwand. Die Behandlung wird also ohne jede psychotherapeutische Etikettierung im Rahmen einer üblichen gynäkologischen Sprechstunde durchgeführt. Die jungen Patientinnen erleben sich dadurch nicht zwischen einem Fachmann für Hormone und einem Fachmann für die Psyche aufgeteilt, sie fühlen sich in ihrer seelischen wie körperlichen Gesamtheit von einem Arzt umfassend angenommen, eine Voraussetzung, die für die Behandlung psychosomatischer Patientinnen generell wichtig ist.
Nachfolgend wird diese Behandlung detailliert dargestellt:

1. Konsultation:

Bei der 1. Konsultation werden die wichtigsten Daten aus der allgemeinen und gynäkologischen Anamnese erhoben, insbesondere Zeitpunkt und Umstände des Auftretens der sekundären Amenorrhö. Nach Erfassen der körperlichen und seelischen Begleitsymptomatik wird die Patientin gefragt, ob sie sich durch die fehlende Regelblutung gestört fühle, ob und warum sie die Regelblutung wieder bekommen möchte. Durch die Art und Weise, wie die Patientin auf diese Frage reagiert, gibt sie zu erkennen, ob sie durch die Amenorrhö emotional irritiert ist oder ob mehr eine Abwehrhaltung vorliegt. Daran schließt sich die gynäkologische Untersuchung an. Nach Entnahme von einigen Milliliter Nativblut zur Prolaktin-, Testosteron- und DHEAS-Bestimmung zum Ausschluß einer hyperprolaktinämischen bzw. hyperandrogenämischen Ovarialinsuffizienz werden der Patientin anhand einfach gestalteter Abbildungen die Wechselwirkungen der Östrogene und Gestagene zwischen Ovar und Uterus und die Bedeutung des Gestagentests erläutert. Die 1. Untersuchung endet mit der Verschreibung von Medroxy-Progesteron-Azetat als Gestagentest 10 mg über 10 Tage.

2. Konsultation:

Bei der 2. Konsultation – ca. 4 Wochen später – berichtet die Patientin, ob durch die Gestagene eine Blutung ausgelöst wurde oder nicht. Das Ergebnis des Gestagentests wird erläutert, die Kenntnisse über die Physiologie des Menstruationszyklus werden erweitert um die Erklärung der Wechselbeziehungen zwischen Hypothalamus–Hypophyse–Ovar. Die allgemeine Anamnese wird weitergeführt mit der ganz selbstverständlichen Besprechung der psychosozialen Situation der Patientin (Eltern, Partner, Beruf, Pläne usw.). Während man die Patientin auf sich wirken läßt, werden „mit dem inneren Auge" die 3 hauptsächlichen symptomauslösenden Konfliktursachen von SAS-Patientinnen abgefragt. Hat die Patientin unbewußt Angst vor Verlust an Sicherheit, Geborgenheit und Wärme? – Ist Sexualität und Triebhaftigkeit i. allg. für sie etwas Bedrohliches? – Muß die Patientin vielleicht mit der männlichen Rolle konkurrieren? – Die 2. Untersuchung endet mit der Verschreibung von GnRH 25 µg zum GnRH-Test.

3. Konsultation:

Im Mittelpunkt der 3. Untersuchung steht der GnRH-Test. Er kann in seiner einfachen Form durchgeführt werden. Eine Blutentnahme erfolgt unmittelbar vor der i. v.-Injektion von 25 µg GnRH sowie 30 min danach. Während des Testablaufs erfolgt mit einfachen Worten eine erneute, erweiterte Erklärung der physiologischen Zusammenhänge von RH-Freisetzung im Zwischenhirn und den davon abhängigen Wirkungen auf die Hypophyse, die Ovarien, den Uterus. Das Gespräch über die aktuelle Lebenssituation wird weitergeführt. Hat man etwa schon eine gewisse Sicherheit über den vermuteten Konflikt der Patientin gewonnen und liegt keine zu große Abwehrhaltung vor, kann der psychosomatische Zusammenhang angesprochen werden. Im anderen Fall muß abgewartet werden.

4. Konsultation:

Während der 4. Konsultation wird das Ergebnis des GnRH-Tests erläutert. Dabei überprüft man, welchen Kenntnisstand die Patientin inzwischen von den Hormonabläufen in ihrem Körper hat.

Nun erfolgt die eigentliche „Umschaltung", d. h. die Hinlenkung der Vorstellung der Patientin auf den psychosomatischen Zusammenhang. Wenn der GnRH-Test die aufgrund der bisherigen Befunde erwartete niedrige LH-Antwort bestätigt, wird der Patientin gegenüber geäußert, man wisse jetzt, daß keine ernste organische Störung vorliege, daß lediglich die ihr bekannten Zwischenhirngebiete unzureichend RH (Releasing-Hormon) an die Hirnanhangdrüse abgäben und daß damit eine Unterfunktion in den davon wiederum abhängigen Eierstöcken eingetreten sei. Man wisse auch, daß die geringere RH-Produktion abhängig sei von nervösen Impulsen aus anderen Hirngebieten, welche wiederum eine Art Steuerungszentrale für i. allg. unbewußte Körpervorgänge wie z. B. auch Magen- oder Darmtätigkeit darstellen.

Diese vegetativen Störungszentralen, dieses unbewußte Nervensystem sei durch viele verschiedene Reize beeinflußbar, z. B. auch durch Streß oder seelische Spannungszustände, was sich auf das Zwischenhirn und damit den Taktgeber der RH-Produktion auswirken könne. Hier wird zum ersten Mal der Patientin gegenüber „die Psyche" im Sinne einer Reizdeutung erwähnt. Wir machen nun immer wieder die Erfahrung, daß jetzt die Patientin von sich aus die Frage stellt: „Also können seelische Vorgänge bei mir eine Rolle spielen?" – oder „...d. h. meine fehlende Periode hätte psychische Ursachen?" – Damit wird die Diagnose- und Therapievorstellung der Patientin auf eine andere Ebene in eine neue Dimension verschoben. Wir machen jetzt das Angebot, gemeinsam herauszufinden, ob „Seelisches" eine Rolle spielen könnte.

Dieser Umgang mit der Patientin kommt also zunächst ihrer Vorstellung von einer „Hormonstörung" entgegen und stabilisiert dabei u. a. die Arzt-Patientin-Beziehung. Parallel zur somatisch-hormonellen Diagnostik werden jedoch gleichzeitig auch die emotionale und psychosoziale Situation der Patientin mit in die Überlegungen einbezogen. Arzt und Patientin vollziehen somit die ersten Schritte von einer somatischen zu einer psychologischen Sichtweise der Störung. Dieser Übergang von der körperlichen zur ganzheitlich psychosomatischen Selbstauffassung der Patientin beansprucht unterschiedliche Zeit, je nach Abwehrstruktur der Patientin. Manchmal geschieht dies innerhalb der 1. Konsultation, manchmal dauert es Monate. Hat man im Verlauf der bisherigen Behandlung schon gewisse Vorstellungen über einen möglichen psychodynamischen Fokus der jungen Patientin entwickelt, können Versuchsinterpretationen aktueller Lebenssituationen, falls sie von der Patientin einfühlbar sind, rasch zu einer erheblichen Motivationssteigerung hinsichtlich einer jetzt psychosomatisch ausgerichteten Behandlung führen. Aber auch Patientinnen, bei denen erst lediglich ein intellektuelles Interesse erwacht ist herauszufinden, was wirklich mit ihnen los ist, sind bereit, ab jetzt einen gemeinsamen psychosomatischen Behandlungsweg einzuschlagen, wenn sie im Verlauf der bisherigen Behandlung eine Beziehung zum Arzt aufbauen konnten, seine Kompetenz, sein Engagement, seine Verläßlichkeit erfahren haben.

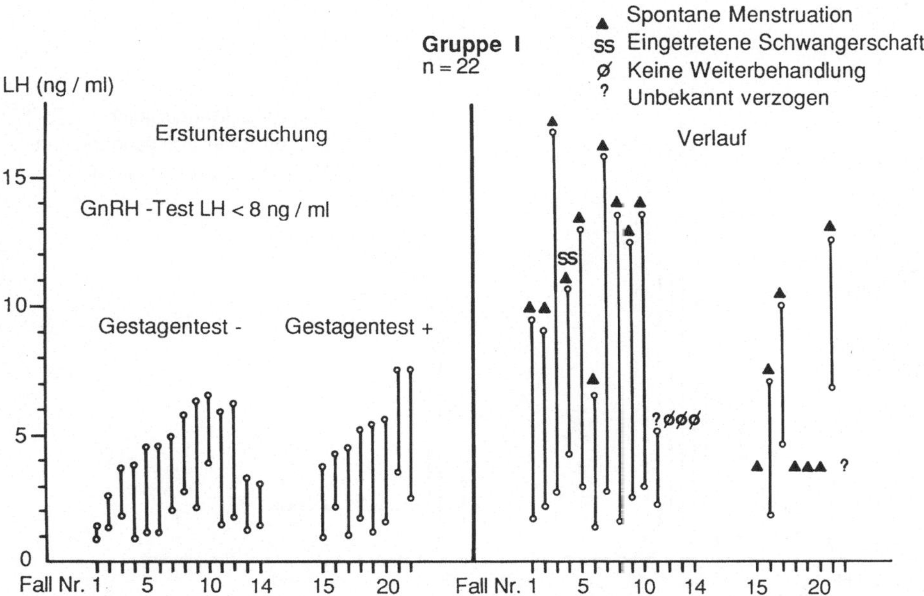

Abb. 4. Patientinnengruppe I: Gestagentests und GnRH-Tests: Erstuntersuchung und im Verlauf der psychosomatischen Behandlung vor Auftreten der spontanen Menstruation

Also auch die Patientinnen mit schwerer suprahypothalamischer Blockierung und zunächst ausgeprägter Abwehrhaltung können im Rahmen der bisherigen Sprechstundensituation weiter behandelt werden. Unterschiedlich ist lediglich ein aktiveres Vorgehen bei der Besprechung von Konflikten. Die konflikthaften Problemkreise müssen vom Arzt u. U. anfangs selbst umrissen, müssen aber auch flexibel geändert werden, wenn sie sich als falsch erweisen.

Von großer Wirksamkeit ist, wenn sich beim behandelnden Arzt etwa folgende Gegenübertragungsgefühle einstellen: „Eigentlich ist es schade, daß sie bisher so eingeschränkt leben. – Warum verzichten sie auf bestimmte Lebensmöglichkeiten? – Ich wünsche ihnen einen Partner bei dem sie sich sicher und geborgen fühlen. – Sexuelle Gefühle sind nichts Verbotenes oder Schuldhaftes, man kann die Angst davor verlieren. – Eigentlich ist es schade, daß sie alle ihre seelischen Kräfte nur für das ehrgeizige Konkurrieren mit männlichen Personen einsetzen." – Diese wohlwollend optimistische Einstellung des Beraters ermöglicht es, gemeinsam mit der Patientin an deren Selbstentwurf zu arbeiten: „Was für eine Frau möchte ich sein bzw. werden, was ist erstrebenswert, was nicht." – Die Zeitdauer dieser Behandlungstechnik ist – je nach Schweregrad der Störung – mit 1/2 bis zu 2 Jahren zu veranschlagen, bei einem ca. 4wöchigen Sprechstundenintervall mit Konsultationszeiten von etwa 15–20 min Dauer. In 3- bis 4monatigen Abständen können Gestagen- oder GnRH-Tests durchgeführt werden, welche den psychosomatischen Therapieeffekt endokrinologisch dokumentieren. Eine sich häufig schon bald einstellende erste spontane Regelblutung, sollte nicht dazu verleiten, die psychosomatischen Konsultationen vorzeitig zu beenden, da es sich hierbei um Übertragungserfolge

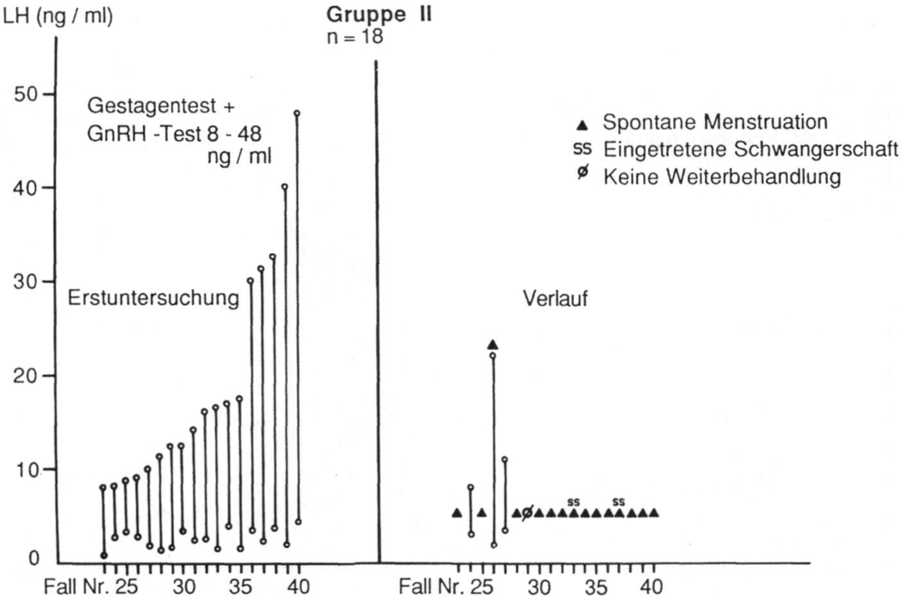

Abb. 5. Patientinnengruppe II: Gestagentests und GnRH-Tests: Erstuntersuchung und im Verlauf der psychosomatischen Behandlung vor Auftreten der spontanen Menstruation

handeln kann. Nur eine ausreichende Durcharbeitung der Konfliktproblematik garantiert den dauerhaften Erfolg.

Diese im Rahmen des üblichen „Sprechstundensettings" durchgeführte psychosomatische Behandlungstechnik hat – um es noch einmal zu unterstreichen – den großen Vorteil, daß Patientin und Arzt keine Aufspaltung, keinen Identitätsverlust erleiden. Die Patientin wird in ihrer psychischen wie physischen Gesamtheit von einem Arzt umfassend angenommen. Wenn sich der Frauenarzt also bemüht, im psychosomatischen Sinne immer die Ganzheit seiner jungen Patientin vor Augen zu haben, kann er adoleszente Frauen mit Zyklusstörungen kausal erfolgreich behandeln. Dann gelingt es, verstehbare Zusammenhänge zwischen ihrer Lebensgeschichte, der aktuellen Lebenssituation und der körperlich-seelischen Symptomatik herzustellen. In dem Maße, wie sie Einsicht in diese Zusammenhänge gewinnt, kann sie sich neu orientieren, kann sie neue Lebensmöglichkeiten ausprobieren. Im Verlaufe wiederholter Konsultationen können Interventionen des betreuenden Arztes eine Art Leitfunktion haben, vergleichbar etwa der Aufgabe des Lotsen, der die Gewässer genau kennt, durch die er ein anderes Schiff hindurchführt, welches sonst aber seinen eigenen Kapitän und seine eigene Mannschaft hat.

Dieses psychosomatische Diagnostik- und Therapiekonzept wurde inzwischen bei 140 weiteren jungen Patientinnen mit SAS angewandt. Die Abb. 4 und 5 zeigen die Behandlungsergebnisse bei einem Kollektiv von 40 SAS-Patientinnen.

Aufgrund des GnRH-Tests und des Gestagentests wurden die Patientinnen wiederum in 2 Gruppen eingeteilt. Gruppe I bilden 22 Patientinnen mit geringer hypophysärer Antwort auf GnRH. Die 30-min-LH-Werte erreichten nicht 8 ng/ml. 14 Patientinnen hatten einen negativen, 8 Patientinnen einen positiven Gestagentest. In der Gruppe II sind 18 Patientinnen mit positivem Gestagentest und einer deutlichen Stimulierbarkeit der Hypophyse im GnRH-Test (30-min-Wert > 8 ng/ml) zusammengefaßt.

Die Gruppe I umfaßt 14 Patientinnen mit negativem Gestagentest und geringer LH-Antwort im GnRH-Test (< 8 ng/ml) sowie 8 Patientinnen mit positiven Gestagentest und ebenfalls geringer LH-Antwort (< 8 ng/ml). Die durchschnittliche Amenorrhödauer bis zum Behandlungsbeginn lag bei 20,8 Monaten. Von diesen 22 Patientinnen konnten 17 behandelt werden. Alle behandelten 17 Patientinnen bekamen wieder spontane Regelblutungen. Bei den 10 Patientinnen mit negativem Gestagentest trat die 1. Menstruation nach durchschnittlich 13,1 Monaten auf, die Zahl der Konsultationen bis zu diesem Zeitpunkt lag bei 10 pro Patientin. Der kürzeste Behandlungszeitraum betrug 5, der längste 19 Monate. Abbildung 4 zeigt, wie im Verlauf der psychosomatisch orientierten Behandlung die Ansprechbarkeit der Hypophyse auf GnRH deutlich zunimmt, bevor die 1. spontane Regelblutung wieder auftritt.

Die Gruppe II umfaßt 18 Patientinnen, alle mit positivem Gestagentest und einer deutlichen LH-Antwort der Hypophyse im GnRH-Test mit LH-Werten von > 8 (bis 48) ng/ml. Die durchschnittliche Amenorrhödauer bis zum Behandlungsbeginn lag hier bei 16 Monaten. Von diesen 18 Patientinnen konnten 17 behandelt werden. Da diese einen Zusammenhang zwischen persönlichen Schwierigkeiten und der sekundären Amenorrhö ahnten, konnte ihre Konfliktproblematik bald angesprochen werden. Schon nach 2 Konsultationen bzw. 2,5 Behandlungsmonaten setzte bei 15 Patientinnen die spontane Regelblutung ein, so daß sich weitere GnRH-Tests erübrigten. Zwei junge Frauen mit Kinderwunsch wurden ohne jede weitere Maßnahme schwanger. Eine Patientin konnte wegen Umzugs nicht weiterbehandelt werden. Bei 2 Patientinnen war allerdings auch 2 Jahre nach Behandlungsbeginn keine spontane Menstruation aufgetreten; eine dieser Patientinnen konnte nach Diagnosestellung einer schweren Zwangsneurose und nach Entwicklung eines gewissen Leidensdrucks in psychotherapeutische Einzelbehandlung überwiesen werden. Im Rahmen dieser Therapie kam es nach 3 Jahren zum Wiederauftreten der Regelblutungen. Erfolglos – im Zweijahreszeitraum – blieb auch die Behandlung einer 21jährigen, extrem ehrgeizigen Jurastudentin, die wir über 26 Monate betreut haben. Die Gestagentests fielen unterschiedlich – positiv oder negativ – aus, die Ansprechbarkeit der Hypophyse im GnRH-Test war deutlich eingeschränkt, die LH-Werte schwankten zwischen 5 und 11 ng/ml. Psychodynamisch hatte die Patientin in Identifikation mit ihrem Vater eine ausgeprägte Leistungs- und Ehrgeizhaltung entwickelt und strebte eine erfolgreiche Juristenkarriere an. Darüber hinaus erlebte sie sich in ständiger Konkurrenz mit ihren männlichen Kommilitonen.

Zusammenfassend läßt sich feststellen, daß von 40 Patientinnen mit SAS unterschiedlichen Schweregrades 32 Patientinnen erfolgreich mit diesem psychosomatisch-endokrinologisch ausgerichteten Therapiekonzept behandelt werden konnten.

Vier Patientinnen erschienen nach 1 bzw. 2 Konsultationen nicht mehr zu den weiteren vereinbarten Sprechstunden. In diesen Fällen war es offenbar nicht gelungen, eine tragfähige Arzt-Patientin-Beziehung aufzubauen. Alle 4 Patientinnen antworteten auf unsere Anfrage 2 Jahre nach Behandlungsabbruch. Eine spontane Blutung war bei keiner Patientin aufgetreten. Diese 4 Krankheitsverläufe demonstrieren erneut, daß bei ausgeprägter suprahypothalamischer Blockierung (GnRH-Test < 8 ng/ml und negativer Gestagentest) ohne psychosomatisch orientierte Behandlung mit einer spontanen Normalisierung des Zyklus nicht zu rechnen ist.

Einige kurze Bemerkungen von Patientinnen am Ende des gemeinsamen therapeutischen Weges mögen auf die abgelaufenen inneren Veränderungen hinweisen:

Fall 2:
„...das eine Mal bin ich froh gestimmt von Ihnen gegangen, das andere Mal etwas traurig. Doch Sie haben mir viele Dinge klargemacht. Es ist schwierig, eine Frau zu sein. Sie als Mann haben es da leichter..."

Fall 3:
„...hiermit sende ich Ihnen das Kalenderblatt über meine Monatsblutungen. Ich hätte es schon vor Monaten absenden sollen, was ich bis heute versäumt habe. Früher hatte ich Herzklopfen, ob die Blutung auch wirklich wieder kommt, es beruhigt schon sehr, daß es da wieder bei mir stimmt..."

Fall 4:
„...Als Kind kannte ich mich aus, von den Eltern wurde ich beschützt, von den jüngeren Geschwistern akzeptiert, dann kannte ich mich plötzlich nicht mehr aus, ich glaube, jetzt weiß ich, wie es weitergeht..."

Fall 5:
„...Ich hatte einfach Angst, eine Frau zu werden... Es ist nicht so einfach, wieder eine Frau zu sein, etwas, was man lange nicht gebraucht hat..."

Fall 6:
„...Sie haben mir die Legitimität zu mehr Freude und Gehenlassen gegeben. Ich war wie in einem Gefängnis, erst jetzt bin ich bereit für ein Kind..."

Zusammenfassung

Zyklusstörungen bei adoleszenten Frauen haben ganz überwiegend einen psychosomatischen Hintergrund. Entsprechend der individuellen Lebensgeschichte können einzelne wesentliche Aspekte weiblicher Entwicklung bzw. Selbstverwirklichung behindert sein. Junge Frauen mit Zyklusstörungen – insbesondere mit deren gravierendstem Symptom, dem sekundären Amenorrhösyndrom, gehören zu den Problempatientinnen in der gynäkologischen und allgemeinärztlichen Sprechstunde. Da sich bei diesen Patientinnen regelhaft außer der Amenorrhö eine ganze Reihe zusätzlicher körperlicher und/oder seelischer Symptome sowie sexueller Probleme findet, ist es angebracht, vom „sekundären Amenorrhösyndrom" zu sprechen, um diese psychosomatische Störung besser zu charakterisieren.

Da die psychosomatischen Zusammenhänge dieser Störung noch immer zu wenig bekannt sind oder von einseitig organmedizinisch arbeitenden Ärzten ignoriert werden, ist die alleinige hormonelle Therapie der suprahypothalamischen sekundären Amenorrhö noch immer überwiegend die Regel. Eine solche Behandlung ist jedoch nur symptomatisch wirksam, verschleiert die eigentlichen Ursachen, begünstigt eine zunehmende Abwehr der Patientin und damit eine Fixierung oder Chronifizierung dieser psychosomatischen Störung. Unsere Untersuchungen zeigen, daß nur die Korrelation gynäkologisch-endokrinologischer und psychosomatischer Befunde den richtigen therapeutischen Weg weist. Dabei zeigt sich, daß bestimmte Persönlichkeitsmerkmale regelhaft mit bestimmten Hormonprofilen korreliert sind, daß der Schweregrad der psychosomatischen Störung sekundäres Amenorrhösyndrom sein endokrinologisches Korrelat hat. Aus den Erfahrungen der Behandlung von über 200 Patientinnen mit sekundärem Amenorrhösyndrom wurde ein psychosomatisch-endokrinologisch orientiertes Diagnostik- und Therapiekonzept entwickelt, welches dem Gynäkologen und Allgemeinarzt ermöglicht, Patientinnen mit sekundärem Amenorrhösyndrom erfolgreich zu behandeln.

„... Es gibt keinen Grund mehr für Amenorrhö, wenn Weiblichkeit in ihren unterschiedlichen Aspekten wieder möglich und erstrebenswert wird" (De Senarclens u. Fischer 1978).

Jungen Frauen bei der Auflösung psychosozialer Schwierigkeiten zu helfen, halten wir für eine wichtige Aufgabe in der frauenärztlichen Praxis.

Literatur

Balint M (1965) Der Arzt, seine Patientin und die Krankheit. Klett, Stuttgart
De Senarclens M, Fischer W (1978) Aménorrhée: Féminité impossible? Etude socio-psychosomatique. Masson, Paris
Elert R (1952) Zur Genese der Notstandsamenorrhö. Geburtshilfe Frauenheilkd 12:193
Molinski H, Rechenberger F, Richter D (1979) Psychosomatik in der Sprechstunde des niedergelassenen Arztes, eine Utopie? Dtsch Ärztebl 50:3307
Peters F, Richter D (1979) Psychosomatic conflicts and gonadotropin secretion. Acta Endocrinol Suppl 225:471
Petterson F, Fries H, Nillius SJ (1973) Epidemiology of secondary amenorrhoea. Am J Obstet Gynecol 80:117
Richter D, Peters F, Breckwoldt M (1979) Psychotherapeutische Behandlungsergebnisse der sekundären Amenorrhö, Korrelation psychosomatischer und endokrinologischer Befunde. Arch Gynecol 228:564
Richter D, Peters F, Breckwoldt M (1979) Therapeutic experiences in the treatment of patients with secondary amenorrhoea: psychosomatic and endocrinological aspects. In: Carenza L, Zichella L (eds) Emotion and reproduction. Proceedings of the Serono Symposia. Academic Press, London, p 249
Richter D (1982) Psychosomatisch und endokrinologisch orientierte Diagnostik und Therapie des sekundären Amenorrhösyndroms. Gynäkologe 15:173–189
Rosenkötter L, De Boor C, Erdely Z, Matthes J (1968) Psychoanalytische Untersuchungen von Patientinnen mit funktioneller Amenorrhö. Psyche 22:838
Sydenham A (1946) Amenorrhoea at Stanley Camp, Hongkong during Internment. Br Med J 2:159
Whiteacre FE, Barrera B (1944) War amenorrhoea. JAMA 124:399

Kontrazeption und Sexualberatung in der Adoleszenz

J. Bitzer

Einleitung

Jeder Gynäkologe kennt junge Patientinnen, bei denen sich die kontrazeptive Beratung und Behandlung sehr schwierig gestaltet:
Da ist die 16jährige Südeuropäerin, die voller Angst vor Entdeckung durch die Eltern die „Pille" möchte und nervös und verängstigt der gynäkologischen Untersuchung entgegenbangt. Dann die gleichaltrige Schülerin, die häufig ungeschützt Verkehr hat, weil sie sich nicht mit „Chemie" vollstopfen will. Da ist die 17jährige Auszubildende, die allein mit einer ungewollten Schwangerschaft vor unüberwindlichen Schwierigkeiten steht. Oder das 15jährige Mädchen, das über zahlreiche Nebenwirkungen unter Ovulationshemmern klagt und mehr unter dem Druck ihrer Clique als aus eigenem Antrieb sexuell aktiv ist. Die rationale Aufklärung über biologische Vorgänge und die technische Verfügbarkeit kontrazeptiver Mittel reichen nicht aus, den sehr individuellen Problemen dieser jugendlichen Patientinnen gerecht zu werden.

Zusammenhang zwischen adoleszenter Entwicklung, sexuellem Empfinden und Kontrazeption

Wir haben in einer eigenen Untersuchung über solche jugendlichen „Problempatientinnen" die in Abb. 1 gezeigten Zusammenhänge darstellen können.
Störungen der psychosexuellen Entwicklung in der Adoleszenz führen häufig zu Schwierigkeiten im Umgang mit der erwachenden und antriebsintensiven eigenen Sexualität. Diese Schwierigkeiten machen sich als Störungen des sexuellen Empfindens und des Sexualverhaltens bemerkbar und können ihrerseits zu verschiedenartigen und vielfältigen Konsequenzen führen:
Es kann zum unangepaßten Kontrazeptionsverhalten kommen, bei dem die Pille vergessen wird oder nicht näher definierbare Risiken eingegangen werden. Daneben führen Unsicherheiten im Sexualverhalten nicht selten zu Problemen in der Partnerschaft, insbesondere wenn die Fähigkeit des Miteinandersprechens nicht entwickelt wurde.
Oder es treten schwierig zu behandelnde Unverträglichkeiten im Bereich der Kontrazeption auf, begleitet von verschiedenartigen somatisch-funktionellen Störungen. Dazu gehörden v. a. passagere Gewichtsschwankungen, unklares Völlegefühl oder Unwohlsein. Diese Störungen des Wohlbefindens können

dann schließlich in manifeste somatische Symptome münden, oder sie führen im Zusammenwirken mit den oben beschriebenen Faktoren zu der die jugendliche Patientin schwer belastenden ungewollten Teenagerschwangerschaft.
Wir haben es also bei jugendlichen Patientinnen häufig mit einem komplizierten Beziehungsgefüge zu tun, das an den Arzt erhöhte Anforderungen stellt: Neben einer genauen Kenntnis der kontrazeptiven Methoden, ihrer Wirksamkeit und Nebenwirkungen muß er zunehmend die Funktion der Sexual- und Partnerschaftsberatung und der einfühlenden Begleitung der Patientin in einer entscheidenden Phase der individuellen Entwicklung übernehmen. Dazu braucht er neben Emphatie und Glaubwürdigkeit auch ein Basiswissen über die empirischen Befunde zur jugendlichen Sexualität und über die wesentlichen Phasen und Bereiche der psychosexuellen Entwicklung in der Adoleszenz.

Sexualverhalten junger Mädchen

Sigusch u. Schmid fassen 1973 ihre empirischen Untersuchungen über Jugendsexualität folgendermaßen zusammen:
Im Durchschnitt verabredet sich ein Mädchen zum 1. Mal mit 13 Jahren und 9 Monaten, küßt zum 1. Mal mit 14 Jahren und 5 Monaten, verliebt sich zum 1. Mal mit 15 Jahren und 6 Monaten, hat ihren 1. festen Freund mit 15 Jahren und 6 Monaten, erlebt zum 1. Mal Busenpetting mit 15 Jahren und 11 Monaten, hat zum 1. Mal passives Genitalpetting mit 16 Jahren und 9 Monaten, hat zum 1. Mal aktives Genitalpetting mit 17 Jahren und 1 Monat und erlebt ihren ersten Koitus mit 17 Jahren und 9 Monaten.
Diese Daten stammen von 602 Schülern der Jahrgänge 1953 und 1954 und wurden im Rahmen von Interviews im Mai und Juni 1970 erhoben. Jeweils

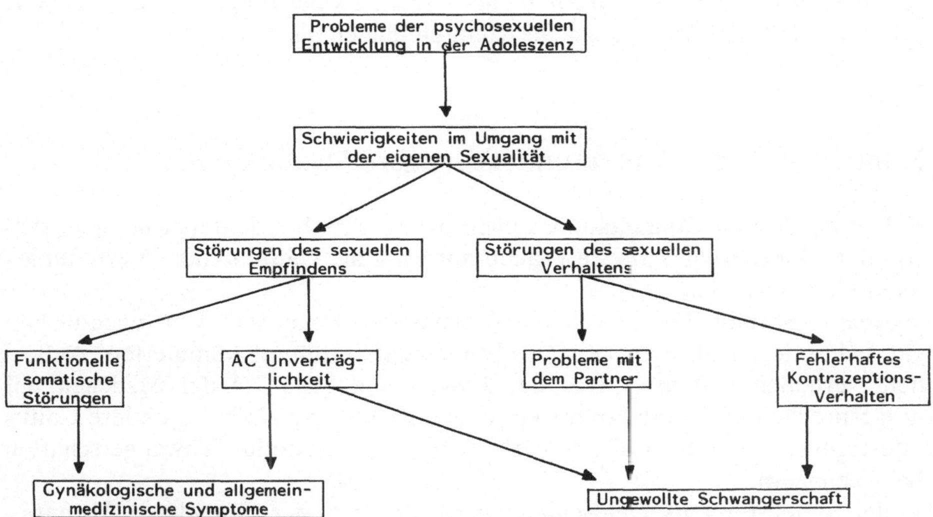

Abb. 1. Psychosomatische Aspekte der Kontrazeption in der Adoleszenz

ungefähr 60 Schülerinnen und 60 Schüler wurden in 5 Großstadtgebieten der Bundesrepublik Deutschland befragt. Die Untersucher fanden im deutschsprachigen Raum, ebenso wie Husslein (1982), daß mit 16 Jahren rund 40% der Jugendlichen Verkehr aufgenommen hatten und mit 19 Jahren bereits 75% aller Jugendlichen Geschlechtsverkehr praktizieren.

Schofield (1969) untersuchte das sexuelle Verhalten junger Leute in England und fand, daß mit 16 Jahren bereits jedes 3. Mädchen koituserfahren war, abhängig vom sozialen Status und der schulischen Ausbildung, wie dies bereits von Kinsey und Gebhard nachgewiesen worden war.

Farrell (1978) berichtete in einer weiteren Umfrage etwa 10 Jahre später, daß mit 18 Jahren 68% der Mädchen Erfahrung im Geschlechtsverkehr hatten. Ähnliche Zahlen wurden auch aus den USA berichtet.

Seit diesen Untersuchungen in den 70er Jahren ist wohl der Zeitpunkt der Kohabitarche noch weiter vorverlegt, und der Abstand zwischen 1. Verabredung und Koitus hat sich vermindert. Dazu einige Daten:

Eine Studie in den USA zeigte, daß von 1971 bis 1979 der Anteil der 15- bis 19jährigen ledigen Mädchen, die Geschlechtsverkehr praktizieren, von 28 auf 46% anstieg. Etwa 20% der 15jährigen Mädchen berichteten, daß sie mindestens 1mal Geschlechtsverkehr hatten. Eine neuere Umfrage in England zeigte, daß 12% der 16jährigen Mädchen sexuell aktiv waren (Jones et al. 1985).

In Schweden wurden 1970–1976 in Stockholm und dem näheren Umkreis Untersuchungen bei Jugendlichen angestellt. Das durchschnittliche Alter der 1. sexuellen Aktivität war dort bei Mädchen 15,8 und bei Jungen 17,4 Jahre (Jones et al. 1985). Ein Vergleich mit einer anderen Studie in Stockholm, welche 10 Jahre früher stattfand, ergab, daß das Alter erster sexueller Betätigung bei Mädchen mehr als 2,5 Jahre sank, während es bei Jungen nur um etwa 3 Monate zurückging: „Derzeit scheinen die Menarche und die ersten sexuellen Erfahrungen viel näher aneinandergerückt zu sein. Da die geschlechtliche Reife bei Mädchen eher eintritt als bei Jungen, ist es verständlich, daß Mädchen früher sexuelle Kontakte haben als Jungen."

Kontrazeptionsverhalten und Teenagerschwangerschaft

Neben der frühen Kohabitarche zeigen die empirischen Untersuchungen, daß von den Mädchen und jungen Frauen nur etwa die Hälfte sichere Verhütungsmethoden anwenden.

Sigusch u. Schmid (1973) fanden, daß sich 3 von 10 koitusaktiven Jugendlichen gar nicht oder nicht regelmäßig um Empfängnisverhütung kümmerten. Außerdem verließen sich etwa 1/10 der Jungen und etwa 1/4 der Mädchen auf ausgesprochen unsichere kontrazeptionelle Praktiken, wie insbesondere Coitus interruptus. Die Folgen dieses Verhaltens sind ungewollte Schwangerschaften bei Teenagern.

In der Bundesrepublik Deutschland werden ca. 5% der gemeldeten Abruptiones an Minderjährigen vorgenommen.

Eine Studie in England zeigte 1977 folgende Ergebnisse (Farrell 1978): Eines von 500 Mädchen unter 16 Jahren wurde ungewollt schwanger. Es fanden sich 8424 Schwangerschaften bei alleinstehenden Mädchen unter 16 Jahren. Bei 2300 Mädchen zwischen 11 und 15 Jahren wurden Schwangerschaftsabbrüche durchgeführt. Bei der Gruppe der 16jährigen Mädchen waren es 4100 Abbrüche im untersuchten Jahr.

Die Häufigkeit von Schwangerschaften bei 15- bis 19jährigen Teenagern unterscheidet sich in den einzelnen Ländern erheblich: In den USA sind es 83 auf 1000, in England 45 auf 1000, in Schweden 34 auf 1000 und in Holland 12 auf 1000.

Sexuelle Wünsche und Einstellungen junger Frauen

Auch zur Frage der bewußten Vorstellungen, Motive und Wünsche bezüglich ihrer Sexualität liegen einige Untersuchungen bei männlichen und weiblichen Jugendlichen vor (Schlägel et al. 1975; Wolf 1981).

Aus einer Umfrage von Wolf (1981) geht hervor, daß nicht sexuelle Freizügigkeit, sondern Geschlechtsbeziehung mit einem festen Partner, den man liebt, angestrebt wird. Über 70 % der untersuchten Jugendlichen legten Anfang der 80er Jahre Wert auf Treue und feste Partnerschaft. Eine Großuntersuchung von Kooy aus dem Jahre 1972 (zit. nach Wolf 1981) an holländischen Jugendlichen erbrachte ebenfalls solche „konservativen" Vorstellungen sowie eine deutliche Übereinstimmung mit den Ansichten der Eltern über Ehe und Sexualität.

Bereits Sigusch u. Schmid (1973) hatten in ihrer Untersuchung gefunden, daß 4/5 der Mädchen nur mit einem Jungen Geschlechtsverkehr haben wollten, den sie richtig lieben. Nur 3 % aller Mädchen würden mit jedem Jungen schlafen, der ihnen gefällt und dazu bereit ist, ob sie ihn nun lieben oder nicht.

Schlägel et al. (1975) fassen die Befunde zusammen: Die Sexualmoral der heutigen Jugendlichen ist als freizügig und sexualfreundlich, als partner- und liebesorientiert und als gleichheitlich zu bezeichnen.

Buddeberg (1983) führt dazu aus: „Sexualität ist in der Einstellung der Jugendlichen nicht mehr an Ehe und Fortpflanzung gebunden, sie wird als ein Bedürfnis aufgefaßt, das zwei Partner näherbringt und ihr Zusammenleben erleichtert, weil sie Freude macht."

Sexuelle Zufriedenheit bei Jugendlichen

In der Untersuchung von Sigusch u. Schmidt (1973) erlebte jedes 4. Mädchen den 1. Geschlechtsverkehr als unangenehm, jedes 5. war danach enttäuscht, jedes 6. hatte ein schlechtes Gewissen und jedes 20. bedauerte, es getan zu haben; ebenfalls etwa jedes 20. Mädchen fand den 1. Koitus sogar ekelhaft und widerlich. Mindestens eine dieser 5 negativen Reaktionen nannte 1/3 der Mädchen.

Am zweithäufigsten waren negative Reaktionen bei der Selbstbefriedigung. Jeweils 1/10–1/5 der Mädchen fürchtete sich vor Gesundheitsschäden, bedauerten, es getan zu haben, und hatten ein schlechtes Gewissen.
Etwa 22 % der Mädchen berichteten über situative Orgasmusschwierigkeiten beim Koitus.
Diese Untersuchung in den 70er Jahren bezog sich v. a. auf die Umwelt und erziehungsbedingte Frustrationen Jugendlicher im Umgang mit ihrer Sexualität.
Die beschriebenen empirischen Befunde zur Sexualität weiblicher Jugendlicher lassen sich folgendermaßen zusammenfassen:

1) Frühe Kohabitarche,
2) relativ hohes Partnerschafts- und Liebesideal,
3) häufige sexuelle Frustration,
4) mangelndes Kontrazeptionsverhalten,
5) zunehmende Teenagerschwangerschaften.

Diese Befunde zeigen die Bedeutung einer ganzheitlich orientierten kontrazeptiven Beratung, die auf die psychosexuelle Entwicklung in der Adoleszenz eingeht.

Phasen und Bereiche der psychosexuellen Differenzierung in der Adoleszenz – Entwicklungsaufgaben der Adoleszenz

Neben dem Wissen um die biologischen Entwicklungsschritte mit den begleitenden körperlichen und endokrinen Veränderungen ist für die ärztliche Betreuung der Adoleszenten ein Wissen um die psychosexuelle Entwicklung von erheblicher Bedeutung.
Frick-Bruder (1981) kennzeichnet auf dem Boden einer analytischen Entwicklungspsychologie die Ziele der psychosexuellen Entwicklung der Frau als Herstellen einer geschlechtlichen und personalen Identität, als die Fähigkeit zum lustvollen Körpererleben und die Entwicklung der Dialog- und Beziehungsfähigkeit. Nijs (1982) sieht in der Adoleszenz den Beginn eines lebenslangen Einübens der Lust- und Beziehungsfähigkeit eines Menschen, wobei die 4 Dimensionen menschlicher Sexualität, nämlich Lust, Partnerschaft, Fortpflanzung und Institutionalisierung der Beziehung, integriert werden müssen.
Wir haben in einer klinisch orientierten Studie über jugendliche Patientinnen mit Sexualstörungen 5 für die Behandlung wesentliche Aspekte der sich entfaltenden Sexualität adoleszenter Frauen gefunden:

1) die Herstellung eines positiven Körpergefühls und Körperbildes;
2) die Integration und Konzentrierung prägenitaler Triebimpulse in Richtung auf eine partnerbezogene genitale Sexualität;
3) die Ablösung der Adoleszenten von ihrer Ursprungsfamilie im Sinne einer Entwicklung zu personaler Autonomie und Individuation;

4) das Erlernen von neuen Beziehungsmustern im zwischenmenschlichen Umgang;
5) die Schaffung einer stabilen Erwachsenenidentität.

Störungen in jedem dieser Entwicklungsbereiche haben Auswirkungen auf das sexuelle Empfinden und sexuelle Verhalten der Jugendlichen und können dadurch negative Einflüsse auf die Kontrazeption bei jugendlichen Patientinnen ausüben.

Praktische Sexualberatung im Rahmen der kontrazeptiven Betreuung von Jugendlichen

Die Erstkonsultation dient der einfühlsamen Kontaktaufnahme mit den Jugendlichen. Neben der sorgfältigen gynäkologischen und allgemeinmedizinischen Anamnese sollte auf Ängste und Erwartungen der Jugendlichen bezüglich der Untersuchung eingegangen werden. Im Verlauf des Erstgesprächs bemühen wir uns, 3 Bereiche des sexuellen Erlebens anzusprechen: 1) die bisherigen sexuellen Erfahrungen, verbunden mit der Frage der Zufriedenheit mit der eigenen Sexualität, 2) die Ängste bezüglich des sexuellen Erlebens, insbesondere auch sexuell übertragbarer Krankheiten, 3) die Vorstellungen und Wünsche zur Empfängnisverhütung.
Wenn diese Bereiche im Gespräch geklärt sind, sollte eine genaue Instruktion über die verschiedenen kontrazeptiven Methoden und deren biologische und psychologische Grundlagen erfolgen. Wichtig ist dabei, Rückfragen durch die Jugendliche zu ermöglichen, indem ein offener Gesprächsstil gepflegt wird. Dabei ist es wichtig, auch auf „irrationale", objektiv unbegründete Ängste einzugehen und sie ernst zu nehmen. Außerdem sollten wir darauf achten, daß die Sprache nicht zu medizinisch-fachspezifisch gewählt wird.
Im allgemeinen wird diese 1. Konsultation mit der Verordnung eines niedrigdosierten Ovulationshemmers beendet. Die weiteren Konsultationen dienen einerseits der medizinischen Kontrolle, zum anderen aber auch zur Vertiefung des Kontaktes. Dabei versuchen wir, Angaben zur Biographie und zum psychosozialen Umfeld zu erhalten, um uns damit ein Gesamtbild der psychosexuellen Entwicklung machen zu können. Hilfreich scheint uns dabei, die oben beschriebenen 5 Entwicklungsbereiche und Aufgaben der psychosexuellen Entwicklung in der Adoleszenz zu berücksichtigen.
Durch diese Art des Vorgehens bemühen wir uns, neben der Verordnung eines Kontrazeptivums die Jugendliche in dieser sehr sensiblen und für die weitere körperliche und seelische Entwicklung oft entscheidend wichtigen Phase zu begleiten.
Ausgehend von diesem Konzept haben wir eine psychosomatisch orientierte Studie zur kontrazeptiven und Sexualberatung bei Jugendlichen durchgeführt, die im folgenden dargestellt wird.

Probandinnen und Methoden

Wir haben bei 100 Mädchen und Frauen, die zum Zeitpunkt der Erstkonsultation weniger als 20 Jahre alt waren und die im Rahmen der Sprechstunde für Familienplanung sexuelle Schwierigkeiten angaben, folgende Untersuchungen durchgeführt:

1) allgemeine und gynäkologische Anamnese,
2) Sexualanamnese,
3) gynäkologischer Status,
4) endokrinologische Abklärungen (zum Teil),
5) Analyse des Kontrazeptionsverhaltens und der Kontrazeptionsunverträglichkeit,
6) psychosoziale Diagnostik, einschließlich eines tiefenpsychologisch-diagnostischen Interviews (60 Fälle).

ErgebnisseSexualstörungen

Die am häufigsten geklagte Störung des sexuellen Empfindens war der nicht erreichte Orgasmus beim Geschlechtsverkehr: 70 der 100 jungen Frauen klagten über dieses Symptom, 35 von ihnen waren orgasmusfähig bei der Masturbation oder klitoralen Stimulation durch den Partner. Dies wurde jedoch überwiegend als ungenügend und mangelhaft erlebt. Auffallend häufig wurde das Symptom Libidomangel angegeben, wobei in der Hälfte der Fälle situative und partnerschaftliche Begleitfaktoren beschrieben wurden. 30 Mädchen klagten über Schmerzen beim Verkehr, bei 29 Frauen fand sich ein Vaginismus als Hauptsymptom. Bei mehr als der Hälfte der untersuchten Mädchen lagen mehrere Sexualstörungen gleichzeitig vor. Außerdem fand sich bei 31 Patientinnen gleichzeitig eine schwere Partnerschaftsstörung. Bei 28 jungen Frauen hatten die sexuellen Schwierigkeiten zu leichten Spannungen in der Partnerschaft geführt.

Begleitsymptomatik

Die Auswertung der Begleitsymptome und anamnestischen Angaben ergab folgendes Bild:
Bei 22 Mädchen fand sich eine Adnexitis in der Anamnese, 12mal waren rezidivierende Kolpitiden aufgetreten.
Der Anteil der jungen Frauen mit primärer Oligomenorrhö, die über Jahre andauerte, war relativ hoch. Insbesondere war bei 14 Mädchen eine sekundäre Amenorrhö aufgetreten im Sinne einer hypothalamischen Ovarialinsuffizienz als Ausdruck einer psychoendokrinen Reifungsstörung.
Auch im Bereich der Familienplanung fanden sich auffällige Befunde: 43 Frauen hatten eine ungewollte Schwangerschaft und einen Schwangerschafts-

Sexuelle Symptome	Zahl der Patienten
Anorgasmie	71
Libidomangel	60
Dyspareunie	30
Vaginismus	23
Partnerschaftsstörungen	
schwer	31
leicht	28

Abb. 2. Sexualstörungen jugendlicher Patientinnen (n = 100)

abbruch hinter sich. Bei 35 war die kontrazeptive Beratung erschwert wegen verschiedener Unverträglichkeiten, z. T. begleitet vom häufigen Wechsel und Absetzen der kontrazeptiven Methode.

Hoch war der Anteil funktioneller Körpersymptome. Wir fanden bei 28 Patientinnen einen Pruritus ohne Organbefund, bei 21 jungen Frauen Unterbauchschmerzen ohne eindeutig pathologisches Substrat.

Psychosoziale und psychologische Befunde

Bei 36 Patientinnen war eine Ehescheidung der Eltern in der Kindheit erfolgt, bei 28 dieser Mädchen lag eine schwere Milieubelastung vor. Bezüglich der kognitiven Störungen fanden wir bei 71 jungen Frauen einen deutlichen Informationsmangel und Lerndefizite und etwa gleich häufig von der Altersgruppe induzierte überhöhte Leistungsanforderungen und Leistungsängste.

Von großer Bedeutung scheinen uns die Befunde zur emotionalen Entwicklung zu sein.

In einer *1. Gruppe* von 14 Mädchen standen überwiegend Störungen bei der Entstehung eines eigenen positiven Körperbildes im Vordergrund. Deshalb werden eigene erotische und sexuelle Empfindungen nicht wahrgenommen, verdrängt oder gar verleugnet.

In einer *2. Gruppe* von 22 Patientinnen dominierten prägenitale Triebinhalte. Für diese Mädchen steht die volle genitale Sexualität eigentlich gar nicht zur Diskussion. Sie praktizieren Geschlechtsverkehr aus Anpassung an die Nor-

Soziale Befunde	
	36 Ehescheidung der Eltern
	28 Broken home
Kognitive Befunde	
	71 Informationsmangel
	53 Lerndefizite
	71 Leistungsängste
Emotionsdiagnostische Befunde	
	14 Gestörtes Körperbild
	22 Prägenitale
	15 Neurotische Partnerwahl
	21 Ablösungs- / Autonomiekonflikte
	28 Störungen der Identität / des Ichideals

Abb. 3. Begleitsymptomatik sexueller Störungen bei jugendlichen Patientinnen (n = 100)

Begleitsymptome und anamnesische Angaben	Zahl der Patienten
Gynäkologische Symptome	
	22 Adnexitis
	14 rezidivierende Kolpitis
Endokrine Symptome	
	54 primäre Oligmenorrhö
	14 sekundäre Amenorrhö
Kontrazeption	
	43 ungewolllte Schwangerschaft
	36 AC Unverträglichkeit
	18 häufiger Wechsel, schlechte Compliance
Funktionelle körperliche Störungen	
	28 Pruritus ohne organischen Befund
	21 Unterbauchschmerzen ohne organischen Befund

Abb. 4. Psychologische und psychosoziale Befunde bei jugendlichen Patientinnen (n = 100)

men der Peer-group. Dabei können sie nur teilweise oder bedingt körperliche Lustgefühle zulassen, wie etwa nur Küssen oder Gestreicheltwerden. Häufig werden sie von ihren Freunden zum Frauenarzt geschickt, weil etwas mit ihnen nicht stimme.

Die *3. Gruppe* umfaßte 15 Mädchen, bei denen die sehr einseitige Art und Weise auffiel, wie sie mit ihren Partnern umgingen. Sie durchlaufen eine große

Zahl von Bekanntschaften, von denen keine als befriedigend erlebt wird. Bemerkenswert ist dabei die undifferenzierte Wahrnehmung der Partner, die verschiedenen klischeehaften Vorstellungen, die dem Partner zugeordnet werden. Sie wählen zwischen dem Typ des lieben, aber langweiligen Versorgers und dem Typ des draufgängerischen, interessanten, aber unzuverlässigen Verführers.

Bei 21 jungen Frauen fand sich im Bereich der emotionalen Entwicklung ein *persistierender Ambivalenzkonflikt* zwischen überstarker Bindung an die Eltern und Autonomiestreben. Für sie bedeuten sexuelle Impulse gefährliche Ablösungssignale von der Sicherheit bietenden Ursprungsfamilie. Gleichzeitig stellt die erwachende Sexualität eine Versuchung dar, den einengenden, begrenzenden, evtl. sogar unterdrückenden Seiten dieser Familiensituation zu entgehen. Sie erleben also die Sexualität zutiefst ambivalent.

Die letzte Gruppe von 28 Mädchen war gekennzeichnet durch eine überwiegende Störung der Identitätsfindung, des Ich-Ideals. Dabei handelt es sich um Mädchen, denen es an positiven Identifizierungsmöglichkeiten fehlte, so daß ein grundlegendes stabiles Gefühl des eigenen Wertes sich nicht entwickeln konnte. Um eine damit verbundene innere Leere zu überwinden, neigen sie dazu, sich trotz widrigster Umstände ein Kind zu wünschen, oder es kommt teilweise zur Flucht in die irreale Welt der Drogen mit Entstehung einer Suchtkrankheit.

Wenn wir nun, ausgehend vom psychologischen Verständnis, die sexualmedizinischen, somatisch-endokrinen und psychosozialen Befunde bei jeder einzelnen Patientin gemeinsam betrachten, so ergeben sich innerhalb des gesamten untersuchten Kollektivs 3 Gruppen von jungen Frauen (Tabellen 1–3).

In der *1. Gruppe* von 36 jungen Patientinnen war die sexuelle Dysfunktion überwiegend beschränkt auf die Anorgasmie oder den Vaginismus als isolierte Symptome. Die Begleitsymptomatik im somatischen und endokrinen Bereich war leicht, meist handelte es sich um Einzelsymptome. Psychologisch fanden sich überwiegend Lerndefizite und Informationsmängel im Rahmen einer an sich noch normalen Reifungskrise in der Adoleszenz. Gemeinsam war also diesen Frauen eine etwas erschwerte Anpassung an die körperlichen und psychosozialen Veränderungen in der Adoleszenz. Therapeutisch kam es in dieser Gruppe darauf an, einfühlend zu informieren, die Wünsche und Ängste dieser jungen Frauen ernstzunehmen und eine individualisierte und kontrazeptive Sexualberatung durchzuführen.

In der *2. Gruppe* von 36 Patientinnen klagten die jungen Frauen überwiegend über kombinierte Störungen im Bereich der Sexualität, begleitet von leichten bis schweren Partnerschaftsstörungen. Die Begleitsymptomatik war vielfältiger und ebenfalls meist kombiniert, und es traten nicht selten kontrazeptive Probleme auf. Psychologisch fanden sich dabei auffällige Befunde im Bereich der psychosexuellen Entwicklung und außerdem pathogenetisch wirksame Entwicklungskonflikte, deren Lösung den jugendlichen Patientinnen alleine nicht möglich war. Deshalb muß die Behandlung hier neben der somatischen Therapie und kontrazeptiven Beratung stärker psychotherapeutisch orientiert sein, mit konfliktzentrierten und einsichtsvermittelnden Techniken.

228   J. Bitzer

Tabelle 1. Gruppe 1: Adoleszenz als Krise (n = 36)

Sexuelle Dysfunktion	Begleitsymptomatik	Psychologische Befunde
Monosymptomatisch	*Geringer Schweregrad, meist Einzelsymptome:*	*Lerndefizit/Informationsmangel*
– Anorgasmie	– Oligomenorrhö	– gestörtes Körperbild
– Vaginismus	– Pruritus ohne organischen Befund	– prägenitale Fixierungen
	– rezidivierende Kolpitis	
	– Adnexitis	

Tabelle 2. Gruppe 2: Pathogenetisch wirksame Entwicklungskonflikte der Adoleszenz (n = 36)

Sexuelle Dysfunktion	Begleitsymptomatik	Psychologische Befunde
Kombinierte Störungen	*2–3 Symptome gleichzeitig*	Ehescheidung der Eltern
– Dyspareunie	Oligoamenorrhö	
– Vaginismus		Ablösungs- u. Autonomie-
– Anorgasmie	Probleme im Bereich der	konflikte
	Kontrazeption:	
Leichte bis schwere	– subjektive Unverträglichkeit	Konflikthafte Elternhaus/
Partnerprobleme	– selten ungewollte	Peer-group
	– Schwangerschaft	
		starres Rollenverhalten
	Adnexitix	
	Pruritus	

Schließlich standen bei der *3. Gruppe* von 28 Patientinnen manifeste Entwicklungsdefizite der Adoleszenz im Vordergrund. Im Bereich der sexuellen Dysfunktion war die Symptomatik wechselnd. Auf eine Phase mit schweren kombinierten Funktionsstörungen mit Libidomangel folgte nicht selten bei der gleichen Patientin eine Phase, in der sie sexuell besonders gut „funktionierte", wobei aber gleichzeitig schwere Partnerkonflikte in anderen Beziehungsbereichen auftraten.

Die Begleitsymptomatik war vielfältig und ausgeprägt im Sinne von deutlichen Endokrinopathien und psychosomatischen Störungen. Anamnestisch fanden sich Entwicklungsstörungen und Milieuschäden mit mangelhafter Entwicklung von synthetischen Ich-Funktionen, wobei Sexualität schlecht reguliert werden konnte. Die Therapie ist in dieser Gruppe von Patientinnen schwierig und mehrschichtig. Neben den obengenannten Techniken müssen auch v. a. sozialpsychiatrische Maßnahmen eingesetzt werden, allerdings häufig nicht sehr erfolgreich sind.

Tabelle 3. Gruppe 3: Manifeste Entwicklungsdefizite in der Adoleszenz (n = 28)

Sexuelle Dysfunktion	Begleitsymptomatik	Psychologische Befunde
Wechselnde Symptomatik (schwer/fehlend)	*Polysymptomatik*	*Schwere Störungen*
– Libidomangel	– repetitive ungewollte Schwangerschaften	– „broken home"
– Anorgasmie	– Drogenabusus	– Störungen der Ich-Identität, Ich-Schwäche
– Dyspareunie	– rezidivierende Infekte	
	– kontrazeptives Verhalten	– Fehlende Regulierung und Realitätsanpassung
Schwere Partnerstörungen (Symbiose – Gewalt)	– Endokrinopathien	– kognitive Defizite
	– Psychosomatische Erkrankungen	
	– Unterbauchschmerzen ohne organischen Befund	

Literatur

Buddeberg C (1983) Sexualberatung. Enke, Stuttgart
Farrell C (1978) My mother said ... the way young people learn about sex and birth control. Routledge & Keagan Paul, London
Frick–Bruder V (1981) Die Psychosomatik der Gynäkologie. In: Jores A (Hrsg) Praktische Psychosomatik. Huber, Bern, S. 121 ff
Husslein A (1982) Voreheliche Beziehungen. Eine empirische Studie zum Sexualverhalten der 14- bis 18jährigen in Österreich. Herder, Wien
Jones EF, Costa F, Jessor SL (1985) Teenage pregnancy in developed countries: Determinants and policy implications. Fam Plann Perspect 17:53
Nijs P (1982) Sexualmedizin im ärztlichen Alltag. Sexualmedizin 11:25
Schlägel JK, Schoof-Tams K, Walczak L (1975) Sexuelle Sozialisation in Vorpubertät, Pubertät und früher Adoleszenz. Sexualmedizin 4:206
Schofield M (1969) Das sexuelle Verhalten junger Leute. Rowohlt, Reinbek
Sigusch V, Schmidt G (1973) Jugendsexualität. Enke, Stuttgart
Wolf HP (1981) Jugend und Sexualität. Betrifft: Erziehung 14/2:27–32

Festvorträge

Fruchtbarkeit aus biblischer Sicht

H. Musaph

Wenn man älter wird, hat man den großen Vorteil, einen längeren Zeitraum überschauen zu können. Die jüngste Geschichte unseres Fachs zieht so am geistigen Auge vorüber; und was hat sich nicht alles geändert in den letzten Jahrzehnten!
Als ich kurz nach dem 2. Weltkrieg im Dr.-Aletta-Jacobs-Haus, einer Beratungsstelle für Sexualprobleme, zu arbeiten begann, kam die große Mehrheit der Patientinnen wegen Beratung über Antikonzeption. Damals konnten wir ihnen nach einer orientierenden gynäkologischen Untersuchung und der Erhebung einer Familienanamnese mittels Verbindung eines Intrauterinpessars mit spermizider Paste helfen. In unserer Sexualerziehung propagierten wir eine rationale Regelung der Kinderzahl, also Familienplanung, als einen Bruchteil der Frauenemanzipation.
Es waren damals die orthodoxen Kommunisten unter uns, die behaupteten, nicht die Propaganda für Kontrazeption könne die Armut bekämpfen, sondern die bessere Verteilung der Produktions- und Konsumgüter.
Die orthodoxen Christen unter uns dagegen behaupteten, Antikonzeption sei gegen den Wunsch der Kirche und gegen Gottes Absicht. Sie dachten dabei an Genesis 38, 1–10:

> Und es geschah in derselben Zeit, daß Jehoda hinabzog von seinen Brüdern und zog ein bei einem Mann aus Adullam mit Namen Chira.
> Und Jehoda sah dort die Tochter eines kanaanitischen Mannes mit Namen Schua und nahm sie und kam zu ihr. Und sie ward schwanger und gebar einen Sohn, und er nannte seinen Namen Er. Und sie ward abermals schwanger und gebar einen Sohn, und sie nannte seinen Namen Onan.
> Und wiederum gebar sie einen Sohn und nannte seinen Namen Schela. Und er war zu Chesib, da sie ihn gebar.
> Und Jehoda gab seinem ersten Sohn Er ein Weib mit Namen Tamar. Aber Er mißfiel den Augen des Ewigen, und der Ewige tötete ihn. Da sprach Jehoda zu Onan: Komm zu dem Weib deines Bruders und übe die Schwagerpflicht an ihr und erwecke einen Samen deinem Bruder. Da aber Onan wußte, daß nicht sein eigener Same sein eigen sein sollte, so geschah es, daß wenn er kam zum Weibe seines Bruders, so verschwendete er es zur Erde, um nicht seinem Bruder Samen zu geben. Das mißfiel den Augen des Ewigen, was er tat, und er tötete auch ihn.

Coitus interruptus ist auch eine Vorbeugungsmaßnahme im Sinne der Antikonzeption.
Frauenärzte und Sexologen reisten in die 3. Welt, um dort die schreckliche Armut zu bekämpfen, indem sie Familienplanung propagierten. Die Entdek-

kung der Pinkus-Pille war dabei sehr wichtig und ebenso die Sterilisation des Mannes.

Der Staat schenkte Transistorradios an sterilisierte Männer. Das Verschreiben des Okklusivpessars mit samentötender Paste scheiterte in der Praxis.

Die weißen Berater in Familienplanung haben anfangs die Widerstände als Folgen des Mangels an Intelligenz und Ausbildung bei den analphabetischen Frauen der 3. Welt gedeutet. Es gibt aber mehrere und wahrscheinlich besser zutreffende Erklärungen: Kinder sind eine Art Lebensversicherung gegen Hunger und Armut im Alter. Nur reiche Leute und Leute im Sozialstaat akzeptieren Familienplanung, denn diese benötigen eine solche Lebensversicherung nicht. Wir haben die Neigung zu glauben, diese so dargestellte Situation bestehe nur in der 3. Welt; das ist unzutreffend. Überall in der Welt, wo ein Proletariat besteht, gibt es das gleiche Problem.

Für sehr arme Leute gilt sicher, daß die einzige Form der Rekreation die Prokreation ist, da andere Vergnügungen im Leben nicht zu erreichen sind, und daß man Kinder braucht, um das eigene Alter zu sichern. Aber es gibt mehr unter der Sonne. Jedes Bild einer Familie in Armut zeigt, daß Kindersegen glücklich macht. Die Liebe der Eltern für ihre Kinder ist nicht abhängig von der sozialen Position der Eltern. Kinder und Enkelkinder sind Glieder in der Kette der Ewigkeit. Die Liebe der Eltern für ihre Kinder hat ihre biologische Basis im Versorgungsinstinkt, und der ist älter als der Weg nach Rom.

In der Hebräischen Bibel ist dies ein zentrales Thema. Schon im 1. Kapitel steht (Genesis 1, 28): „Seid fruchtbar und mehret euch." Im Deuteronomium 7, 14: „Gesegnet wirst du sein vor allen Völkern; nicht wird unter dir sein ein Unfruchtbarer und eine Unfruchtbare, noch unter deinem Vieh." Unfruchtbarkeit wird als Strafe erlebt. Und in Levit. 20 (3. Buch Mose) steht: „Wenn jemand bei seines Oheims Frau liegt, der hat die Scham seines Oheims aufgedeckt; ihre Sünde tragen sie, kinderlos sollen sie sterben."

Nur in westlichen Kulturen heiratete man hauptsächlich, weil man einander liebt. Im Hohelied 1, 13–17 steht geschrieben:

> Ein Myrrhenbündel ist mir mein Geliebter, an meinem Busen ruhend. Eine Zyperntraube ist mir mein Geliebter, in den Weinbergen von En Gedi. Siehe meine Traute, du bist schön; schön bist du, deine Augen sind wie Taubenaugen. Siehe, du bist schön, mein Geliebter, und lieblich, auch unser Lager grünt. Unseres Hauses Balken sind die Zedern, unser Getäfel die Tanne.

In vielen Kulturen suchen die Eltern für ihre Kinder Ehepartner, wenn diese noch Kinder sind. Sie sollen früh heiraten, denn das bedeutet, schnellen Kindersegen und keine voreheliche Sexualität. In diesen Kulturen gehören Sexualität und Ehe zueinander. Der Koran sagt: „Die Ehe ist die Hälfte des Islam." Und wenn Sie es etwas lustiger wollen – Heinrich Heine hat gesungen: „Es lebe Bräutigam und Braut und ihre zukünftigen Kinder."

Die Ablösung der Sexualität von der Fortpflanzung ist eine sehr junge Errungenschaft in der Kulturgeschichte der Menschheit.

In Genesis 1, 27 liest man: „Und Gott schuf den Menschen nach seinem Bilde, zum Bilde Gottes schuf er ihn; Mann und Weib schuf er sie." Chagall hat das sehr schön in seiner „Hommage a Apollinaire" 1912 ausgedrückt. In unserem

Kulturkreis ist die Liebe zwischen Mann und Weib der Urgrund des Ehebündnisses. Die Liebe hebt uns hoch aus der Realität, wie Chagall uns zeigt. Auch Munch hat das in seinem Bild „Amor und Psyche" (1907) ungeheuer schön ausgedrückt. Er hat auch die Anziehungskraft gemalt (1896), die in seiner Darstellung etwas Unheimliches hat.

Bleibt eine Ehe kinderlos, dann entsteht die Sehnsucht nach dem Kinde, wie es wunderschön beschrieben ist im 1. Buch Samuel, 1–20: Die Erzählung Channahs, die im Tempel so sehr um ein Kind betete, daß Eli, der Priester, glaubte, sie sei eine Betrunkene. In Vers 15 heißt es: „Da antwortete Channah und sprach: Nicht so, mein Herr. Ein Weib mit schwerem Gemüt bin ich, und Wein und Berauschendes habe ich nicht getrunken, sondern ich habe mein Herz vor dem Herrn ausgeschüttet." Ihr Mann, Elkana, hatte 2 Frauen. Die eine hieß Peninah und hatte viele Söhne und Töchter. Im 1. Buch Samuels heißt es im 1. Kapitel, Vers 5 und 6: „Aber Channah gab er ein Stück traurig; denn er hatte Hannah lieb, aber der Herr hatte ihren Leib verschlossen.

Und ihre Nebenbuhlerin [Peninah] betrübte und kränkte sie sehr [um sie einzuschüchtern], darum, daß der Herr ihren Leib verschlossen hatte.

Das hat auch Hagar mit Sarah getan, die beide Frauen Abrams waren.

Hier finden wir erstmals eine Leihmutterschaft in der Genesis aufgezeichnet (Gen. 16, 1–6):

> Und Sarah, das Weib Abrams, gebar ihm kein Kind. Sie hatte aber eine ägyptische Magd mit Namen Hagar. Und Sarah sprach zu Abram: „Sieh doch, mich hat Gott verschlossen, daß ich nicht gebäre: Komm doch zu meiner Magd, vielleicht werde ich bekindert von ihr." Und Abram hörte auf die Stimme Sarahs. Und es nahm Sarah, das Weib Abrams, die Hagar, Hagar, die Ägyptische, ihre Magd, nach Verlauf von 10 Jahren seit Abrams Aufenthalt im Lande Kanaan, und sie gab sie ihrem Manne Abram, ihm zum Weibe. Und er kam zu Hagar, und sie ward schwanger. Und da sie sah, daß sie schwanger sei, da achtete sie ihre Gebieterin gering. Und Sarah sprach zu Abram: „Mir geschieht Gewalt deinetwegen. Ich habe meine Magd in deinen Schoß gegeben, und da sie nun sieht, daß sie schwanger ist, bin ich gering in ihren Augen. Es richte der Ewige zwischen dir und mir."

Sie kennen das bis hierhin noch nicht aufgeklärte Geheimnis, daß es sterile Frauen gibt, die ein Kind adoptieren und dann schwanger werden können. Das ist auch mit Sarah so geschehen. Die Ankündigung der 3 Engel ist Ihnen wohl bekannt. Auch in der griechischen Bibel gibt es eine Ankündigung für Maria, die Verkündigung des Kindersegens.

Eine schwangere Frau ist wichtiger und teurer als eine nicht schwangere. Ein weiteres Beispiel gibt es in der Geschichte Jakobs. Genesis 30, 1–13:

> Als Rahel sah, daß sie dem Jakob nicht gebar, da beneidete Rahel ihre Schwester und sprach zu Jakob: „Schaffe mir Kinder; wohl nicht, so sterbe ich." Da entbrannte der Zorn Jakobs gegen Rahel und er sprach: „Bin ich anstatt Gottes, der dir die Leibesfrucht versagt hat?" Und sie sprach: „Siehe, da ist meine Magd Bilha, komme zu ihr, auf daß sie gebäre auf meinen Knien und ich auch zu Kindern komme durch sie."
> Und sie gab ihm die Bilha, ihre Magd, zur Frau, und Jakob kam zu ihr. Bilha ward schwanger und gebar dem Jakob einen Sohn. Rahel sprach: „Gott hat mich gerichtet und hat auch auf meine Stimme gehört und mir einen Sohn gegeben." Daher nannte sie seinen Namen: Dan.
> Und Bilha, die Magd Rahels, wurde abermals schwanger und gebar einen zweiten Sohn dem Jakob. Und Rahel sprach: „Wettkämpfe Gottes habe ich gekämpft und meiner Schwester, habe dennoch obsiegt." Und sie nannte seinen Namen: Naftali.

Da nun Lea sah, daß sie aufgehört hatte zu gebären, so nahm sie Silpa, ihre Magd, und gab sie dem Jakob zum Weibe. Und es gebar Silpa, die Magd Leas, dem Jakob einen Sohn. Und Lea sprach: „Glück ist gekommen", und sie nannte seinen Namen Gad. Und es gebar Silpa, die Magd Leas, einen zweiten Sohn dem Jakob; da sprach Lea: „Zu meiner Seligkeit, denn selig preisen mich die Töchter." Und sie nannte seinen Namen Asser.

Die jüngste Entwicklung in der modernen Gynäkologie steht nicht im Widerspruch zu dieser Auffassung. Moderne Gynäkologen haben weniger Interesse an der Technik der Kontrazeption als an der Technologie der Bekämpfung der unfreiwillig sterilen Ehe. Und die psychologischen und psychiatrischen Probleme der In–vitro–Fertilisation und der Leihgebärmutterschaft sind für uns noch viel interessanter als die Probleme der aktuellen Antikonzeption. Die moderne Entwicklung der psychosomatischen Gynäkologie und ihrer Schwester, der Sexualwissenschaft, sollte begleitet werden durch das Bibelwort (Genesis 1, 27): „Und Gott segnete sie und sprach zu ihnen: Seid fruchtbar und mehret euch."

Literatur

Ginzberg L (1972) Legends of the Bible. Jewish Publication Society of America, Philadelphia
Nijs P (1988) Commentaar bij „Verwerking van infertiliteit na in-vitro-fertilisatie." Bull Klin Prakt Med Psychol [Erasmus-Universiteit] 5:17–31
Petersen P (1987) Moderne Fertilitätstechnologien: Herausforderung an die psychosomatische Anthropologie. Prax Psychother Psychosom 32:258-265

Steckt die psychosomatische Medizin in einer Krise?

H. Molinski

Ich bin aufgefordert, anläßlich der 17. Fortbildungstagung für Psychosomatik
in Geburtshilfe und Gynäkologie einen Festvortrag zu halten. Man hält es
augenscheinlich für angebracht, daß der Redner beim Erreichen einer gewissen
Altersgrenze auch einen gewissen Überblick erreicht habe. Darum wurde mir
das folgende Thema gestellt: Steckt die psychosomatische Medizin in einer
Krise? Ich soll da Tendenzen aufzeigen sowie Perspektiven setzen.
Schwierigkeiten und vielleicht sogar Krisen gibt es natürlich immer. Andernfalls wäre ja die zum Fortschreiten führende Kraft erlahmt, und das wäre dann
in der Tat eine wirkliche Krise. Aber trotz aller Schwierigkeiten und ungünsti-
ger Tendenzen, die ich nicht verschweigen möchte, werde ich ein optimisti-
sches Bild zeichnen; und ich werde begründen, warum.
Ich werde mit der Schilderung einer erweiterten Krankheitslehre anfangen.
Dabei soll deutlich werden, daß nur eine psychosomatisch orientierte Medizin
der Aufgabe des Arztseins im vollen Sinne des Wortes gerecht werden kann.
Es soll aufgezeigt werden, daß der psychosomatische Standpunkt in der gegenwärtigen Medizin weitgehende Anerkennung gefunden hat. Anschließend soll
aber nicht verschwiegen werden, daß das Angebot von seiten der psychosomatischen Medizin nicht überall eine gute Rezeption finden kann und daß Schwierigkeiten aufgetreten sind. Woran liegt das? Was läuft da ungünstig?
Abschließend möchte ich dann darlegen, warum gerade von einem Kreis wie
der hier versammelten Gesellschaft am ehesten eine günstige Beeinflussung der
weiteren Entwicklung erwartet werden kann.

Krankheitslehre

Das Wesen der psychosomatischen Medizin liegt in einer veränderten Krankheitslehre. Diese führt zu erweiterten therapeutischen Möglichkeiten und zu
einem veränderten Stil der ärztlichen Praxis.

Rein naturwissenschaftlich orientierte Krankheitslehre

Unter dem Einfluß der großen Erfolge der Naturwissenschaften hat sich seit
dem vergangenen Jahrhundert eine fast ausschließlich naturwissenschaftlich
orientierte Medizin entwickelt. Man sah den kranken Menschen als einen

Organismus an, in dem die anatomischen und physikalisch-chemischen Gegebenheiten in Unordnung gekommen sind. Dementsprechend wurde Heilung von Krankheit so gesehen, daß die Störungen von Anatomie und Physiologie repariert werden. Logischerweise werden dann Chirurgie, Pharmakon, orthopädischer Apparat, Bestrahlung, Physiotherapie und Diät als die eigentlichen Heilmittel der Medizin angesehen. Alle diese Heilfaktoren sollen die organischen Gegebenheiten wieder herstellen, und damit sei der kranke Mensch dann auch wieder gesund.

Sowohl beim Patienten als auch beim Arzt meldeten sich jedoch Unbehagen und Zweifel. Patient und Arzt spüren deutlich: Der kranke Mensch braucht mehr als nur die Korrektur pathophysiologischer Vorgänge in seinem Gewebe.

Biopsychosozial orientierte Krankheitslehre

Dieses Unbehagen findet eine Lösung in einer gegenwärtigen Fortentwicklung der Krankheitslehre.

1) Es ist zwar richtig, daß eine Aids-Erkrankung, gehäufte Knochenbrüche oder eine Leberzirrhose durch die entsprechenden somatischen Noxen verursacht werden. Gleichzeitig stellt sich aber auch die Frage, aus welchen persönlichen und soziokulturellen Bedingungen heraus das betreffende Individuum überhaupt erst in die Lage gekommen ist, sich solchen Noxen auszusetzen. Persönliche und soziokulturelle Faktoren verursachen ein ungünstiges Verhalten des Patienten; das Verhalten des Patienten bringt die physikalisch-chemisch zu definierende Noxe zur Wirkung: die Noxe führt zur Schädigung im Gewebe. Die Wissenschaft ist zwar frei, willkürlich zu definieren, an welcher Stelle dieses Lebensvorgangs sie den Begriff „Krankheit" beginnen lassen will, aber vielleicht neigt sie auch in der Tat zu einer eher willkürlichen Interpretation dieses Prozesses. In jedem Falle aber muß es auch Gegenstand der Behandlung bleiben, wie und warum der Patient sich solchen schädigenden Einwirkungen áussetzt oder aussetzen muß.

2) Viele funktionelle Störungen – auch in der Gynäkologie – sind das somatische Korrelat zu gehemmten Affekten. Affekte sind nicht nur ein psychisches, sondern weitgehend auch ein physiologisches Geschehen, welches viele Organsysteme gleichzeitig involviert. Die Affektphysiologie kann aber die autochthone Physiologie der einzelnen Organsysteme überlagern und modifizieren. Unter vielen anderen Beispielen erinnere ich nur an manche Miktionsstörungen, Gebärstörungen oder funktionelle Sexualstörungen, wo die autochthone Organphysiologie durch das somatische Korrelat anderer Affekte überlagert wird, die damit eine pathogene Wirkung entfalten.

Affekte sind nun aber nicht lediglich ein privates biologisches Geschehen innerhalb eines isolierten Individuums, sondern sie sind ein physiologisches Geschehen, welches nur innerhalb einer interpersonalen Verwebung mit dem anderen zustandekommt. Affekte kommen also nur zustande innerhalb der kommunalen Existenz des Menschen.

3) Schließlich spricht die psychosomatische Medizin nicht mehr allein von demjenigen prozeßhaften organischen Geschehen, welches zu dem dinghaft

anmutenden Begriff einer Krankheit abstrahiert worden ist. Sie spricht darüber hinaus auch sehr viel von dem kranken Menschen, der sich von seinen sozialen Verpflichtungen abmeldet, weil er sich den Dingen nicht mehr gewachsen fühlt, und der seiner Umwelt gegenüber ein bestimmtes Krankenverhalten praktiziert. Unter anderem mag er sich vielleicht so verhalten, daß daraus noch weitere Beeinträchtigungen seiner eigenen biologischen Funktionen und der biologischen Funktionen seiner Bezugspersonen resultieren.

Übrigens würden auch diese Schritte, die der Krankheit im rein organischen Sinne der Definition nachfolgen und die mit dem Befinden und Verhalten des kranken Menschen zusammenhängen, ebenfalls dem gerade erwähnten großen Bogen von Lebensvorgängen zuzurechnen sein, aus dem sich die Wissenschaft einen Krankheitsbegriff herausschneiden kann, wie es ihr beliebt.

Eine erweiterte Krankheitslehre beantwortet die Frage nach der Natur von krankmachenden und nach der Natur von heilenden Faktoren, also multifaktoriell:

1) rein somatische Faktoren: physikalische und chemische Einwirkungen aus der natürlichen Umwelt;
2) psychologische Faktoren: affektives Geschehen infolge von Vorstellungen, Bildern und infolge von Einwirkungen aus den interpersonalen Verflechtungen;
3) soziale Faktoren: also nicht an individuelle Personen gebundene Wirkfaktoren wie Kultur, Sitte und Gebräuche, Recht, Sprache, aber auch vom Menschen verursachte physikalische und chemische Einwirkungen.

Die krankmachenden Faktoren sind also weitgehend in der kommunalen Existenz des Menschen begründet – darin also, daß der Mensch nur in ständigem Austausch mit seinem kulturellen und personalen Umfeld existiert und nie losgelöst davon. Folglich liegen nach dieser Krankheitslehre auch hier die entscheidenden therapeutischen Möglichkeiten.

Ausbreitung und Anerkennung der psychosomatischen Orientierung

Diese erweiterte Krankheitslehre hat weitgehend die Anerkennung der Öffentlichkeit gefunden, und sie hat sich im ärztlichen und dann auch im akademischen Bereich durchgesetzt.

So war es der Deutsche Bundestag, der vor etwa 15 Jahren die psychosomatische Medizin mittels einer neuen Studien- und Prüfungsordnung zu einem Pflichtfach im Studium der Medizin gemacht hat. Fast alle medizinischen Fakultäten haben dann der Psychosomatik eine faire Chance eingeräumt und Lehrstühle und Abteilungen eingerichtet, die vielerorts stellenmäßig gut ausgestattet wurden. Auch im wissenschaftlichen Bereich fehlt die Anerkennung nicht. Es findet kaum ein Kongreß statt – das gilt nicht zuletzt gerade auch für die Frauenheilkunde –, auf dem nicht auch die psychosomatischen Gesichtspunkte zu Wort kommen.

Eine entsprechende Ausweitung des Wirkungsfeldes findet sich auch im Bereich der medizinischen Versorgung. Bei allen gesetzlichen und privaten Krankenversicherungen ist Psychotherapie, insbesondere auch analytische Psychotherapie, eine anerkannte Kassenleistung geworden und ist prinzipiell, weitgehend auch praktisch, für jedermann zugängig. Die Zahl der niedergelassenen Fachpsychotherapeuten ist groß. Vielleicht noch wichtiger ist die zunehmende psychosomatische Orientierung der niedergelassenen Allgemein- und Fachärzte.

Darüber hinaus übt das junge Fach einer psychosomatischen Medizin einen Einfluß auf Gestalt und Inhalt anderer medizinischer Disziplinen aus. Die hier versammelte „Deutsche Gesellschaft für Psychosomatische Geburtshilfe und Gynäkologie", der fast jeder zehnte Frauenarzt der BRD beigetreten ist, hat in ihrer geistigen Beweglichkeit das Fach der Frauenheilkunde in Klinik und Praxis verändert. Kein anderer hat an diesem Entwicklungsprozeß so entscheidend und konsequent mitgewirkt wie der hier anwesende Professor Prill.

Bemerkenswert ist auch eine nützliche Rückwirkung auf das Fach der Psychiatrie. Der Bundestag hatte ja die erwähnte Initiative zur Einführung des Fachs „Psychosomatik und Psychotherapie" ergriffen, weil eine Unzufriedenheit mit dem Fach der Psychiatrie bestand. Denn die Psychiatrie war mit der großen Betonung ihrer rein biologisch aufgefaßten Lehre von der endogenen Verursachung psychiatrischer Krankheitsbilder in eine wissenschaftliche Isolation und in eine therapeutische Hilflosigkeit geraten. Inzwischen aber bemühen sich fast alle jungen Psychiater gleichzeitig auch um die Zusatzbezeichnung „Psychotherapie". Die auseinanderklaffende Schere zwischen den beiden Brüdern Psychiatrie und Psychotherapie beginnt sich wieder zu schließen.

Krisenhafte Tendenzen in der Psychosomatik

Es ist also ein ansehnlicher Aufstieg der psychosomatischen Medizin festzustellen. Und doch bekommt der Betrachter das Gefühl, daß ein gewisser Wendepunkt, ja vielleicht eine Krise spürbar wird. Man merkt es z. B. an den Schwierigkeiten, die bei der gegenwärtigen Besetzung der freigewordenen Lehrstühle auftreten. Man ist nicht mehr ganz zufrieden mit uns. Woran liegt es, wo liegen die Probleme?

Man kann sich die Beantwortung dieser Frage leicht machen und auf in den Personen begründete Schwierigkeiten hinweisen. In unseren eigenen Kreisen weist man gerne auf eine angebliche Ablehnung, auf Mißtrauen, auf Mißachtung von seiten der anderen Fächer hin, wobei gerne die Frage eines Dominanzstrebens diskutiert wird. Umgekehrt sagen die anderen Fächer uns bisweilen eine gewisse überhebliche Haltung nach, so als wenn wir alle anderen Ärzte belehren und bekehren wollten und uns für die allein richtigen Vertreter der Medizin halten würden.

Man würde es sich aber zu leicht machen, wenn man die spürbare Krise in der psychosomatischen Medizin auf derartige persönliche Reaktionen zurückführen wollte.

Es sei vorweg gesagt: die krisenhaften Entwicklungen werden ebensowenig von dem theoretischen Inhalt der erweiterten Krankheitslehre verursacht, sondern von Ungleichgewichtigkeiten in der therapeutischen Praxis.

Formale Psychotherapie und psychosomatisch orientierte Sprechstunde

Die psychosomatische Medizin verspricht zwar eine ganzheitliche ärztliche Praxis, die sowohl somatisch als auch psychologisch sowie sozial und soziokulturell orientiert vorgeht. Wenn aber im praktischen Alltag von einer psychosomatischen Behandlung die Rede ist, dann denkt jeder in erster Linie an reines Sprechen, an formale Psychotherapie, so als wenn die beiden Begriffe „Psychosomatik" und „formale Psychotherapie" Synonyma wären.

Eine ganz kurze geschichtliche Betrachtung wird das verständlich machen.

Erster Ansatz zu einer psychosomatischen Praxis
Der 1. Ansatz zur Entwicklung einer wissenschaftlich begründeten und kausal orientierten psychosomatischen Praxis ist auf die Zeit um den Ersten Weltkrieg herum zu datieren. Einige große deutsche Ordinarien der inneren Medizin haben wahrgenommen und ausgesprochen, daß es beim Vorliegen bestimmter Diagnosen zur Gesundung des Patienten notwendig ist, seine persönliche Lebenssituation zu beachten und mit ihm in ein ausführlicheres Gespräch zu kommen. Sie erbaten von S. Freud die Mitarbeit der Psychoanalyse. Freud selber hatte zwar eine Zusammenarbeit zurückgewiesen, einige seiner Schüler aber ließen sich auf die neue Aufgabe ein. Die notwendige somatische Behandlung wurde auch weiterhin durch den Internisten durchgeführt, zusätzlich jedoch lag der Patient auf der analytischen Couch. Die neue psychosomatische Orientierung bestand also zunächst darin, daß ein und derselbe Patient gleichzeitig durch 2 unterschiedliche Methoden und dazu noch von 2 unterschiedlichen Ärzten behandelt wurde. Angesichts der beginnenden psychosomatischen Umorientierung konnte das nur eine Übergangsphase sein, die Entwicklung mußte weitergehen.
Ich brauche kaum näher auszuführen, wie diese Entwicklung mit dem Schicksalsjahr 1933 zunächst wieder abgebrochen wurde. Nach der Emigration der Psychoanalytiker gedieh zwar die Psychoanalyse selber im westlichen Ausland weiter, der Ansatz zu einer psychosomatischen Praxis aber verkümmerte.

Zweiter Ansatz zu einer Psychosomatischen Praxis

Merkwürdigerweise vollzog sich der 2. Ansatz zu einer psychosomatischen Praxis wiederum weitgehend in Deutschland, nämlich in dem so völlig zerstörten und darniederliegenden Deutschland nach 1945. Diesmal kam der Anstoß

aber von der Basis. Kleine Gruppen junger Assistenzärzte bildeten Diskussionszirkel und konnten sich unter großer Mühe die alten psychoanalytischen Schriften wieder besorgen. Daraus erwuchs eine veränderte psychosomatische Praxis, nämlich die sog. kleine Psychotherapie des niedergelassenen Kinderarztes, Internisten, Allgemeinarztes, Gynäkologen. Die erwähnte Spaltung war jetzt vermindert, und doch blieb sie in einer veränderten Form bestehen. Zwar wurde der Patient nicht mehr von 2 unterschiedlichen, sondern nur von einem einzigen Arzt behandelt; dieser trat dem Patienten aber in 2 ganz unterschiedlichen Rollen entgegen: morgens in seiner üblichen somatisch orientierten Praxis, und abends ohne weißen Kittel, im Sessel sitzend, im Rahmen einer Gesprächstherapie, die sich an den Regeln der formalen Psychotherapie des Fachpsychotherapeuten orientiert.
Die 1. und wichtigste Krise besteht also darin, daß psychosomatische Theorie und psychosomatische Praxis weit auseinanderklaffen. Wir versprechen eine ganzheitliche, Soma und Psyche integrierende medizinische Praxis, und wir praktizieren eine isolierte Psychotherapie. Das hat natürlich ungünstige Folgen. Selbsttäuschungen und Widersprüche spielen eine Rolle. Es treten Unsicherheiten in den Zielsetzungen der Weiterbildung auf. Ferner treten Unsicherheiten in der eigenen Identität des Arztes auf: „Bin ich Gynäkologe? Oder bin ich in Wirklichkeit Psychotherapeut, Nervenarzt?"

Infantile Psychogenese und interpersonale Psychiatrie

Freud sprach von einem privaten psychischen Apparat des Individuums, und er beschrieb – in einer quasi senkrecht gerichteten Sicht –, wie schon durch eine frühkindliche Psychogenese innerpsychische Vorgänge gestört werden können, so daß es im Erwachsenenalter zu einer neurotischen Symptomatik kommt. H. S. Sullivan spricht von einer interpersonalen Psychiatrie, und er untersucht – in einer quasi horizontalen Sicht – detailliert die krankmachenden interpersonalen Verflechtungen. Diese Akzentverschiebung in der Theorie konnte von vielen Fachpsychotherapeuten nur mit Einschränkung mitvollzogen werden, weil sie ja in der Aufarbeitung des infantilen Konflikts ein besonders mächtiges therapeutisches Werkzeug in Händen haben. Für die psychosomatische Sprechstunde des praktizierenden Arztes hat jedoch die interpersonale Sicht von Sullivan eine Erweiterung der therapeutischen Möglichkeiten eröffnet. Tatsächlich aber gehen von diesen erweiterten therapeutischen Möglichkeiten für den praktizierenden Arzt zunächst eher Verunsicherungen aus, weil die Auseinandersetzung zu dem Thema dieser Akzentverschiebung nicht immer leicht durchschaubar sind und weil er ohnehin dazu neigt, sich nicht nur an den Einsichten der Psychoanalyse zu orientieren, sondern allzu sehr auch an ihrer behandlungstechnischen Vorgehensweise.
Die interpersonale Sicht von Gesundheit und Krankheit unterstützt eine familientherapeutische Orientierung des Arztes. Er sorgt sich nicht nur um den Symptomträger selber, sondern um die gesamte Gruppe, innerhalb derer der Patient zu einem Symptomträger wurde. Auch dieses Postulat kann zunächst

zu einer Beunruhigung des Arztes beitragen. Das gilt nicht zuletzt auch für den Gynäkologen, der sich nicht immer mit dem Gedanken anfreunden kann, daß auch z. B. der Ehemann einen legitimen Platz in seiner Praxis hat.

Elitäre Patientenauswahl

Bisweilen stellt sich die Frage, ob der Patient sich für die vom Arzt bevorzugte Behandlungsmethode qualifizieren muß oder ob die Behandlungsmethode dem jeweiligen Patienten angepaßt werden soll.
Ist es z. B. legitim, wenn in einer mit öffentlichen Mitteln ausgestatteten Abteilung vorwiegend nur Patienten aufgenommen werden, die analysefähig sind und damit für die vom Arzt geschätzte Therapie taugen? Durch eine elitäre Haltung würde eine solche Institution der überwiegenden Anzahl der psychosomatischen Patienten nicht gerecht werden. Dabei bestünden sowohl die wissenschaftliche als auch die ärztliche Aufgabe eigentlich doch gerade darin, die hier geeigneten Behandlungsmethoden zur Verfügung zu stellen und weiterzuentwickeln. Dazu ist eine psychoanalytische Orientierung berechtigt und meiner Ansicht nach sogar notwendig. Dennoch zeigen u. a. schon allein solche zahlenmäßigen Erwägungen, daß eine mehr oder weniger reine Psychoanalyse eine fragwürdige Zielsetzung für eine psychosomatische Abteilung ist. Andernfalls muß man es verstehen, wenn Träger und Öffentlichkeit fragen, ob die Ausstattung dafür eingesetzt wird, wofür sie bestimmt ist.

Lockerung der Einbeziehung in den Rahmen der Medizin

Assistenzarzt, Oberarzt, Abteilungsleiter, etwa der inneren Abteilung des Klinikums, fühlen sich hinsichtlich der Diagnose des somatischen Zustandsbildes eines Patienten unsicher und bitten um Hilfe. Zum Konsil aber wird von der psychosomatischen Abteilung die jüngste Diplompsychologin eingeteilt, so als wenn die medizinische Aufgabe mit jeder Vorbildung beurteilt werden könnte, nur natürlich nicht vom medizinischen Wissensgut her und von den Fachärzten der um Hilfe bittenden Klinik. Die Entfernung von der Medizin steigert sich, wenn dieser Konsilarius – übrigens auch in Verkennung des rechten Stellenwerts des psychoanalytischen Gesichtspunkts – es für sinnvoll hält, in seinem schriftlichen Bericht an den Internisten im wesentlichen nur darzulegen, daß der betreffende Patient Gegenübertragungsprobleme auslöst, die auf tiefere Probleme hinweisen. Eine solche Verbindung von Nichtbeachtung des medizinischen Wissens mit isolierter Anwendung tiefenpsychologischen Wissens muß zu Enttäuschungen führen.
Wie weit verbreitet eine solche Einstellung aber tatsächlich ist, ist an der Frage des Gebrauchs oder Nichtgebrauchs von medizinischen Diagnosen zu erkennen. In einer großen Anzahl von psychosomatischen Befundberichten, wie sie konsiliarisch für die anderen behandelnden Ärzte und noch häufiger für die Psychotherapiegutachten bei den Krankenkassen vorgelegt werden, werden zwar Symptome und Beschwerden beschrieben; es wird aber vermieden, eine

somatische oder psychiatrische Diagnose zu formulieren, so als wenn der gesamte medizinische Erfahrungsschatz, der mit jeder medizinischen Diagnose verbunden ist, keinen Wert mehr hätte und eine vertiefte Einsicht in die individuellen Zusammenhänge sogar nur behindern würde. Auf einer psychosomatischen Veranstaltung der Karlsruher Therapiewoche wurde letztes Jahr ausdrücklich die Meinung vertreten, daß das Wort „Befindensstörung" eine gute und akzeptable Diagnose sei.

In Übereinstimmung mit solchen Tendenzen wird mancherorts die Frage erörtert, ob die Medizin nicht heute in erster Linie in den Sozialwissenschaften begründet sein müsse und nur noch mit einer nachgeordneten Akzentsetzung als eine auch naturwissenschaftlich begründete Disziplin aufgefaßt werden dürfe.

Tendenzen zur Politisierung der Psychosomatik

Bisweilen geht die Diskussion um die gerade aufgezeigte wissenschaftliche Sachfrage einen Schritt weiter, und sie wird in den Dienst sozialkritischer und weltanschaulicher Überzeugungen sowie politischer Zielsetzungen gestellt. Es würde nicht genügen, daß die Psychosomatik den ärztlichen Umgang mit den Patienten und die Medizin verändert, sondern sie solle auch zu einem Instrument zum Aufbau einer veränderten Gesellschaft werden. So nehmen bisweilen Versammlungen von Fachkollegen – übrigens in einer durchaus moralischen Überzeugung – zu den unterschiedlichsten tagespolitischen Sachfragen öffentlich Stellung, die von der einen politischen Richtung des Volkes so, von der anderen politischen Richtung aber nicht so gesehen werden. Ein psychosomatischer Fachkollege, der seine Unterschrift nicht zur Verfügung stellt, hat nicht unbedingt eine andere Meinung zur politischen Sachfrage, wohl aber zur Natur des Heilberufes.

Körperbezogene Verfahren und Meditation

Das Pendel scheint aber auch in eine umgekehrte Richtung umzuschlagen: Während die einen Gesellschaft und Gesellschaftsordnung verändern möchten, ziehen sich andere in eine private Leibinnenschau zurück. Diesem Ziel sollen in zunehmendem Ausmaß unterschiedlichste Methoden einer sog. Körperarbeit und Meditation dienen, wobei nicht selten fernöstliche Religionen zum Vorbild genommen werden. In einer speziellen Abhandlung dieses Themas könnte manches zur Nützlichkeit solcher Methoden gesagt werden, auch dazu, daß Entspannung, beschauliche Abkehr und Zuwendung sowie die Suche nach Sinn durchaus einen Einfluß auf Gesundheit und Krankheit haben können. Aus der Sicht der praktischen Aufgabenstellung des psychosomatisch orientierten Arztes frage ich mich aber bei der Mehrzahl dieser Methoden, wie es denn aussehen soll, wenn z. B. der Gynäkologe und seine Patientin solche Dinge in der ärztlichen Sprechstunde ausüben. Nicht alles, was eine psychosomatische Wirkung hat – man denke nur an Tanzen und Tanztherapie – kann Bestandteil einer ärztlichen Sprechstunde werden. Auch bleibt oft der deutende und verstehende Bezug zu den konkreten Lebensschwierigkeiten des Patienten eher randständig.

Die einen sehen die therapeutischen Möglichkeiten also allzu sehr im sozialen Umfeld, in der Umwelt. Die anderen sehen die therapeutischen Möglichkeiten zu sehr im privaten Innenerleben. Die großen therapeutischen Möglichkeiten des psychosomatisch ausgerichteten praktizierenden Arztes liegen aber darin, daß er in seiner Sprechstunde gleichzeitig bio-psycho-sozial orientiert vorgeht, wie gleich abschließend dargestellt werden soll.

Psychochaos

Krisenhafte Tendenzen in der psychosomatischen Medizin stammen nicht nur aus dem Denken der Ärzte. Der Begriff einer psychosomatischen Medizin genießt eine weitverbreitete Attraktivität in der Öffentlichkeit und löst Überzeugungen und Erwartungen aus, die an das Unrealistische grenzen.

Aus der großen Anzahl der zur Verfügung stehenden Psychotherapiegutachten wird die Überzeugung deutlich, daß Psychotherapie keineswegs nur bei Krankheitssymptomen und Krankheit zur Verfügung gestellt werden müsse, sondern auch etwa bei den schon erwähnten Befindensstörungen, Unstetigkeiten in der Partnerbeziehung, schwierigen Lebenssituationen, die durch besondere Charakterzüge oder äußere Schicksalsschläge entstanden sind, eben ohne daß Krankheit im medizinischen und nervenärztlichen Sinn vorliegen würde. Die Überzeugung lautet: Wenn immer irgend jemand irgendwelche Schwierigkeiten hat, steht ihm Psychotherapie zu.

Die 2. weitverbreitete Vorstellung ist: Wenn irgend jemand mit irgend jemandem über persönliche Schwierigkeiten spricht, dann sei das als Psychotherapie aufzufassen und müsse von der Krankenkasse bezahlt werden. Nicht nur der ausgebildete Fachmann gilt als Psychotherapeut. Angehörige vieler anderer Berufe, wie Heilgymnastik, Schwangerschaftskonfliktberater, Familienberater, Sexualberater, Sozialarbeiter, in der Praxis mitarbeitende Ehefrauen, treten als Psychotherapeuten auf und erwarten, daß das honoriert wird.

Darüber hinaus sind – wörtlich genommen – Hunderte von unterschiedlichen Psychotherapieformen beschrieben worden, die alle einen unterschiedlichen Namen haben.

Ich gebe zu, daß es eine etwas übertriebene Formulierung ist, aber die Tendenz geht durchaus dahin: Wenn jemand, der irgendwelche Schwierigkeiten hat, mit irgend jemand anderem darüber spricht, dann sei das Psychotherapie – man spricht dann gerne von psychosomatischer Medizin, die natürlich nicht nur ein Vorrecht des Arztes sei, und die Krankenversicherung müsse zahlen.

Unter Verzicht auf das Eingehen auf Einzelheiten und zu meinem persönlichen Bedauern möchte ich abschließend auf Tendenzen eines kleineren Teils der Pharmaindustrie hinweisen, die psychosomatische Medizin mittels scheinbar nur fördernder, aber unsachgemäßer Maßnahmen als einen Werbeträger einzusetzen.

Die gleichzeitig bio-psycho-sozial orientierte Sprechstunde

Ich habe dargestellt, daß die psychosomatische Medizin auf einem Höhepunkt
von Wirkungsmöglichkeiten und Anerkennung steht. Ferner habe ich dargestellt, daß einige ungünstige Tendenzen auf eine krisenhafte Weiterentwicklung hindeuten.

Dritter Ansatz zu einer psychosomatischen Praxis.

Aus derartigen Schwierigkeiten heraus hat sich – nicht zuletzt im Rahmen
dieser Gesellschaft – ein 3. Ansatz zur Entwicklung einer psychosomatischen
Praxis entwickelt: die Beschreibung und die Praxis der gleichzeitig bio–psycho-
–sozial orientierten Sprechstunde des praktizierenden Arztes. Denn die Ver-
sprechungen der psychosomatischen Medizin sind erst dann erfüllt, wenn der
praktizierende Arzt selber den psychologischen und sozialen Aspekt mit in
seine Sprechstunde hineinnimmt. Die psychosomatische Sprechstunde des
praktizierenden Arztes soll deshalb abschließend wenigstens andeutungsweise
skizziert werden.

Deskription der Sprechstunde

Die allererste Aufgabe des Arztes besteht darin, dem neu ankommenden
Patienten einen personalen Kontakt zu ermöglichen, der aber gleichzeitig
durch sachliche Distanz geschützt bleiben muß. Erfolg und Mißerfolg der
ärztlichen Behandlung können weitgehend davon abhängen.
Dabei ist die persönliche Haltung des Arztes entscheidend: ob er z. B. für eine
psychosomatische Orientierung aufgeschlossen ist oder nicht; ob er selber hin-
reichend lebensbejahend, optimistisch und zugewandt ist, um einem beküm-
merten Kranken etwas geben zu können.
Nach der Aufnahme von Kontakt oder fast gleichzeitig damit will der Arzt
wahrnehmen, was sich vom Patienten her autonom und spontan konstelliert.
Dazu muß der Arzt ein wenig abwarten, sehen und hinhören. Was erwartet die
Patientin vom Arzt? Wie verhält sie sich ihm gegenüber?
Eine Anamneseerhebung, die etwas bringen soll, setzt voraus, daß zuvor eine
Beziehung hergestellt worden ist. Die Patientin möchte keine näheren Angaben machen, bevor sie nicht selber als Person in Erscheinung getreten ist.
Daher wird der Arzt als nächstes die ganz grundlegenden personalen und
sozialen Dinge über die Person der Patientin erfragen, um sich dann mit
hinreichender Zeit und Ausführlichkeit der somatischen Anamnese, der Untersuchung und der Erstellung eines Behandlungsplans zuwenden zu können.
Erst nachdem die somatischen Aufgaben hinreichend Beachtung gefunden
haben, sollte der Arzt von Konsultation zu Konsultation fortschreitend in eine
eingehendere soziale Anamnese eintreten. Das umfaßt auch eine Psychoana-
mnese und in vielen Fällen die Sexualanamnese.

Entsprechend der hier vertretenen interpersonalen Sicht von Krankheit und Therapie spricht der Arzt dabei mit der Patientin so, daß dabei immer die Verankerung innerhalb der Familie und Gruppe mitschwingt. Der Arzt behandelt ja nicht ein isoliertes Wesen, in dessen Gewebe eine quasi dinghaft vorgestellte Krankheit sitzt, sondern er behandelt eine Persönlichkeit, die innerhalb ihrer Bezugsgruppe krankt.

Dabei steht der Arzt als personale Bezugsperson im Hier und Jetzt der Sprechstunde zur Verfügung. Er greift die Dinge auf, die sich hier und jetzt konstellieren. Er faßt die Dinge zusammen, er vermittelt Fragestellungen und Zusammenhänge. Dabei konstelliert sich meist von Konsultation zu Konsultation zunehmend eine bestimmte Thematik, die sich wie eine roter Faden durch die weitere Abfolge der Gespräche zieht. Im Verlaufe der Wochen stellt sich ein umfassenderes Bild der Lebenssituation und der Schwierigkeiten ein. Die krankmachenden Faktoren werden deutlich. Oft kommt der Arzt zu einer zusammenfassenden Antwort, die er der Patientin zu bedenken gibt. Er tut also mehr, als nur einen zusammenfassenden Rat zu geben. Die Patientin kommt zu einem besseren Verständnis ihrer selbst und zu einer gewissen Umorientierung.

Bei all dem vergißt der Arzt nicht, daß es auch im psychologischen Bereich keine Behandlung ohne Behandlungsauftrag geben darf. Er vermeidet also ein aufdringliches Psychologisieren, das die Patientin nur belästigen würde.

Diese gleichzeitig bio-psycho-sozial orientierte Sprechstunde des praktizierenden Arztes unterscheidet sich also in Form, Technik und Zielsetzung von einer formalen Psychotherapie, wie sie von einem Fachpsychotherapeuten durchgeführt wird. Beide haben ja auch mit einem ganz unterschiedlichen Krankengut und darüber hinaus mit einem unterschiedlichen äußeren Rahmen zu tun. Messen, wiegen, untersuchen, das Überprüfen der Verordnungen und das Gespräch bilden in der gleichzeitig bio-psycho-sozial orientierten Sprechstunde eine Einheit. Die Gesprächsführung erfordert keine besondere Technik. Sie verläuft – das ist wichtig – in der Form eines Dialogs.

Ich möchte meine Kollegen bitten, selbst zu beurteilen, ob nicht bei Durchführung einer derartigen Sprechstunde viele der oben diskutierten Schwierigkeiten von alleine schwinden. Die Zukunft der psychosomatischen Medizin liegt bei dem praktizierenden Arzt und weniger bei den Fachpsychotherapeuten und bei den Universitäten. Die Zukunft der psychosomatischen Medizin liegt bei einer Basisgesellschaft, wie der hier versammelten. Und der Erhalt einer solchen Gesellschaft ist für die Lösung der Krise der psychosomatischen Medizin unerläßlich.

Zum Abschluß möchte ich eine Anschauung der Welt aussprechen: In Gefahr und Krise ist die Welt immer gewesen, das war wohl nie anders. Dennoch ist Optimismus angebracht. Der Geist hat immer eine Lösung gefunden. Und ein guter Geist wirkt in dieser Deutschen Gesellschaft für Psychosomatische Geburtshilfe und Gynäkologie.